약초연구가 전동명이 전하는
우리 몸에 좋은 야생초 이야기

이 도서의 국립중앙도서관 출판시도서목록(CIP)은 e-CIP 홈페이지
(http://www.nl.go.kr/cip.php)에서 이용하실 수 있습니다.
(CIP 제어번호 : CIP2007003512)

약초연구가 전동명이 전하는
우리 몸에 좋은 야생초 이야기

ⓒ 전동명, 2007

2007년 11월 23일 초판 1쇄 펴냄
2011년 7월 20일 초판 4쇄 펴냄

지은이 | 전동명
펴낸이 | 방남수
펴낸곳 | 도서출판 화남
편집위원 | 김영현 이재무 이승철
편집·디자인 | 정고은 안인복

등록 | 제2-1831호(1994. 9. 26.)
주소 | (110-320) 서울 종로구 낙원동 58-1 종로오피스텔 513호
전화 | (02)3142-4787 팩스 | 3142-4784
전자우편 | hwanambang@hanmail.net

ISBN 978-89-90553-95-9 03810

값 13,000원

* 지은이와의 협의에 따라 인지를 생략합니다.

약초연구가 전동명이 전하는
우리 몸에 좋은 야생초 이야기

전동명 글 | 사진

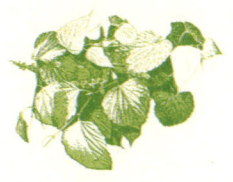

화남

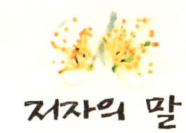

저자의 말

　나는 높이 710m 되는 가엽산 자락 충북 중원군 주덕면 대곡리 '벌터'라는 산골 마을의 가난한 가정에서 태어났다. 그 당시는 경제적으로 매우 어려운 시기라서 배고픔을 달래기 위해 자연에서 저절로 나는 먹을거리를 많이 알지 않으면 안 되었다. 산과 들에 자라는 풀과 나무, 동물, 곤충, 물고기, 버섯 등은 대단히 중요한 양식으로 사용되었다.
　어린시절부터 산과 들에 다니며 살아있는 풀과 나무, 계절마다 피는 다양한 꽃들, 동물, 곤충에 이르기까지 어류, 양서류, 파충류, 조류, 포유류를 포함하여 대 자연을 무척이나 좋아하고 사랑했다. 누구보다 관찰력이 탁월하여 한번 본 식물은 잊어버리는 일 없이 반드시 기억해 내었다.
　어려서 두메산골의 생활을 되새겨 보면 학교를 가기 위해서는 큰 산을 넘어야 하고 등하교 길에 아이들이 배가 고프면 산과 들판에서 먹을거리를 찾곤 했다.

　봄에 피는 진달래꽃은 목마름도 해결해주고 맛이 약간 달아서 먹기에 아주 그만이었다. 그리고 식용 가능한 새순을 나물로 먹을 수 있는데, 삽주, 원추리, 잔대, 두메부추, 취나물, 미역취, 곰취, 우산나물,

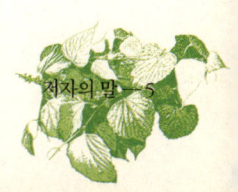

밀나물, 칡순, 질경이, 돌나물, 제비꽃, 꽃마리, 참나물, 꿀풀, 개미취, 무릇, 고추나무순, 구기자순, 두릅순, 음나무순, 조팝나무순, 옻순, 광대나물, 더덕, 설견초, 개불알풀, 주름잎, 잔대, 지칭개, 얼레지, 달래, 냉이, 씀바귀, 민들레, 갓, 장대나물, 꽃다지, 양지꽃, 가락지나물, 괭이밥, 머위, 개쑥갓, 뽀리뱅이, 고들빼기, 방가지똥, 윤판나물, 비비추, 옥잠화, 금난초, 별꽃, 개별꽃, 쇠별꽃, 점나도나물, 벼룩나물, 도라지, 노루귀, 돌단풍, 물칭개나물, 초롱꽃, 솜나물, 애기나리, 둥글레, 수영, 소리쟁이, 갈퀴덩굴, 떡쑥, 풀솜나물 등을 먹으며 계곡에서는 가재를 잡아 양념을 해서 볶아 먹는다. 이른 봄 산계곡 깨끗한 물가에 가면 도롱뇽이 바나나 모양처럼 생긴 여러 개의 알을 낳는데 시골 노인들은 그 알을 주머니에서 꺼내어 막걸리에 타서 장수술로 마셨다. 필자도 이른 봄 산을 타다 목이 마르면 알주머니 한두 개를 입에 넣고 훑어서 마시면 시원한 맛을 느낄 수 있었다.

여름에는 매우 다양한 식용버섯 즉, 달걀버섯, 기와버섯, 밀짚버섯, 꾀꼬리버섯 등을 호박잎에 싸서 불에 구워 소금을 쳐서 먹으면 그 맛이 꿀맛 같다. 산딸기, 덩굴딸기도 대단히 맛있으며 꿩알을 비롯하여 산새가 낳은 알도 내려서 쪄먹었다. 여름철 높은 산을 넘다보면 목이 마르고 갈증을 느끼는데 소나무 어린가지를 꺾어서 겉껍질을 벗겨내면서 흐르는 물을 핥아 먹었다. 하얗게 나온 소나무의 잔가지를 이 사이에 물고 양쪽으로 왔다갔다 잡아당기면 물이 나오면서 송기가 벗겨져 맛있는 소나무 속껍질로 허기를 면할 수 있었다. 소나무 새순과 덜 익은 송화도 좋은 먹을거리였다. 향기가 좋은 아카시아꽃도 손으로 훑어서 먹었다.

농촌 대부분의 사람들에게는 곤충과 짐승도 중요한 먹을거리였다. 메뚜기, 방아깨비, 때까치, 잠자리, 기름재비, 귀뚜라미, 땅강아지, 뱀, 개구리, 산토끼, 고슴도치, 두더지, 노루, 멧돼지, 꿩 등도 고기가 부족한 1970년대에는 단백질 섭취의 중요한 역할을 하였다(예전과 달리 요즘에는 일부 동물들은 수렵허가를 받아서 정해진 마리 수만을 포획할 수가 있다). 심지어 기어다니는 개미의 꽁무니를 훑아 먹기도 했다. 개울가의 송사리, 붕어, 미꾸라지, 메기, 자가사리, 드렁허리, 꾸구리, 퉁사리, 동사리 등 민물고기도 좋은 먹을거리였다.

가을 산에 열리는 열매들도 다양한 먹을거리였다. 보리수열매, 돌배, 머루, 도토리, 밤, 개암, 으름, 다래, 고욤, 돌감 등이 있다. 추수 때 들판에 뛰어다니는 메뚜기를 볶아서 먹으면 고소한 맛이 일품이었다. 옥수수를 다 수확하고 남은 줄기를 잘라서 겉껍질을 벗겨내고 속대를 씹어 먹으면 아주 단맛이 나면서 입을 즐겁게 했다. 옥수수깡도 달콤하지만, 수수대도 역시 단맛이 있어 씹어 먹었다.

한겨울 눈 쌓인 산골마을에서는 산토끼 사냥을 몇 명이 모여서 나가기도 한다. 옛날 초가집 지붕에 굴을 파고 사는 새들은 추운 한밤중에 손전등을 비추면 잠을 자고 있는데 손을 넣어 잡아서 화롯불에 구워먹기도 하며, 덮치기인 올무로 다양한 새들을 잡아먹기도 한다. 겨울철 꿩고기를 넣고 떡국을 끓여 먹으면 그 맛이 일품이었다. 산에는 칡뿌리를 한겨울에 캐서 떡을 해먹거나 위장에 좋은 삽주뿌리, 하수오

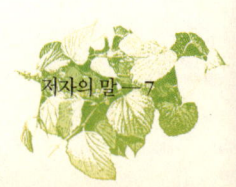

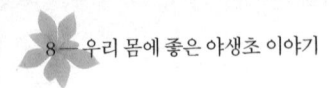

뿌리, 산마뿌리, 지치뿌리 등이 있으며 집주변에 돼지감자도 좋은 먹을거리에 속한다. 가을에 도토리를 많이 주워서 가루 내어 도토리묵을 만들어 겨우내 양식을 대신하기도 하였다.

 이렇게 자연과 늘 생활을 하다보니 멀리서 산을 보아도 무슨 나무가 어디쯤 분포되어있으며 어느 약초가 어디에 자생하는지 훤하게 통찰력을 갖게 되었다.

 19살 때 여러 가지 이유로 온가족이 고향인 충청도를 떠나 무작정 부산으로 내려오게 되었다. 충북은 바다가 없는 도였는데 처음으로 바다를 볼 수 있었다. 비릿한 갯냄새인 바다 냄새가 코를 자극하였고 바람이 늘 불면서 살을 파고드는데 큰 추위는 없어서 가난한 사람이 살아가는데는 더없이 좋은 날씨 같았다.

 부산역 맞은편 초량동에서 지금까지 살고 있다. 초량동은 부산항이 한눈에 내려다 보이고 부산역이 있어 교통이 편리한 곳이기도 하다. 뒷산이 대신공원과 붙은 408m의 구봉산이 있는데, 실제 수백 번을 오르내리며 약초탐사를 할 수 있었다. 남부 지방은 잎이 떨어지지 않는 풀과 나무들이 많이 자생하고 있다.

 여러 가지 약초 및 영지버섯을 채취하여 약초상에 도매로 넘기고 이것 저것을 하면서 생활하고 있었다. 그러던 중 인터넷 시대에 컴퓨터를 직접 조립하여 홈페이지를 만들고 약초의 정보를 서비스하기 시작하면서 온국민들이 큰 반응을 나타냈다.

 처음에는 몇십 명 정도였는데 시간이 갈수록 건강에 관심 가진 수많은 인터넷 팬들이 모이기 시작하였다. "한국토종야생산야초연구소"라

는 타이틀을 만들고 약초
를 사랑하는 사람들의 모
임의 약자인 "약사모" 회원
들이 자원하여 모이게 되
었다. 2002년 여름부터
2007년 현재까지 600만 명
이상 홈페이지를 다녀갔으

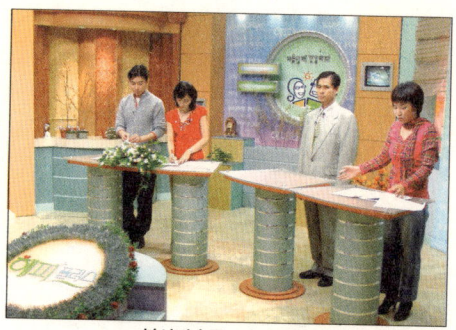

부산방송국 '해피 플러스'에 출연한 필자

며 하루 4,000명에서 많게는 1만 명이 방문하고 있다.

 2,000명이 넘는 약사모 회원들이 등록하여 활동하면서 약초관찰여행, 민간요법 정보 교류, 체험담 등을 공유하고 있으며 모두가 무병장수할 수 있도록 힘차게 전진하고 있다.

 이 책에서는 자연의 신비로운 치유능력을 갖고 있는 야생초의 효능 뿐만아니라, 독자가 직접 산에 가서 야생초를 캐고 손질하여 보관하고 활용하는 방법에 이르기까지의 전과정을 알 수 있게 엮었다.
 "약사모" 본연의 뜻처럼 인간을 사랑하고 자연을 사랑하며 모든 자연법칙에 순응해 국가를 초월하여 세계적인 지구 가족의 평화를 사랑하는 마음으로 이 책을 세상에 내보낸다.
 지구상의 모든 인류가 건강하고 행복하게 살아가는데 조금이나마 도움이 되기를 바란다.

2007년 가을
약초연구가 전동명

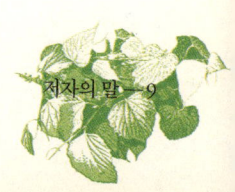

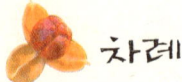
차례

저자의 말 _ 5

왜 야생초인가? _ 14
우리몸은 왜 아플까? _ 18

1장 야생 산야초 및 민중의술이 생명을 살린다

면역력을 증강시키는 무병장수의 선약 50가지 _ 28
약초 채취 및 안전한 저장 방법 _ 66
약이 되는 동물성 약재료 38가지 _ 85
약이 되는 광물성 약재료 22가지 _ 97

2장 흔한 약초로 피부를 아름답게 만든다

녹두죽이 고운 피부를 만든다 _ 110
호박죽이 미인을 만든다 _ 115
팥으로 주근깨를 제거한다 _ 123
살구씨로 주근깨와 여드름을 없앤다 _ 129
산후의 주근깨에 율무가 좋다 _ 135
별꽃이 주근깨에 좋다 _ 140

주근깨에 오이 마사지가 좋다 _ 144
복숭아 나무 잎이 여드름을 없앤다 _ 150
천문동이 피부를 곱게 하고 젊어지게 한다 _ 153
하수오가 피부를 윤택하게 하고 모발을 검게하며 젊어지게 한다 _ 161

3장 여성의 건강에 좋은 약초

여성의 생리통에 좋은 약초 _ 168
변비, 숙변을 고칠 수 있는 약초 _ 171
산후조리에 좋은 약초 _ 175
골다공증에 좋은 약초 _ 179
주근깨에 좋은 약초 _ 183
냉(대하,이슬)에 좋은 약초 _ 186
두통에 좋은 약초 _ 189
불면증에 좋은 약초 _ 192
신장염에 좋은 약초 _ 194
허리통증에 좋은 약초 _ 197
피임에 좋은 약초 _ 201
자궁병에 좋은 약초 _ 204

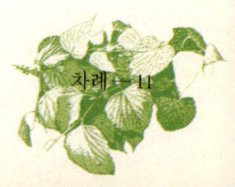

4장 생활 습관병(성인병) 예방에 좋은 약초

급·만성간염에 좋은 약초 _ 212
비만증에 좋은 약초 _ 216
담석증에 좋은 약초 _ 220
위·십이지장궤양에 좋은 약초 _ 223
통풍에 좋은 약초 _ 227
협심증에 좋은 약초 _ 232
고혈압에 좋은 약초 _ 236
류머티스성 관절염에 좋은 약초 _ 240
피가 잘 통하지 않을 때 좋은 약초 _ 244
조루증, 음위증에 좋은 약초 _ 249
가슴이 두근거릴 때 좋은 약초 _ 253
숙취해소에 좋은 약초 _ 256
당뇨병에 좋은 약초 _ 260

5장 내 아이 건강하게 하는 약초

감기에 좋은 약초 _ 266
기관지천식에 좋은 약초 _ 269
열이 날 때 좋은 약초 _ 272
아이가 밤에 오줌을 쌀 때 좋은 약초 _ 275

아이의 배가 아플 때 좋은 약초 _ 278
내 아이의 두뇌를 총명하게 해주는 약초 _ 280
내 아이가 경기를 할 때 좋은 약초 _ 285
아이가 잠들지 못할 때 먹이는 약초 _ 288

6장 약초는 암을 예방하고 치료한다

위암에 좋은 약초 _ 292
대장암에 좋은 약초 _ 296
간암에 좋은 약초 _ 299
자궁암에 좋은 약초 _ 302
유방암에 좋은 약초 _ 306
폐암에 좋은 약초 _ 311
직장암에 좋은 약초 _ 316

약초 찾아보기 _ 319
증상 찾아보기 _ 322
참고문헌 _ 328

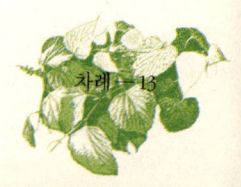

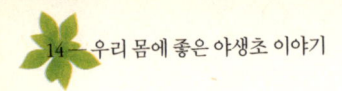 ## 왜 야생초인가?

재배식물과 야생식물

우리가 먹는 채소나 야채들은 대부분 야생이 아니라 농약이나 화학비료를 주고 온실이나 비닐하우스에서 자연의 비바람과 추위를 모른 채 자란 것이다. 야생약초의 강인한 생명력에 비해 단백질, 무기질, 미네랄, 탄수화물, 비타민 성분들도 천연적인 것과는 크게 차이가 나는 것을 볼 수 있다. 자연에서 춘하추동을 겪고 지수화풍의 모진 역경을 견디며 살아남은 야생약초야 말로 온갖 공해와 농약, 화학첨가물이 들어간 인스턴트 식품의 범람으로 인해 약해지고 더러워진 우리의 몸을 깨끗하게 하고 피를 맑게 해주며 몸과 마음을 정화시켜 주는 귀중한 약초들이다.

모든 현대의학의 기초는 약초에서 시작되었다

뛰어난 약초요법, 조상들의 지혜

오늘날 현대의학의 기초는 전해져 내려오는 약초요법과 민간요법에서 시작되었다는 것을 부인할 사람은 아무도 없다. 서양 사람들은 대부분 알약이나 캡슐, 주사에 익숙해 있지만 그러한 형태의 의약품은 비교적 최근에 생긴 것이다. 수천 년 동안, 사람들은 자연적인 치료 방법에 의존해 왔다. 거의 모든 나라나 민족이 한때는 아픈 곳이나 질병을 치료하기 위해 다양한 종류의 약초와 조제약을 사용하였다. 심지어 오늘날 요리에 쓰이는 여러 가지 향신료들도 처음에는 의약적 가치 때문에 사용되기 시작한 것들이다.

약초로 병을 치료하는 일은 중국 역사에서 빼놓을 수 없는 부분이다. 민간에 전해 내려오는 말에 따르면, 황제黃帝가 내과 의학의 고전인 『내경內經』을 지었다고 하는데, 중국의 한의사들은 아직도 이 의서를 참조한다. 연대기年代記에 관해서는 의견이 분분한데, 주周 왕조 이전의 전설적인 통치자인 황제는 기원전 2,697년부터 기원전 2,595년까지 통치했다고 한다. 이 의서에서는, 서양의 의학 서적에 나오는 것과 동일한 주제를 많이 다루고 있다. 진단, 증세, 원인, 치료, 병의 예방뿐만 아니라, 해부학과 신체 기능에 관해서도 논하고 있다.

동남 아시아의 전문 기술이 대부분 그렇듯이, 중국 의술의 이론과

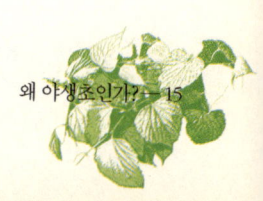

시술 방법도 음양설로부터 매우 깊은 영향을 받았다. 이 경우에 음陰은 찬 것을 양陽은 더운 것을 나타내는데, 음양은 그밖에도 서로 반대되는 여러 가지 속성을 나타낸다. "음(陰: 그늘음)"이라는 한자는 문자적으로 "그늘" 혹은 "그림자"를 의미하는데, 어둡고 차갑고 여성적인 것을 나타낸다. 그 반대인 "양(陽: 볕양)"은 밝고 덥고 남성적인 것을 나타낸다. 뿐만 아니라, 진단과 치료를 위해 침술과 관련된 몸의 여러 부위인 경혈經穴도 고려한다. 음양이 균형을 이루지 못하고 있는 환자의 상태를 바로잡기 위해, 차거나 더운 것으로 여겨지는 약초와 식품을 쓰도록 처방한다.

예를 들어, 열이 나는 환자는 더운 상태로 간주되므로 몸을 차게 하는 약초를 쓰도록 처방을 내릴 것이다. 요즈음은 더 이상 음양에 대해 구체적으로 언급하지 않을지 모르지만, 환자의 치료 방법을 결정하는 데는 여전히 같은 원칙이 사용되고 있다.

현대의학의 장점은 세균성 질환이나 수술과 같은 외과적인 치료에 있어서 장족의 발전을 가져왔으며 60억이 넘는 인류에게 지대한 공헌을 한 것은 명백한 사실이다. 하지만 자연 환경의 파괴로 인한 생태계의 변화로 인해서 온갖 오염물질의 범람으로 인체의 자연치유력인 면역계는 갈수록 약화되어가고 있으며 내과적인 질환 즉 생활습관병으로 오는 각종 암, 고혈압, 당뇨병, 뇌졸중, 비만, 퇴행성 질병, 물질만능주의에서 오는 신경성 질병, 지나친 생존경쟁에서 오는 과로와 스트레스, 약물의 오남용 등으로 인해 희귀 난치성 질병이 계속 번져만 가고 있다. 현대의학은 외과적인 질환에서는 대단히 탁월하나 내과적인 대사성 질환에서는 맥을 못추고 주저앉고 말았다. 그로인해 선진국에서는 다시 전통의학, 대체의학, 약초요법으로 눈길을 돌리고 있으며, 치료 효과가 안전하고 높은 이러한 요법들을 전해내려준 조상들의 지혜에 감탄하고 있다.

자연 환경의 파괴가 인류 건강을 위협할 뿐 아니라 조류 인플루엔자나 사스와 같은 새로운 질병을 확산시키는 주된 요인이 될 것이라고 세계보건기구 WHO가 최근 보고서를 통해 밝히고 있다. 세계 보건기구는 지구 환경 변화가 이미 인류 건강에 영향을 주기 시작했으며 앞으로 50년 동안 그 영향력은 더 커질 것이라고 경고하고 있다.

사람들이 오늘날 사용하고 있는 모든 의약품의 $\frac{1}{4}$은 대부분 약초인 식물에서 생성되는 화학 물질에서 비롯된 것이라고 전문가들은 추산한다. 다양한 약초 요법을 권장하는 사람들은 흔히 그러한 사실을 언급한다.

약초에 관한 연구는 약초로부터 활성 물질을 추출해 내는 데 그 목표를 두고 있다. 그러한 물질의 가장 좋은 예로서 아스피린이 있는데, 아스피린은 흰 버드나무의 껍질에서 함유된 살리신으로부터 얻는다.

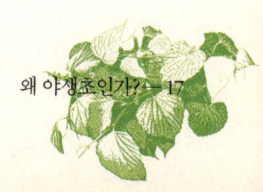

🌿 우리몸은 왜 아플까?

사람의 인체는 창조주의 걸작품이다. 둥글게 만들어진 이 지구는 사람이 살아가기에 가장 적합하게 만들어졌다. 지구는 우주의 홍일점이다. 지구상에 야생으로 널려 있는 수많은 풀과 나무들은 우리 인체에 없어서는 안될 귀중한 약의 보고이며, 자산이다. 그리고 병이 있으면 그 병을 고칠 수 있는 약초도 반드시 존재하는 것이 자연의 원리이다. 다만 인간이 풀과 나무에 숨겨진 놀라운 비밀을 온전히 이해할 수 없어서 활용하지 못하는 것이다.

인류의 첫조상이 영원히 살 수 있도록 만들어 졌다는 아름다운 '에덴동산' 즉 '기쁨의 동산' 은 동양의 어느 한 장소에 실제로 존재하였다는 것이다. 그 장소에서 '아담' 이 930세를 살았고, '무두셀라' 는 969세를 살았다는 최장수 기록이 대부분의 인류가 거룩히 여기는 '창세기' 에 등장한다는 사실을 부인할 사람은 없다. 사람이 영원히 살 수 있는 것은 창조주만이 갖고 있는 고유 권한이다.

한 통계에 의하면 지금까지 죽어서 무덤에서 잠자는 인구는 약 250억이 넘는다고 한다. 죽은자를 다시 살리는 것도 창조주만이 갖고 있는 고유권한이며, 인간의 능력은 과학문명이 아무리 발달했다 하더라도 분명히 한계가 있는 것이다.

이기적인 인간은 현대의 물질문명을 이룩하였지만, 조물주가 설계해 놓은 자연의 질서를 무차별적으로 파괴하여, 온갖 환경 파괴와 공해를 일으키는 독소들로 암환자가 날이 갈수록 늘어나고, 희귀, 난치병이 나날이 증가하는 것이 안타까울 따름이다. 지금이라도 지구의 환경을 '에덴동산'과 같이 무공해로 돌려놓을 수만 있다면, 인간의 평균 수명이 80살이 아니라 900살 이상으로 연장할 수 있다고 단언할 수 있다.

죽을 수밖에 없는 나약한 우리 인간은 겸허하게 죽음을 피할 수 없는 것이 현실이므로 살아있는 동안만이라도 아프지 않고 무병장수하여 무덤으로 돌아갈 때 후손들에게 병으로 누를 끼치지 않도록하기 위해서 이 땅에 자생하는 풀과 나무를 이용하여 생명을 연장시키고 싶어하는 것이 인간의 조그마한 바람일 것이다.

약초연구가인 나는 발에 밟히는 흔한 풀 한포기, 나무 한그루가 만물의 영장인 사람의 고귀한 생명을 연장시킬 수 있다고 확신하고 있다. 또한 자연을 사랑하고 아끼고 친구처럼 지내고 싶은 것이 나의 진정한 마음이다. 섬세한 관찰을 통해 기쁨과 행복을 얻고 조물주가 인간을 위

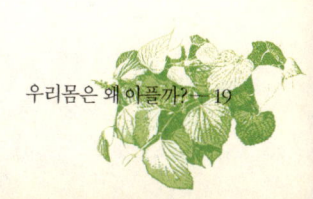

해서 만들어놓은 섭리를 조금씩 이해하고 창조주의 높으신 지혜를 배우는 것으로 만족하고 있다. 동양의 5천 년 역사를 통해 경험으로 전해 내려오는 고의서를 읽고 묵상하고 배워 정확히 밝혀진 현대의학과 접목시켜서 자신과 가족과 이웃에게, 나아가서 전 세계 사람들이 질병에 걸리지 않고 건강하게 살 수 있기를 진심으로 바랄 따름이다.

건강이란 무엇인가?

대부분의 사람들은 누구나 병없이 오래 살기를 원한다. 한자로 무병장수無病長壽는 병없이 오래 사는 것을 의미한다. 건강이란 무엇인가? 건강은 "신체나 정신이나 마음이 건전한 상태" 또는 "신체적인 병이나 고통이 없는 상태"로 정의된다.

흥미롭게도, 오늘날 대부분의 질병을 어느 정도까지는 예방할 수 있다는 사실이 인정되고 있다. 사람은 스스로 치료할 수 있는 신체의 뛰어난 면역 능력인 자연 치유력과 협조해야 한다. '루이스 토머스' 박사는 "우리는 엉성하게 만들어지기는커녕 건강이 넘치는, 놀라울 정도로 강인하고 튼튼하게 만들어진 유기체"라고 하였다. 세계보건기구인 (WHO)에서는 건강을 이렇게 정의하였다.

"건강이란 단순히 병이나 허약하지 않다는 등의 신체상태만을 이야기 하는 것이 아니고, 신체뿐만 아니라 마음이 건강하여 육체적, 정신적, 사회적, 영적으로 완전히 양호한 존재상태를 가리킨다."

병이란 무엇인가?

병이란 "사람이 건강하지 않은 상태"를 말한다. 프랑스의 세균학자인 '파스퇴르'는 병에 걸리게 되는 이유가 세균 즉, 바이러스 때문이라고 하였다. 100년이 지난 지금도 이 세균설細菌說을 믿고 있는 사람이 많이 있다. 그 뒤에 독일 뮌헨대학의 세균 배양 학자인 '페텐코퍼' 교수는 세균 배양실에서 실수로 알칼리액을 몇 방울 떨어뜨렸는데, 다음날 세균이 번식되지 않고 모두 죽어 있었다. 사람의 체질이 '알칼리성' 으로 유지되었을 때는, 외부로부터 세균이 침투하더라도 균이 번식하지 못하므로 병에 걸리지 않게 된다는 것을 알게 되었다. 그 후 그는 파스퇴르의 '세균설'을 반대하고, 인체의 체질설體質說을 주장하였다. 다시 말해서 사람의 몸이 산성체질이 아니라 알칼리성 체질이 되면, 아무리 세균이나 바이러스가 몸속으로 침입해 들어오더라도 그 세균이나 바이러스가 더 이상 번식할 수 없기 때문에 사람은 병에 걸리지 않는다는 것이다. '페텐코퍼' 교수는 사람의 체질을 산성으로 만드는 잘못된 식사와 온갖 스트레스를 피하고, 알칼리성 체질을 유지시킬 수 있는 식사와 스트레스 없는 유쾌한 정신 상태로 평화롭게 살아가는 방법을 제시하였다. 실제 오늘날 현대의학도 '스트레스'가 만병의 근원이라는 사실을 인정하고 있다. 건강 문제에 있어서 "예방은 치료보다 낫다"는 말은 흔한 진리이다. 건강을 유지하는 것은 '생리학적 도덕을 지키는 것' 이다. 사람의 몸이 건강하지 않으면, 좋은 아버지, 좋은 아들, 좋은

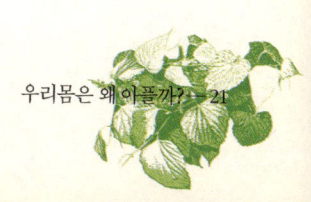

형제, 좋은 이웃이 되기 어렵다. 그래서 건강은 '제일가는 부富'라고 흔히 말한다. 세계적 베스트 셀러인 성경에도 '사람이 온 천하를 얻고도 제 목숨을 잃으면 무엇이 유익하리오 사람이 무엇을 주고 제 목숨을 바꾸겠느냐(마태 16 : 26)'라는 건강의 중요함을 깨닫게 한 말이 있다.

현재 세계 인구가 60억을 넘고 있지만, '나'라는 자신의 존재는 우주에서 단 하나 밖에 없다는 사실을 인식한다면 부모에게 물려받은 소중한 몸을 잘 돌보고 관리할 필요가 있다.

매일 먹는 음식이 곧 보약이다.

기원전 400년 서양 의학의 아버지로 불리는 '히포크라테스'는 "음식물로 치료하지 못하는 질병은 약으로도 고칠 수 없다"는 명언을 남겼다. 건강은 대부분 무엇을 먹고 마시느냐에 달렸다. "먹는 것이 곧 그 사람이다"라는 말처럼 무엇을 어떻게 먹느냐가 대단히 중요한 것이다. 사실상 우리 인간은 태어날 때부터 '약'을 먹고 자란 것이 아니라 어머니의 '젖'과 '음식'을 먹고 자라왔다.

오늘날 '현대의학'이 첨단 의료 기구를 동원하여 분석적인 방법으로 수술을 하고 이물질인 화학제품을 투약하여 질병을 치료하고 있지만, 암이나 당뇨병, 고혈압, 중풍인 뇌졸중 등을 수술하고 항암 주사를 맞고 약을 먹어서 치료가 되지 않는다는 것을 깨닫게 되었다. 선진국에서는 현대의학의 한계를 절실히 느끼고 '대체의학'에 지대한 관심을 가지고 뒤늦게 연구하고 있는 실정이다. 인간에게 있어서 생명과 건강과 같이 절대적인 것은 없다. 옛말에 "병은 사람을 죽이지 않으나 약은 사람을 죽일 수 있다 病不能殺人, 藥可能殺人"라는 말이 있다. 이 말은 몸에 전혀 해가 되지 않는 약이란 없다는 약과 독의 양면성을 뜻한다.

우리 인체의 건강을 지키는 파수꾼 자연치유력

오늘날 병은, 첫째 '내부적인 요인'과 둘째 '외부적인 요인'으로 나누어 볼 수 있다. 현대의학은 세균학에 기초를 두고 있기 때문에 세균을 연구하고 항생제를 개발하여 세균을 죽이기만 하면 치료가 되지만, 그 원인을 못찾았을 때는 흔히 '신경성이다'라는 말로 얼버무리는 예가 많이 있다. 즉 외부에서 침투하는 세균학에는 현대의학이 뛰어나지만, 내부적인 원인에 의해 발병하는 대사성 질환에는 현대의학이 속수무책인 경우가 많다. 예를 들어 아직까지 말기암을 치료하는 약이나 당뇨병을 완치하는 약, 그리고 뇌졸중을 치료하는 약을 만들어 내지 못하는 것에서 알 수 있다. 외부적인 세균성 질환은 병원에 가서 치료하는 것이 빠르고 좋을 수 있지만, 내부적인 대사성 질환은 치료자가 본인이며, 우리 인체의 면역체계인 '자연 치유력'을 강화시키기만 한다

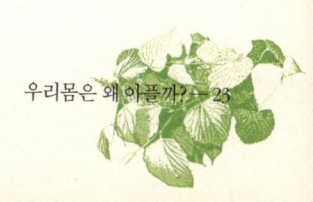

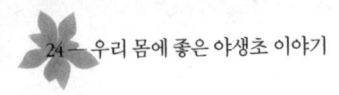

면 병은 치료될 수 있다는 것이다.

　수술과 투약은 부분요법으로서 암이나 당뇨병, 간염, 고혈압, 중풍과 같은 성인병을 수술하거나 투약을 통한 치료로는 병을 근본적으로 치료할 수가 없다. 창조주가 주신 인체의 면역기능을 통하여 치유하는 것은 전신요법으로서 병을 근본적으로 고치는 방법이라고 말할 수 있다. 다시 말해서 인체가 필요로 하는 영양물질을 공급하여 생체를 활성화시키는 물질을 생성케 함으로써 일어나는 자연 치유력으로 치유하지 않으면 안될 것이다.

현대의학의 기초 민간요법

　흔히 '민간요법'은 현대의학의 기초라고 말한다. 그것은 오랜 세월 동안 경험을 통해서 알게 된 '경험처방'이기 때문에 현대의학이 못 고치는 질병을 고치는 예가 자주 발생하기도 한다.

　모든 성인병은 '스트레스'와 잘못된 식생활 습관에서 얻은 문명병이요, 운동을 적게 하고 음식을 많이 먹어서 온 '부자병'이기도 하다. 네덜란드 의사 '베르하이트'는 임종시 700페이지의 숨은 비법 유서 중 모두가 백지이고 단지 한 페이지에만 이러한 글이 실려 있었다고 한다. "머리는 차게, 발은 따뜻하게, 밥은 양에 조금 덜 차게 먹어야 한다."

　우리가 먹는 음식의 4분의 1로 살아가고 나머지 4분의 3으로는 의원을 살려준다는 말이 있다. 그렇다면, 모든 성인병은 체질을 바꾸기만

하면 반드시 치료가 된다. 체질은 약으로 바꾸는 것이 아니라 농약이나 화학적 첨가물이 들어가지 않은 순수 자연 유기농 천연 식품을 골고루 섭취하여 '알칼리성' 으로 바꿀 수 있다. 인체의 면역력을 강화시킬 수 있는 체질로 바뀌게 되는 것이다. 서양 의학의 아버지 '히포크라테스' 가 말하기를, "병은 우리들이 간직하고 있는 자연의 힘, 즉 자연 치유력으로 고칠 수 있다"라고 역설하였다. 우리 인체의 균형이 깨질 때 병이 찾아오지만, 균형을 되돌려 주었을 때 병이 낳을 수 있는 치유력이 우리 몸에 내재되어 있다는 것을 말해주고 있다. 이러한 이치로 볼 때 병을 치료하는 것은 의사나 약이 아니고 우리 몸 스스로가 간직하고 있는 힘인 창조주께서 주신 면역계의 '자연치유력' 에 의해서 우리 몸 스스로가 우리의 건강을 지켜나가는 것이라고 할 수 있다.

놀랍게 설계된 인체구조

면역이란 말은 병을 면한다는 뜻이다. 우리 인체는 100조 개의 세포로 구성되어 있다. 혈액은 다시 일차 성분인 적혈구, 백혈구, 혈소판, 액체성분인 혈장으로 나뉘며, 이 네 가지 성분에서 다시 분획을 하여 매우 다양한 추출물을 얻어낼 수가 있다. 예를 들어 백혈구에서 몇몇 바이러스성 전염병과 암 치료에 사용되는 '인터페론' 과 '인터류킨' 을 얻을 수 있다. 이렇게 우리 인체의 피는 대단히 복잡한 물질로 구성되어 있다. 인체의 핏줄인 동맥, 정맥, 모세혈관의 총길이는 120,000km나

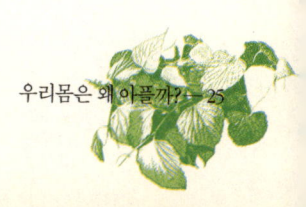

되며, 이것은 경부 고속도로를 왕복 약 900km로 잡았을 때, 133번 왕복할 수 있는 길이이고, 지구의 둘레가 약 40,008km이므로, 세 바퀴 정도를 감을 수 있는 길이이다. 우리 몸의 강줄기인 혈관이 튼튼하고 혈액이 깨끗할 때 장수를 보장받고 오래 살 수 있다.

성인의 머리카락은 약 10만 개이며, 수염은 3만 개, 잔털은 약 50만 개가 있다고 한다. 뼈는 총 206개이며, 무게는 9kg이다. 뇌는 1.4kg이고 심장은 130g, 간은 1.4kg, 폐양쪽 900g, 췌장 85g, 신장2개 290g, 방광 1.1kg이며 식도에서 막구멍까지는 길이가 약 8.5m이다. 땀구멍은 500만 개이며, 뇌세포는 230억 개나 된다. 이렇게 복잡한 것이 우리 인체이다.

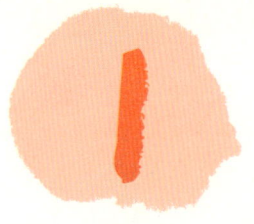

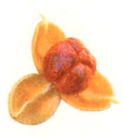

야생 산야초 및 민중의술이 생명을 살린다

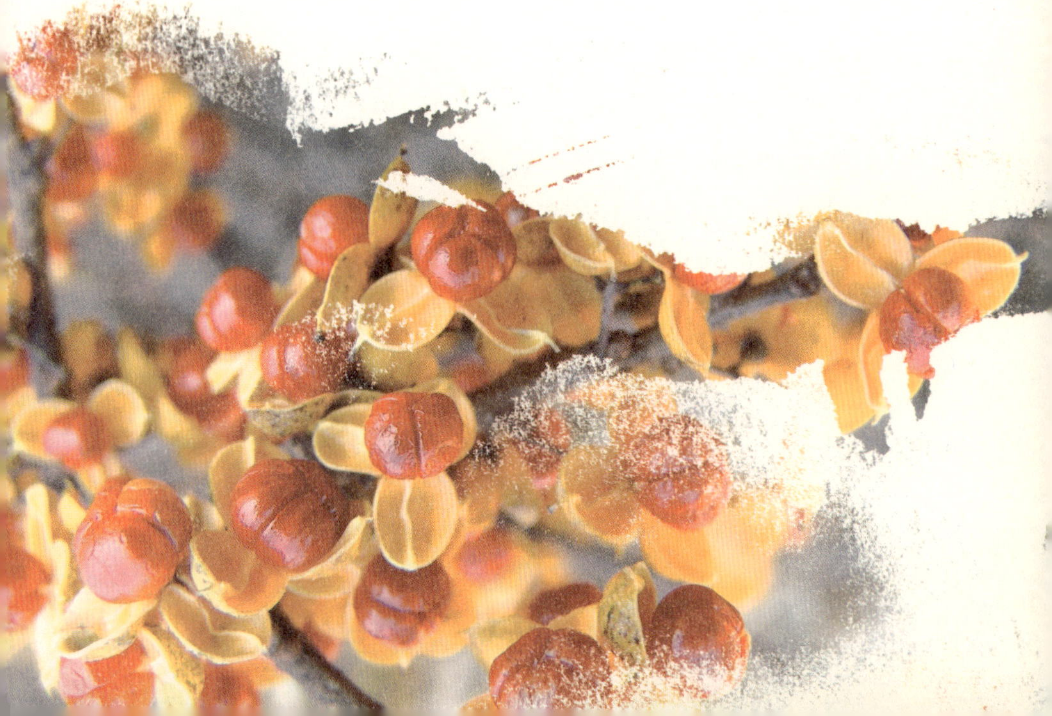

면역력을 증강시키는 무병장수의 선약 50가지

인체의 면역계가 튼튼하면 병에 걸리지 않는다는 것은 최근에 밝혀진 우리 몸의 보호기구인 면역학의 상식이다. 사람은 누구나 죽지 않고 오래 살고 싶은 욕망을 가지고 있다. 고대 우리 백의민족은 아주 먼 옛날부터 수천 년 동안 산과 들에 널려있는 약이 되는 풀과 나무들을 이용하여 질병을 치료하고 늙지 않고 건강하게 생명을 연장하는데 좋은 작용을 하는 산야초들과 민간에서 전해져 내려와 손쉽게 만들어 먹을 수 있는 보양식품들을 사용해 왔다. 웰빙시대에 모두가 무병장수하고 노년기에 찾아오는 질병들을 미리 예방하며 면역계를 튼튼하게 하는 우수한 무병장수약 50가지를 선별하여 누구나 병 없이 오래 살 수 있는 비결 50가지를 동서양의 최신 의학책 및 고전 의서의 문헌을 참고하여 내용을 요약 정리해서 소개해 본다.

가시오갈피(자오가피) : 일반 오갈피와는 종류가 다르다. 가시가 고슴도치처럼 촘촘히 박혀 있고 가지를 치지 않는다. 우리나라 중북부의 주로 북향 계곡 추운 고지대에서 잘 자란다. 러시아 시베리아가 주산지인 '시베리안 진생'으로 세계시장의 70%를 공급하고 있다. 줄기껍질은 간경, 신경에 작용한다. 기를 보하고 정을 불려주며

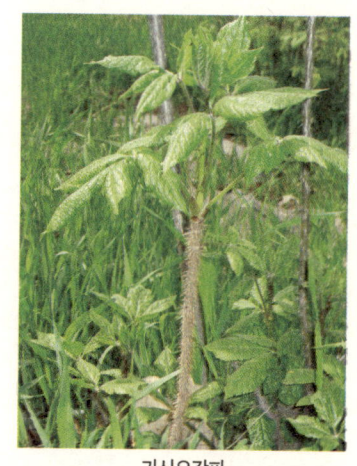

가시오갈피

간신을 보하며 힘줄과 뼈를 튼튼하게 하고 풍습을 없앤다. 약리실험에서 중추신경흥분작용, 피로회복 촉진작용, 종양세포의 활착과 다른 조직으로의 전이억제작용, 면역부활작용, 방사선막이작용, 혈당량감소작용, 백혈구 늘림작용, 강장작용, 소염작용, 진해작용, 거담작용 등이 밝혀졌다. 몸이 약하고 기운이 없을 때, 피로, 당뇨병, 동맥경화증, 저혈압, 류머티스성 심근염, 관절염 및 류머티스성 관절염, 신경통 등에 쓴다. 가시오갈피 뿌리와 잎, 열매도 같은 목적에 쓴다. 잎, 줄기, 뿌리에 정유, 플라보노이드가 들어 있으며 쿠마린 반응이 있다. 뿌리와 줄기껍질에서는 8개의 배당체 성분, 즉 엘레우테로시드 A, B, C, D, E, F, G를 얻었다. A는 다우코스테롤, B는 시린긴, B1은 이소프락시딘과 포도당이 결합된 배당체(이소프락신), D와 E는 시림가레시놀의 포도당 배당체이다. 이밖에 시린긴 $C_{17}H_{24}O_9H_2O$이 있다. 나머지는 구조가 인

삼 배당체와는 다른 디페닐-3, 78-디옥시비식틀로-(3, 3, 0)- 옥탄 계열의 리그난 화합물이다. 총배당체의 약 80%는 엘레우테로시드 B, D, E이다. 줄기에서도 같은 배당체가 얻어졌다. 잎에서는 올레아놀산을 게닌으로 하는 배당체, 즉 엘레우테로시드 I, K, L, M 또는 센티코시드 A, B, C, D, E, F가 분리되었다. 하루 5~15g을 탕약, 환약, 산제散劑, 약술 형태로 먹는다. 주의사항으로 열성 질병, 급성 전염병, 고혈압, 가슴할랑거림, 기외수축과 같은 심장병에는 쓰지 않는다.

감태나무 : 감태나무는 풍을 제거하고 해독하며 어혈을 없애고 지혈하는 효능이 있다. 잎, 줄기, 열매, 뿌리 모두 약용할 수 있다. 감태나무는 독성이 없는 안전한 약나무로서 중풍을 낫게 하며 몸을 따뜻하게 하고 혈액순환을 시켜준다. 특히 뼈를 튼튼하게 하는데 관절염, 근육통, 타박상, 산후통, 골다공증을 낫게 한다. 항암작용도 강하여 위암이나 폐암, 식도암, 자궁암 및 각종 암에 효과가 있다.

감태나무 잔가지를 썰어 잎과 열매도 같이 넣는다. 여기에 감초 두 편과 대추 서너 개를 넣어 물 2 l 를 붓고 약한 불로 은은하게 달여서 차처럼 수시로 마시면 좋다. 그 맛과 향이 대단히 좋아 기분이 상쾌해진다. 감기나 여름철 더위 먹은데 잎을 달여 먹을 수 있으며, 산을 타다 상처가 났을 때는 생잎을 짓찧어 환부에 붙이면 곪지 않고 상처가 잘 낫는다. 감태나무는 사시사철 언제든지 채취가 가능하다. 연한 잎은 봄철에 나물로 먹을 수 있다. 감기, 관절통과 근육통, 종독, 타박상을 치

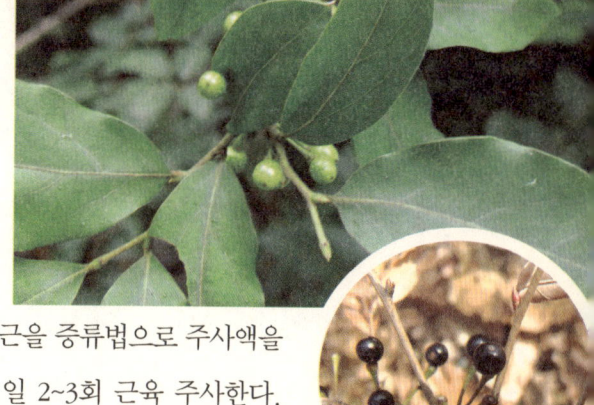

감태나무 열매

료한다. 임상보고에서 각종 염증 질병(급, 만성 편도염, 림프결염, 인후염, 기관지염)의 치료 방법으로, 말린 감태나무 잎 2근을 증류법으로 주사액을 만들어 5㎖(생약 5g을 함유)씩 1일 2~3회 근육 주사한다. 279례를 치료한 결과 완치 183례, 호전이 51례로 유효율은 83.9%였다. 투약 중 부작용은 없었고 주사 부위의 국소 동통도 없었다. 감태나무의 줄기(산호초경), 열매(산호초), 뿌리(산호초근), 잎(산호초엽)도 약용한다. 감태나무 줄기 및 잎을 하루 12~40g 정도 탕약, 환약, 산제 형태로 먹는다. 외용시 짓찧어 바르거나 가루 내어 개어서 바른다.

감초 : 감초는 의약품으로 널리 쓰이는 중요한 약초이다. 모든 약을 조화시키는 효과가 있어 국로國老라고 한다. 감초는 늦은 가을 또는 봄에 뿌리를 캐서 물에 씻고 잔뿌리를 버린 다음 햇볕에 말려 쓴다. 비를 보하고 기를 도우며 열을 내리고 독을 푼다. 폐를 눅여주어 기침을 멈추고 여러 가지 약들의 약성을 고르게 하며 비허설사, 폐허로 오는 기침, 심한 아픔, 옹저종독, 어린이 태독, 목구멍아픔 등에 쓴다. 감초의 성분은 글리찌리진, 만니트, 포도당, 아스파라긴, 단백질, 오레아제, 수지, 사카로즈, 탄닌, 칼슘, 마그네슘, 펙틴, 녹말, 리쿠이리트시드, 리쿠이리티게닌, 에테르, 아스코르빈산, 황색색소, 아스파라긴산, 플라본

배당체, 리쿠이리틴, 에스트로겐류물질, 안식향산, 약간의 정유와 알칼로이드가 들어있다. 하루 2~9g을 산제, 환약, 탕약 형태로 먹는다. 외용약으로 쓸 때는 가루 내어 뿌리거나 달인 물로 씻는다.

개암풀씨(보골지, 파고지) : 개암풀씨는 호두살과 배합하여 쓰는 것을 원칙으로 한다. 개암풀씨는 신양을 돕고 골수를 늘이며 수렴작용이 있고 호두는 마르는 것을 눅여주고 음혈을 자양하기 때문이다. 임상실험에서 보약, 성기능 자극약으로 쓰고, 음위증, 유정, 몽설, 신경쇠약, 냉병, 신허성 요통, 빈뇨 등에 쓰며 눈, 귀를 밝게 하고 오랜 설사를 멈춘다. 그밖에 사마귀, 피부각화증, 백반증, 심상성 백반증, 티눈 등에 쓴다. 개암풀씨에는 지방유, 알칼로이드, 배당체, 정유 등이 들어 있다. 약리실험에서 강심작용, 항암작용, 지혈작용, 여성호르몬양작용, 억균작용과 혈압을 높이는 작용이 있다. 개암풀열매에서 뽑아낸 프소랄렌, 이소프로랄렌은 빛감수활성을 가지며 백반증 치료 효과를 나타낸다. 개암풀씨를 쌀뜨물에 불리고 볶아서 말린 다음 보드랍게 가루낸 것 400g, 호두씨살 속껍질을 버리고 보드랍게 가루낸 것 800g을 섞어서 꿀을 넣고 물엿처럼 만들어 사기그릇에 넣어 두고 따뜻한 물에 한 숟가락씩 풀어 먹는다. 오래 먹으면 눈을 밝게 하고 성기능을 좋게 하며 근골을 든든하게 하고 장수하게 한다. 이 약을 먹는 동안에는 근대와 양의 피를 먹지 말아야 한다. 위의 처방대로 알약을 만들어 한번

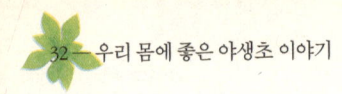

개암풀씨

에 8~12g씩 따뜻한 물에 먹기도 한다. 하루 4~12g을 탕약, 한약, 산제 형태로 먹는다. 외용약으로 쓸 때는 술에 우려 바르거나 가루 내어 바른다.

겨우살이 : 겨우살이를 채취해 하루 30~60g을 달여 먹으면 동맥경화로 인한 중풍을 예방할 수 있다. 협심증에도 겨우살이를 먹으면 통증이 가라앉는데 이것은 겨우살이가 관상동맥을 확장하고 혈액의 흐름을 빠르게 하기 때문이다. 고혈압 치료약을 먹던 사람이 겨우살이를 복용하고는 약을 끊은 사례가 많을 만큼 뛰어난 고혈압 치료약이다. 겨우살이는 근육과 뼈를 튼튼하게 하고 간과 신장을 이롭게 하므로 류머티스성 관절염 등에도 효력이 크다. 성질이 차지도 덥지도 않으므로 체질에 상관없이 쓸 수 있으며 만성 병으로 몸이 몹시 쇠약해졌을 때 오랫동안 먹으면 기운이 나며 부작용도 없다. 겨우살이만 한줌 넣고 약한 불로 오래 달여서 차처럼 수시로 마셔도 당뇨병에 효과를 볼 수 있다. 아이를 가진 여성의 유산을 막는 안태약으로도 겨우살이를 쓴다. 최근에 서양에서 겨우살이를 '미슬토'라고 하여 성분을 분석해본 결과 렉틴, 다당체, 폴리알코올, 플라보노이드, 트리테르펜, 시린진, 루페올 등 1,700종 이상의 성분들이 들어 있는 것이 확인되

겨우살이

었다. 그중에서도 '렉틴'의 항암작용이 가장 뛰어나고 그 다음으로 비스코톡신, 다당체, 폴리알코올, 플라보노이드, 알카로이드 등이 서로 협력하여 상승효과를 발휘하는 것으로 밝혀졌다. 하루 9~60g을 탕약, 환약, 산제, 약술, 고제 형태로 먹는다.

곰보배추(설견초) : 곰보배추는 기관지염, 기침, 가래, 천식에 놀라우리 만큼 탁월한 효능이 있다. 그리고 여성의 각종 자궁질환을 낫게 한다. 곰보배추는 가래, 가래 끓는 소리, 가려움증, 감기, 개에 물린 데, 거담, 고름이 흘러나오는 암膿漏水癌, 고혈압, 귓속이 아픈 데, 급성유선염, 급성편도선염, 기관지염, 기생충구제, 기침, 냉 대하, 독사에 물린 데, 만성 기관지염, 목구멍이 붓고 아픈 데, 백탁, 복부팽만, 복수, 부스럼, 생리불순, 설사, 소변불리, 소아감적, 습진, 악성매독발진, 악창, 양혈, 옹종, 요혈, 위통, 음부습진, 이뇨, 이수, 이질, 인후 18가지 증상 치료, 인후종통, 입안염증, 자궁경관염, 자궁염, 자궁출혈, 적백리, 종기, 질염, 천식, 청혈, 치질, 치통, 타박상, 탈항, 토혈, 통증완화, 파상풍, 피부염, 해독, 해수, 해혈, 항균작용, 혈뇨, 혈소판 감소증 자반, 화농성 중이염 등에 쓴다. 곰보배추 전초에는 flavonoid 즉 homoplantagimin, hispidulin, eupafolin, eupafolin-7-glucoside가 들어 있다. 그밖에 phenol성 물질, 정유, 사포닌, 강심 배당체, 불포화 sterol, polyterpene이 들어 있다. 종자에는 지방유가 들어 있다. 그리고 4-hydroxy-phenyl lactic acid, protocatechuic acid도 들어 있다. 약리작용에서 곰보배추 달인 액은 이산화 유황에 의한 마우스의 해수 잠복기를 연장시키지만 진해 작용은 없다. 그러나 히스타민에 의한 guinea pig의 전도 시간을 연장시키기 때문에 천식을 누르는 작용이 있다. 곰보배추의 알코올 추출액은 invitro에서 황색 포도상 구균, 팔련구균, 고초균을 억제한다. 달임액

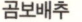
곰보배추

은 in vitro(직접 검경법 1.9mg/ml, 배양법 3.9mg/ml)에서 leptospira를 억제하거나 죽인다. 곰보배추는 가을과 겨울, 봄, 이른 여름철에 채취하여 하루 12~30g을 탕약, 환약, 산제, 약술, 달인 물로 식혜나 막걸리를 담가 먹는다. 외용으로 쓸 때는 짓찧어 바른다. 주의사항으로 곰보배추는 명백한 부작용은 없지만, 일부 환자에게서 가벼운 두통, 현기증, 구갈, 오심, 상복부 불쾌감 등이 나타날 수 있다.

구기자 : 구기자나무는 뿌리껍질, 줄기, 잎, 꽃, 열매 등을 다 보약에 쓴다. 열매는 신과 폐를 보하여 정을 나게 하고 기를 보하며 자양한다. 열매, 꽃, 잎, 줄기, 뿌리껍질을 함께 쓰면 노쇠를 막고 풍증을 없애며 오래 먹으면 몸이 가벼워지고 추위와 더위에 견디며 장수한다. 허로 손상을 회복하고 정기를 보한다. 뿌리껍질은 심, 폐의 열 즉, 상초의 열을 없앤다. 열매는 눈을 밝게 하고 흰 머리카락을 검게 하며 힘줄과 뼈

를 든든하게 하고 대소변을 잘 나가게 한다. 그리고 오장 안의 사기와 속이 뜨거운 소갈증, 풍습으로 온몸이 아픈 비증, 가슴과 옆구리에 치미는 역기를 내리고 열성 두통, 당뇨병, 허약체질, 만성 소모성 질병, 신경쇠약, 폐결핵, 빈혈, 시력저하, 음위증, 변비 등에 쓴다. 열매는 베타인, 루틴, 리놀산, 다우코스테론 등이 있다. 나무에는 리진, 콜린, 프로테인, 다우코스테론이 들어 있으며, 열매는 혈압을 내리고 항생작용, 혈당을 낮추는 작용도 있다. 구기자나무 뿌리는 11~1월경에 캐고, 줄기는 2~3월, 잎은 4월, 꽃은 5~6월, 열매는 7~10월경에 거둔다. 모두 그늘에서 말려 보드랍게 가루 내어 한번에 8g씩 하루 3번 먹는다. 또는 하루 6~12g을 탕약, 고제, 약술, 환약, 산제, 죽을 쑤어 먹는다.

꿀 : 꿀은 오장을 보하고 중기를 보하며 아픔을 멈추고 독을 풀어준다. 여러 가지 약들을 고르게 하고 오래 먹으면 기억력을 좋게 하며 몸을 가볍게 하고 오래 살게 한다. 중기를 자양하고 가슴이 답답한 것을 없애며 음식이 내리지 않는 것, 설사, 폐결핵, 심근쇠약, 협심증, 저색소성 빈혈, 고혈압, 소화촉진, 위산과다, 만성 위염, 대장염, 각종 변비, 신경쇠약, 불면증, 기억력감퇴, 두통, 근육통, 입술과 입안이 헤지는 것을 낫게 하며 눈과 귀를 밝게 한다. 열을 없애고 풍기를 없애며 독을 풀어주고 마르는 것을 누그럽게 한다. 눈에 노육이 생기고 눈이 벌겋게 된 데 쓰며 벌레를 죽인다. 꿀에는 당유가 80% 정도 들어 있다. 그밖에 철, 칼슘, 마그네슘, 나트륨, 망간, 구리, 비타민(B2, B6, PP, K, C), 사과산,

레몬산, 초산, 개미산, 젖산 등과 단백질, 납, 천연향료, 색소, 여러 가지 효모 등이 들어 있다. 꿀에는 억균 및 살균 물질이 들어 있다는 것이 증명되었다. 영양작용과 상처의 새살을 보호하고 상처를 빨리 아물게 하며 굳어진 조직을 풀어주는 작용이 있다. 몸이 허약한 사람이 꿀을 오랫동안 먹으면 몸이 좋아질 뿐 아니라 건강한 사람이 먹으면 힘을 내게 한다. 하루 10~30g을 먹는다. 변비에는 한번에 40~80g까지도 쓴다. 외용약으로 바르기도 한다.

남가새열매(백질려) : 남가새는 우리나라 중부 이남의 바닷가 모래 땅에서 자란다. 남가새열매는 간, 신을 보하고 몸을 가볍게 하며 흰 머리카락을 검게 하고 이빨을 든든하게 한다. 음위증, 유정, 두통, 적취, 징가, 부종, 복수, 풍사로 몸이 가려운 데, 간기가 몰려 옆구리가 아픈 데, 유즙이 부족한 데, 눈이 빨개지면서 눈물이 나는 데, 몽설, 조설, 아뇨증, 빈뇨 등에 쓴다. 약리실험에서 강압작용, 이뇨작용, 혈압을 내리는 작용이 밝혀졌다. 7~8월에 익은 열매를 따서 볕에 말려 가시는 쓸어버리고 절구에 보드랍게 가루 내서 한번에 8g씩 하루 3번 먹는다. 하루 6~10g을 탕약, 환약, 산제 형태로 먹는다. 외용약으로 쓸 때는 짓찧어 붙인다.

녹용 : 녹용은 예로부터 보약으로 인정되어 녹각, 낙각, 녹각교, 녹각상 등도 모두 보약으로 쓰고 있다. 녹용은 원양을 보하며 여위는 것

을 막고 정혈을 보충하며 근골을 든든하게 한다. 유정, 음위증, 어지럽고 귀에서 소리나며 귀가 먹는 것, 허리와 다리가 시리고 아프고 나른한 데 쓰며 어린이의 발육이 나쁘고 늦도록 걷지 못하며 이빨이 나지 않는 데 쓴다. 허약하고 몸이 여위는 데, 신장이 허하여 소변을 자주 보는 데, 유뇨, 충임맥이 허하여 생리가 많고 붕루, 이슬 등이 있는 데 사용한다. 녹용에는 판토크린, 탄산 암모늄, 단백질, 교질, 호르몬 및 연골질 등이 들어 있어 피로를 없애고 입맛을 돋운다. 심장기능을 세게 하고 성기능을 높이며 신경계통에도 좋은 영향을 주며 혈액생성을 빠르게 하고 혈압을 내린다. 화농성 상처 구멍이나 궤양성 창면에서 새살이 빨리 나오게 한다. 하루 3~6g을 산제, 고제, 탕약, 약술 형태로 먹는다. 주의사항으로 고혈압, 동맥경화증, 협심증, 심장의 기질적 변화가 있는 데, 혈액응고성이 높아진 경우, 중증신장염 등에는 쓰지 않는다.

대추 : 대추는 비를 보하고 기를 도우며 진액을 나게 하고 여러 가지 약성을 고르게 한다. 심장과 폐장을 눅여주며 기침을 멈추고 장위의 적을 흩어지게 하며 오장을 보한다. 생강과 배합하여 쓰면 영위를 고르게 한다. 비허설사 및 이질, 적리, 복통, 히스테리, 과민성 자반병, 고혈압, 영위가 고르지 못한 데, 심한 아픔, 가슴두근거림, 입과 혀가 마르는 데 쓴다. 대추에는 서당, 점액질, 사과산, 지방유, 정유 등이 있고 잎에는 스테로이드사포닌이 있다. 대추나무껍질은 위장병에, 잎은 고혈압병에 쓴다. 마른 대추가루와 생강가루를 2:1의 비율로 섞어서 한번에 4g씩

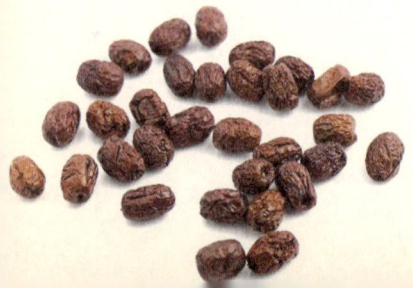

오랫동안 먹으면 위기를 도와 소화가 잘 되게 한다. 하루 6~12g을 탕약, 산제, 환약 형태로 먹는다.

대추

당귀 : 당귀뿌리를 3~4mm 두께로 썰어서 그대로 쓰거나 술에 씻어서 또는 술에 담그었다가 쓴다. 즉 상초의 병을 치료할 때에는 술로 씻고 혈병을 치료할 때에는 술과 함께 찌고 담이 성한 증세에 쓸 때에는 생강즙에 담그었다가 볶아서 쓴다. 혈을 보하고 피가 잘 돌아가게 하며 지혈작용이 있다. 속을 덥히고 진통작용과 오장을 보하고 새살이 잘 나오게 한다. 혈허증, 신경쇠약, 무월경, 산후복통, 징가, 타박상, 옹종, 혈허로 오는 배아픔, 혈허로 대변이 막힌 데, 비증 등에 쓴다. 뿌리에 정유, 비타민 B12가 들어 있다. 진정, 진통, 강압, 억균, 이담, 혈압 낮춤, 이뇨, 자궁수축, 약한 설사 작용 등이 있다. 하루 6~12g을 탕약, 환약, 산제, 약술, 고제 형태로 먹는다.

더덕(양유근, 사삼, 산해라) : 더덕뿌리는 주로 중기와 폐기를 보하고 열을 내리며 폐를 눅여주어 기침을 멈추고 위를 보하며 진액을 나게 한다. 폐허로 열이 있는 기침, 오랜 기침, 폐위, 급만성 기관지염, 기관지확장증, 폐결핵, 온열병을 앓은 뒤 진액이 상하여 입과 목구멍이 마른 데 쓴다. 가래 삭임, 용혈작용,

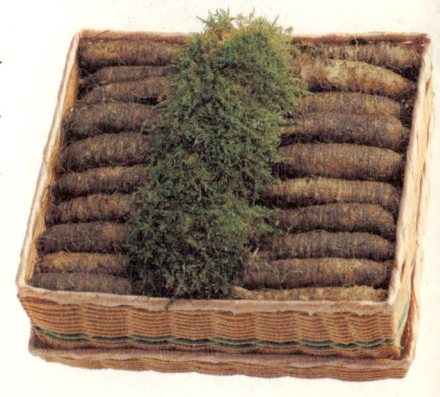

더덕

항생작용이 있다. 더덕뿌리를 캐어 물에 씻고 생것으로 먹거나 볶아서 먹어도 좋다. 폐열이 있는 기침에 더덕뿌리 300g을 물에 달여 먹는다. 여성들은 더덕뿌리를 가루 내어 한번에 8g씩 미음에 타서 먹으면 이슬이 멈춘다. 하루 6~12g을 탕약, 환약, 산제, 약술 형태로 먹는다. 외용약으로 쓸 때는 짓찧어 붙인다.

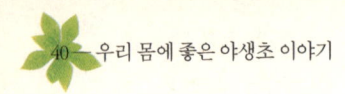

도라지 꽃

도라지(길경) : 도라지를 길경, 방도, 백약, 경초, 고경, 이여라고도 부른다. 주로 뿌리를 약으로 사용하는데, 가을에 채취하여 껍질을 벗겨서 햇볕에 말린다. 꼭지를 따 버리고 사용한다. 뿌리에 사포닌의 일종인 플라티코딘, 플라티코디게닌이 함유되어 있다. 이 성분들은 거담작용과 진해작용을 한다. 도라지는 담을 삭이고 기침을 멈추며 폐기를 잘 통하게 하고 고름을 빼낸다. 도라지 사포닌이 기관지분비를 항진시켜 가래를 삭인다. 약리실험에서 진정작용, 진통작용, 해열작용, 강압작용, 소염작용, 위액분비억제작용, 항궤양작용, 항아나필락시아작용 등이 밝혀졌다. 가래가 있으면서 기침이 나며 숨이 찬 데, 가슴이 그득하고 아픈 데, 목이 쉰 데, 인후통, 옹종 등에 쓴다. 기관지염, 기관지확장증, 인후두염 등에도 쓸 수 있다. 하루 6~12g을 달이거나 환을 지어 또는 가루 내어 먹는다.

두충나무껍질(두충) : 봄부터 여름 사이에 줄기껍질을 벗겨 겉껍질을 긁어버리고 햇볕에 말린다. 두충나무의 겉껍질 600g에 우유 40g, 꿀 120g을 섞어서 바른 다음 불에 구워 실이 없어질 때까지 볶아서 쓴다. 또한 겉껍질을 3~4mm 두께로 썰어 꿀물에 담그었다가 볶거나 혹은 생강즙, 소금물에 실이 없어질 때까지 볶아서 쓴다. 중기와 정기를 보하고 힘줄과 뼈를 든든하게 한다. 허리와 무릎이 아프며 음부가 축축하고 가려운 것, 신경통, 고혈압, 류머티스성 관절염, 근무력증, 음위증, 유정, 태동불안, 소변이 방울방울 떨어지는 데 쓴다. 약리실험에서 강압작용, 혈중콜레스테롤감소작용, 진정, 진통, 소염, 망상내피계통의 탐식기능을 높이는 작용, 이뇨작용 등이 밝혀졌다. 두충나무껍질은 혈압을 내리는 작용이 있다. 볶아 쓰거나 달임약으로 쓰는 경우에 생것이나 팅크제로 쓰는 것보다 혈압을 내리는 작용이 세다. 임상에서 허리아픔에 많이 쓰며 골다공증, 습관성 유산 치료에도 효과가 있다. 또한 두충나무뿌리 40g에 술과 물을 절반씩 넣고 달여서 먹는다. 하루 6~12g을 탕약, 환약, 산제, 약술 형태로 먹는다. 두충나무 잎도 혈압과 혈중콜레스테롤을 낮추므로 고혈압에 쓴다. 주의사항으로 두충과 현삼은 배합금기이다.

둥굴레(옥죽) : 둥글레뿌리는 혈맥을 잘 통하게 하고 힘줄과 뼈를 강장한다. 풍, 습독을 없애고 얼굴의 주름살과 검버섯을 없애며 오래 먹으면 장수한다. 둥굴레뿌리는 폐를 윤택하게 하고 피부를 부드럽게 하

둥굴레 꽃

며 얼굴색을 좋게 하고 윤기가 돌게 한다. 음을 보하고 조한 것을 눅여주며 진액이 생기게 하고 기침을 멈춘다. 강장, 강정, 폐, 위의 조열로 음이 상하여 열이 나고 마른 기침을 하는 데, 구갈, 자한, 식은땀, 골증, 당뇨병, 심근쇠약, 고지혈증 등에 쓴다. 약으로 오래 쓸 때에는 여러 번 쪄서 당화시킨 다음에 써야 효과가 더 좋다. 둥굴레뿌리 6,000g에 물을 붓고 하루 종일 달인 다음 약천주머니에 넣어 짠다. 그것을 다시 약엿이 될 때까지 졸여서 찌꺼기는 볕에 말려 가루낸 다음 약즙과 함께 알약을 만들어 한번에 12g씩 하루 3번 끓인물로 먹는다. 이 약은 풍습으로 뼈마디들이 아픈 데 쓰며 일찍 늙고 얼굴에 검버섯과 주름살이 많이 생기는 것을 없애며 장수하게 한다. 하루 6~12g을 탕약, 환약, 산제 형태로 먹는다. 주의사항으로 음이 성하고 양이 허한 데와 비장이 허하여 가슴이 답답하며 습담이 정체된 데는 쓰지 않는다.

마늘(대산) : 마늘은 감기를 예방하는데도 좋고 항암제로도 쓰인다. 비, 위경에 작용하며 기를 잘 돌게 하고 비위를 덥혀주며 풍한을 없앤다. 또 온역을 예방하고 살충하며 해독하고 부스럼을 낫게 한다. 억균작용, 유행성감기바이러스에 대한 억제작용, 건위작용, 강압작용, 동맥경화예방작용, 항암작용, 면역부활작용, 이뇨작용, 자궁수축작용 등이 실험적으로 밝혀졌다. 스코르디닌 성분이 세포를 되살리고 항암작용을 한다. 급성 및 만성대장염, 급성 및 만성 세균성이질, 아메바성이질,

저산성위염, 고혈압, 동맥경화, 백일해, 유행성감기, 피부화농성염증, 트리코모나스성질염 등에 쓴다. 하루 10~20g을 생것으로 먹거나 익혀서 먹거나 짓찧어 먹거나 탕약, 환약, 약술, 산제 형태로 먹는다. 외용시 짓찧어 붙이거나 좌약을 만들어 쓴다. 달인 물로 관장하기도 한다.

만삼 : 만삼은 보약의 하나로 가을 또는 봄에 만삼뿌리를 캐서 물에 잘 씻고 햇볕에 말린다. 노두를 잘라버리고 3~4mm의 두께로 썰어서 쓴다. 중기를 보하고 폐기를 보하며 진액이 나게 한다. 비기가 허하여 팔다리가 나른하거나 폐기가 허하여 음성이 낮고 약한 데, 진액이 모자라는 데 쓴다. 만삼뿌리에는 수분, 알콜엑기스, 리파노즈, 락토즈, 말토즈, 사카로즈, 글루코즈, 푸룩토즈 등이 들어 있어 혈당을 높이고 혈압을 내리며 혈액을 만드는 작용을 한다. 하루 10~20g을 탕약, 환약, 산제, 약엿 형태로 먹는다. 주의사항으로 기가 허하지 않고 실증 중세가 있는 데는 쓰지 않는다.

말벌집(노봉방) : 늦가을부터 초겨울 사이에 벌둥치를 채취하여 증기에 찌거나 햇볕에 말린 다음 죽은 벌과 번데기를 털어버리고 완전히 말린다. 맛은 맵고 쓰고 짜며 성질은 평하다. 간경, 위경에 작용한다. 풍을 없애고 해독하며 살충한다. 항암작용, 혈액응고촉진작용, 강심작용, 이뇨작용, 강압작용 등이 밝혀졌다. 건간, 경간, 부스럼, 유선염, 악창, 연주창, 비중, 이질에 쓴다. 유방암, 식도암, 위암, 코암, 인두암, 피

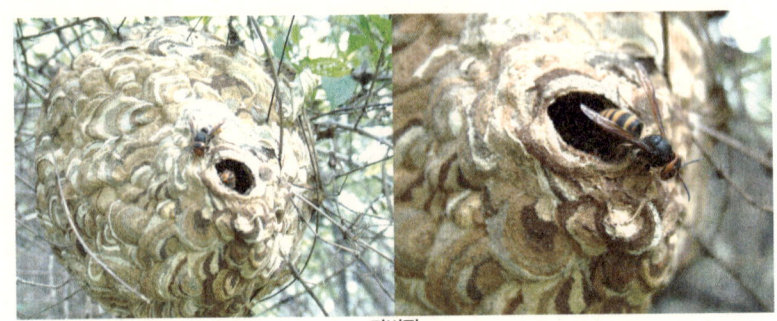
말벌집

부암, 간암, 폐암 등에도 쓴다. 말벌집을 3~10g을 탕약으로 먹거나 질그릇에 밤빛나게 구워서 바싹 말린 다음 보드랍게 가루 내어 한번에 3~10g씩 따뜻한 물에 타서 먹는다. 외용약으로 쓸 때는 달인 물로 씻거나 가루 내서 기초제에 개어 바른다. 주의사항으로 노봉방 속의 정유는 독성이 강해서 신염을 일으킬 수 있으므로 반드시 오랫동안 푹 달이거나 볶아서 정유를 날려보내고 써야 한다.

밤(건률) : 밤은 중초를 보하고 기를 도우며 신기를 보한다. 비허설사, 신허로 오는 두통, 습비, 반신불수 등에 쓴다. 밤껍질을 버리고 가루 내거나 또는 구워서 껍질은 가루 내어 쓴다. 달임약으로 쓸 때에는 껍질을 벗겨버리고 깨뜨려서 쓴다. 밤을 겉껍질째로 바람에 말리거나 건조실에서 말려 껍질을 버리고 가루 낸 다음 쌀을 섞어 죽을 쑤어 하루 3번 먹는다. 밤죽은 기를 보하고 장위를 덥혀준다. 입맛이 없고 기운이 없으며 조잡증, 풍비, 반신불수 등이 있을 때 쓴다. 몸이 허약한

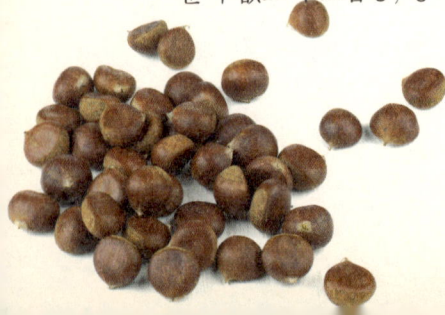

데, 신이 허하여 무릎이 시큰시큰하며 아프고 연약한 데, 영양상태가 좋지 못한 어린이들의 보약으로 써도 좋다. 하루 6~18g을 탕약, 환약, 산제 형태로 먹는다.

백복령 : 백복령은 머리를 맑게 하고 뇌력을 좋게 하며 힘살을 부드럽게 하고 장을 두텁게 하고 심, 비를 열어 영위의 기를 고르게 하며 소변이 잘 나가게 하고 붓는 것을 없앤다. 가래를 삭이고 기침을 멈추며 가슴두근거림과 명치 아래가 아픈 것을 낫게 하며 보음, 보기, 양심 안신한다. 강심, 진정, 이뇨, 혈당을 낮추며, 심장성 붓기, 신경성 가슴두근거림 등에 쓴다. 오랫동안 복용하면 얼굴색이 좋아지고 살결이 부드러워지며 장수한다. 하루 6~20g을 탕약, 산제, 환약 형태로 먹는다.

복분자딸기(복분자) : 복분자딸기는 정을 보하고 음위증을 없애며 피부를 윤택하게 하고 속을 따뜻하게 하며 오장을 편안히 하고 근력이 나게 하며 간을 보하고 눈을 밝게 한다. 보드랍게 가루 내어 아침마다 12g씩 먹으면 허손을 보하고 근력이 나며 간을 보하고 눈을 밝게 한다. 술에 담그었다가 타지 않을 정도로 말려 보드랍게 가루 내서 한번에 12g씩 먹으면 얼굴색이 좋아지고 음위증을 낫게 한다. 멍석딸기의 열매를 봉류, 능류 또는 음류라고 하는데 그의 성미와 작용은 복분자딸기와 같다. 멍석딸기도 익을 때 거두어 보드랍게 가루 내서 한번에 12g씩 물에 타서 먹으면 몸이 가벼워지고 오장을 편안하게 하며 정을 보하

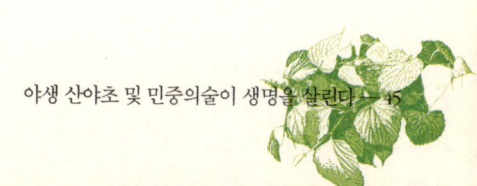

고 늙지 않게 한다. 복분자딸기의 성분은 유기산, 정유, 포도당, 비타민 C 등이 들어 있다. 임상에서 보약, 수렴약으로 쓰며 유정, 음위증, 해열작용, 강심작용, 야뇨증, 신경쇠약, 시력이 나쁜 데 쓴다. 하루 6~12g을 탕약, 환약, 산제, 약주, 고제 형태로 먹는다.

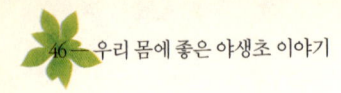(비파엽) : 오랜 옛날부터 '비파나무가 자라고 있는 가정에는 아픈 사람이 없다'는 속담이 전해지고 있다. 이 말은 그만큼 비파나무가 질병을 치료하는데 대단히 탁월하다는 중요한 근거가 된다. 비파나무의 효능을 우습게 생각해서는 안된다. 비파의 성분은 열매에 수분이 90.26%, 총 질소가 2.15%, 탄수화물이 67.30% 들어 있다. 탄수화물 중 환원당이 71.31%, pentosan이 3.74%, 굵은 섬유가 2.65% 들어 있다. 과육에는 지방, 당, 단백질, cellulose, pectin, 탄닌, 회분(나트륨, 칼륨, 철, 칼슘, 인) 비타민 B1, 비타민 C 등이 들어 있다. 과즙에는 glucose, fructose, sucrose, malic acid 등이 들어 있다. 잎에는 정유가 들어 있다. 그 주성분은 nerolidol과 farnesol이고 그밖에 αpinene, camphene, myrcene, p-cymene, linalool, αylangene, αfarnesene, βfarnesene, camphol, nerol, geraniol, αcadinol, elemol, cis-β r-hexenol, oleanolic acid, tartaric acid, citric acid, malid acid, 탄닌, 비타민 B와 C 등이 들어 있다. 그리고 sorbitol 등도 들어 있다. 종자에 amygdalin, ceryl alcohol, 아미노산, 4-methylene-DL-proline, trans-4-hydroxy methyl-D-proline, cis-4-hydroxymethylproline, 지방산(C12-20의 포화지방산과 C14-20의 불포화지

방산이 있다), sterol 등이 있다. 또 전분 및 유리된 hydrocyanic acid(靑酸:청산) 등이 들어 있다. 각종 암에는 신선한 비파나무잎을 불에 쪼여서 환부에 붙인다. 전립선암에는 싱싱한 비파잎의 즙을 마시거나, 따뜻한 물에 타서 마시거나 비파잎을 불에 쬐어 식기 전에 환부에 문질러 준다. 잎은 청량성 건위약, 기침가래약, 오줌내기약으로, 더위를 먹거나 만성 기관지염, 천식, 부기에 쓴다. 민간에서는 땀띠를 비롯한 피부질병에 욕탕료로 쓴다. 씨는 행인수과 같은 것을 만드는 데 쓴다. 맛은 맵고 성질은 따뜻하다. 약효는 벌레를 죽이고 적을 없애며 기를 내리고 오줌똥을 잘 나가게 한다. 또한 풍과 가래를 없앤다. 맞음증으로 모든 기생충에 다 쓸 수 있으나 특히 조충중에 좋다. 식체로 배가 불어나고 아픈 데, 이질로 뒤가 무직한 것 등에도 쓴다. 열매를 비파枇杷, 뿌리를 비파근枇杷根, 나무의 탄력있는 줄기의 껍질을 비파목백피枇杷木白皮, 잎을 비파엽枇杷葉, 꽃을 비파화枇杷花, 종자를 비파핵枇杷核, 잎에 맺힌 이슬을 비파엽로枇杷葉露라고 하여 모두 약용한다. 비파잎은 약리실험에서 거담작용, 전염성 감기바이러스억제작용을 나타낸다. 쓰는 양은 하루 6~12g을 탕약, 환약, 산제, 약엿 형태로 먹는다.

뽕잎(상엽) : 4월경에 뽕잎이 한창 무성할 때 뜯어 쓴다. 또한 10월에 서리가 내린 다음 뽕나무에 잎이 3분의 1정도 남아 있을 때의 것을 뜯어서 쓴다. 봄, 가을에 딴 뽕잎을 각각 그늘에서 말려 가루약 또는 알약을 만들어 쓴다. 혹은 물에 달여 차처럼 마시며 콩과 함께 가루 내어 먹기도 한다. 노년기에 오래 쓰면 걸음걸이를 가볍게 하고 눈을 밝게 하며 머리카락을 검게 하고 가래를 삭이며 진액을 나게 하고 정과 골수를 늘인다. 약리실험에서 혈당량감소작용, 강압작용, 이뇨작용, 억균작용 등이 밝혀졌다. 고혈압, 결막염, 혈열로 피가 나는 데, 풍열감모, 눈병 등에 쓴다. 신선한 뽕잎을 따서 깨끗이 씻은 다음 꼭지를 떼어버리고 햇볕에 말린 것과 검정 참깨를 적당히 가루 내어 졸인 꿀로 알약을 만들어 한번에 8~12g씩 하루 2번 먹는다. 일반적으로 하루 6~12g을 탕약, 환약, 산제 형태로 먹는다. 뽕나무가지는 비증, 팔이 쑤시는 데, 사지경련, 각기, 부종, 고혈압, 사지마비, 류머티스성 관절염 등에 쓴다. 하루 10~15g을 물로 달여서 먹는다. 뽕나무뿌리 겉껍질을 긁어낸 속껍질(상백피)은 폐열을 내리고 기침을 멈추며 숨찬 증세를 낫게 하고 소변이 잘 나오게 한다. 약리실험에서 강압, 거담, 이뇨, 이소니지드의 혈중 유효농도를 장시간 유지하게 하는 작용, 억균작용 등이 밝혀졌다. 폐열로 기침이 나고 숨이 찬 데, 혈담, 부종, 소변불리, 고혈압, 기관지천식, 기관지염 등에 쓴다. 하루 6~12g을 탕약, 산제, 환약 형태로 먹는다. 외용약으로 쓸 때는 탕액으로 씻는다.

산국화(감국, 백국, 고국) : 산국화에는 감국과 고국이 있다. 모두 두통, 이명, 어지럼증에 현저한 효과가 있으며 눈을 밝게 하고 혈압을 내리는 작용이 있다. 산국화의 싹은 늦봄이나 3월, 잎은 6월, 꽃은 9월에 따고 뿌리는 12월에 캐서 3달 정도 그늘에서 말려 쓴다. 싹, 잎, 꽃, 뿌

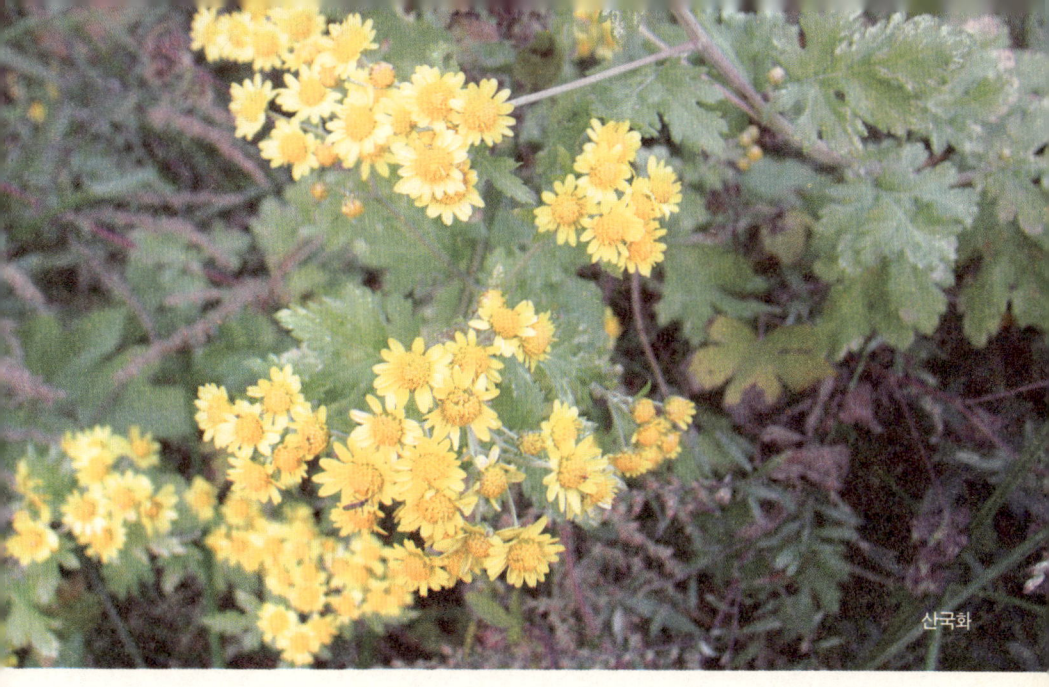

산국화

리를 각각 같은 양으로 짓찧어 보드랍게 가루 내어 놓고 한번에 2~3g 씩 먹는다. 또한 가루를 꿀로 환을 지어 한번에 6~8g씩 하루 3번 먹는다. 머리카락이 희어지고 이빨이 빠지며 일찍 늙는 데 쓴다. 해열작용, 항균작용이 있다. 백국에는 비타민 A와 B가 들어 있으며 들국화는 혈압을 내리는 작용이 있다. 하루 4~15g을 탕약, 환약, 산제, 약술 형태로 먹는다.

산마(산약) : 야생에서 자라는 산마는 비위를 보하고 폐를 보하며 피부를 윤택하게 한다. 정기와 심신을 도와 양심안신하고 뇌력을 좋게 하며 정서적 불안과 기억력 감퇴를 낫게 한다. 오래 먹으면 눈, 귀가 밝아지고 몸이 가벼워지며 장수한다. 병후쇠약, 유정, 야뇨증, 요통, 빈뇨, 이명증, 대하, 식은땀, 건망증, 소갈, 해소천식, 유선염, 만성위염, 만성

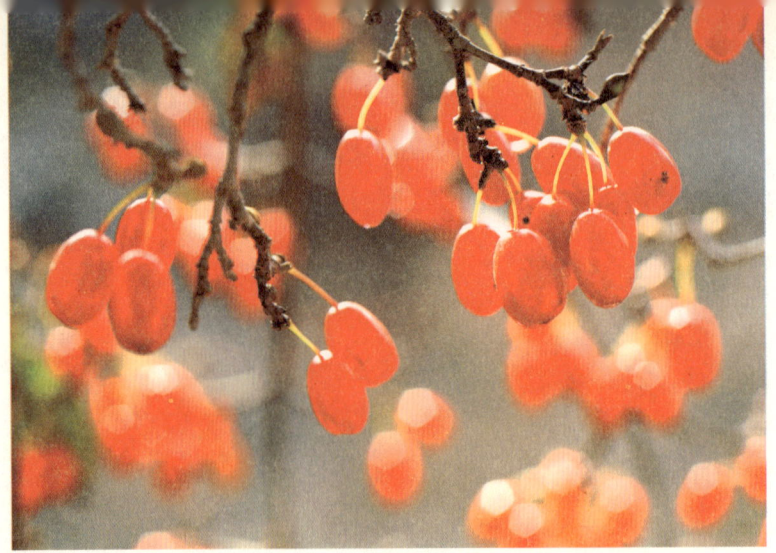
산수유나무열매

신염, 신경쇠약, 두통, 어지럼증을 없애고 역기를 내리며 번열을 없앤다. 힘줄과 뼈를 든든하게 하고 건망증을 없앤다. 마뿌리에는 많은 양의 무찐과 디아스타제가 있으며 수분, 단백질, 지방, 탄수화물, 섬유소, 회분, 녹말, 점액질 등도 있다. 영양 및 소화 작용이 있고 독성이 매우 약하며 실험동맥경화증에 대한 치료작용이 있다. 또한 혈액 속 콜레스테롤 함량을 낮추며 혈압을 내리고 신경장애를 없애며 잠이 잘 오게 한다. 하루 10~20g을 탕약, 환약, 산제 형태로 먹는다. 외용약으로 쓸 때는 짓찧어 붙인다.

산수유나무열매(산수유) : 가을에 익은 열매를 따서 씨를 뽑아버리고 햇볕에 말려 쓴다. 산수유나무열매는 정기를 보하고 오장을 고르게 하며 눈을 밝게 한다. 심하의 한사, 열사를 없애며 한습성 비증, 두통, 이농증, 음위증, 어지럼증, 유정, 빈뇨, 허리와 무릎이 시큰시큰하며 아픈데, 이명증, 요통, 노인의 소변장애, 월경과다, 부스럼 등에 쓴다. 산수유나무열매에는 비타민 A가 들어 있다. 이뇨작용이 세며 혈압을 내리고 균을 억제하는 작용도 있다. 연구자료에 의하면 항산화 효과가 매우 세다는 것이 인정되었다. 산수유나무열매를 술에 불려 씨를 버리고 살만 불에 말려 먹는다. 약리실험에서 뚜렷한 이뇨작용, 혈압을 잠시 낮추는 작용, 단백질소화를 돕는 작용, 항암작용, 억균작용, 줄어든 백혈구 수를 늘리는 작용 등이 밝혀졌다. 하루 6~12g을 탕약, 환약, 산제 형태로 먹는다.

삼지구엽초(음양곽) : 신양을 보하고 정기를 돋우며 힘줄과 뼈를 든든하게 하고 풍습을 없앤다. 음위증, 불임증, 냉병, 풍병, 허약증, 불감증, 신경쇠약, 무력증, 월경장애, 이명증, 건망증, 어지럼증, 몸이 허약하고 기력이 없는데, 기억력감퇴, 소변이 잘 나오지 않고 방울방울 떨어지는 데, 팔다리가 가드라지는 데, 마비 등에 쓴다. 삼지구엽초에서 약으로 쓰이는 것은 줄기와 잎인데 입하 전에 채취하는 것이 좋다. 여름부터 가을 사이에 전초를 베어 그늘이나 햇볕에 말려 썰어서 쓰거나 양기름에 볶아서 쓴다. 양기름에 볶을 때 음양곽 600g, 양기름 150g을 섞는다. 양기름에 볶으면 신양을 보하는 작용이 더 세진다. 또한 술에 씻어 말려 쓰기도 한다. 삼지구엽초에는 알칼로이드, 게닌, 스테아린산, 리놀레인산, 비타민 E 등이 들어 있다. 강정작용, 바이러스를 죽이는 작용이 있다. 삼지구엽초의 잎과 줄기를 오래 달여서 엿처럼 만든 다음 녹두알 크기의 알약을 만들어 한번에 15~20알씩 아침 식사 30분

전에 먹는다. 먹고 2시간 후에 마른 수건으로 온몸을 마찰하면 좋다. 또는 하루 6~10g을 탕약, 환약, 산제, 약술 형태로 먹는다.

삽주(백출, 창출) : 삽주의 긴뿌리(창출)는 비, 위를 보하고 풍습을 없애며 건강하고 장수하게 한다. 소화장애, 팔다리 마디의 풍습성 비증, 위증, 붓기, 밤눈증 및 내장, 외장 등의 눈병, 담음, 어혈, 이슬, 장출혈, 설사, 치루, 두통 등에 쓴다. 성분은 정유, 비타민 A류, 비타민 C가 들어 있다. 하루 6~12g을 탕약, 환약, 산제, 약엿 형태로 먹는다. 삽주의 덩이뿌리(백출)는 비를 보하고 기를 보하며 소변을 잘 나가게 하고 땀을 멈추며 안태하고 음식을 잘 소화시킨다. 입맛이 없고 소화가 안 되며 배가 불어나고 설사하는 데, 얼굴 및 팔다리가 붓는 데, 땀이 저절로 나는 데, 태동불안, 음식에 체한 데, 풍습으로 팔다리가 쏘는 데 쓴다. 덩이뿌리는 이뇨작용이 세고 나트륨의 배설을 빠르게 하고 위장의 운동, 분비 및 흡수 기능을 높여준다. 하루 6~9g을 탕약, 고제, 산제, 환약 형태로 먹는다.

새삼씨(토사자) : 가을에 씨가 여문 다음 덩굴을 거두어 햇볕에 말려 씨를 털어 낸다. 새삼씨는 골수와 정을 충실하게 하며 힘줄과 뼈를 강장하고 눈을 밝게 하며 간, 신, 비의 기를 보한다. 음위증, 유정, 몽설, 허리와 무릎이 아픈 데, 소변혼탁, 설사 등에 쓴다. 새삼씨에는 수지 비슷한 배당체와 많은 양의 아밀라제가 있다. 림프세포의 유약화를 촉진시킨다는 것이 밝혀졌다. 임상에서는 수렴약으로 쓰며 신경쇠약, 오랜 설사, 귀앓이, 눈이 어두운 데, 어지럼증, 습관성 유산 등에 쓴다. 새삼씨 600g을 술에 담가 불렸다가 볕에 말리는 방법으로 술이 없어질 때까지 거듭한다. 그 다음에 가루 내어 한번에 8g씩 하루 2번 먹는다. 이 약은 풍습으로 허리와 무릎이 아픈 데 쓰며 오래 먹으면 눈을 밝게 하고 살결을 부드럽게 하며 늙는 것을 막는다. 일반적으로 토사자를 그대로 쓰거나 또는 술에 담가 불려 쩌서 하루에 6~12g을 산제, 환약 형태로 먹는다.

석창포 : 석창포는 산계곡 바위틈이나 개울가에 자란다. 연못이나 진펄에서 나는 뿌리가 크고 마디가 길며 무른 수창포는 쓰지 않는다. 칼로 거친 마디와 껍질, 털 등을 버리고 연하게 새로 자란 뽕나무가지와 함께 찌고 볕에 바싹 말린다. 풍, 한, 습에 의한 비증과 역기가 거슬러 오르는 것을 내리고 심규를 통하게 하며 오장을 보하고 5관을 비롯한 외계와 연계된 몸의 구멍들을 통하게 한다. 눈과 귀를 밝게 하고 목소리가 잘 나게 한다. 여러 가지 풍중, 5로 7상, 가는 귀 먹은 데, 부스럼, 소변을 자주 보는 것을 낫게 한다. 오랫동안 먹으면 정혈을 보하고 골수를 늘이며 뇌력을 좋게 하고 뼈와 이를 든든하게 하며 기억력을 좋게 한다. 심신의 불안을 없애고 정력이 나게 하며 몸을 가볍게 하고 혈맥을 부드럽게 하며 오장육부를 고르게 하여 늙지 않고 오래 살게 한다. 항암작용, 결핵균 억균작용, 소화액의 분비를 빠르게 하고 위장관

안에서의 이상 발효를 없애며 입맛을 돋우고 장관활평근경련을 풀어 준다. 하루 2~6g을 탕약, 산제, 환약, 약술 형태로 먹는다. 외용시 달인 물로 씻거나 가루 내어 뿌린다.

연밥 : 8~9월에 검고 딴딴하게 여문 씨를 받아 햇볕에 말린다. 물에 불리어 양쪽 머리 부분과 꼬리 부분을 얇게 썬 다음 껍질을 버리고 쓰는데 이것을 연육이라고 한다. 이것을 다시 물에 불리어 붉은 속껍질을 벗기고 푸른 싹을 없앤다. 약에 넣을 때에는 쪄서 볕에 말리거나 불에 말려 가루 낸다. 중기를 보하고 신을 보하며 기운이 나게 하고 허열을 없애며 심을 자양하고 안신한다. 설사, 두통, 흐린 소변, 이슬, 붕루 등에 쓴다. 가시연밥도 중기를 보하고 신을 보하며 눈, 귀를 밝게 한다. 습비, 허리, 잔등, 무릎아픔, 흐린 소변, 유정, 이슬 등에 쓴다. 하루 8~16g을 탕약, 환약, 산제 형태로 먹는다. 주의사항으로 뱃속이 그득하면서 답답하고 헛배가 부르며 변비가 있는 데는 쓰지 않는다.

오갈피나무(오가피) : 오갈피나무껍질은 힘줄과 뼈를 든든하게 하고 풍습을 없애며 정과 수를 보한다. 풍, 한, 습, 비, 음위증, 팔다리를 잘 쓰지 못하는 데, 강심, 강장, 방사선병 예방 및 치료, 신경통, 관절염, 류머티스성 관절염, 어린이 걸음걸이가 늦어지는 데, 소아성장촉진, 허리아픔, 팔다리근육수축, 습진 등에 쓴다. 오갈피나무껍질에는 비타민 A와 B가 들어 있어 영양작용, 항바이러스작용이 있고 강심작용이 있다. 오갈피나무껍질을 씻은 다음 잡것을 버리고 달여서 짜낸 물에 누룩과 입쌀밥을 버무려 술을 만들거나 또는 잘게 썰어 술에 우려서 한번에 40~60ml씩 마신다. 이 약은 류머티스성 관절염에 좋다. 하루 6~9g을 탕약, 산제, 환약, 약술 형태로 먹는다.

오디(상심) : 오디는 음을 자양하고 혈을 보하며 진액을 나게 하고 머리카락을 검게 하며 대변을 통하게 한다. 음허로 진액이 부족하여 목이 마르고 입과 혀가 마른 데, 이명증, 이뇨, 어지럼증, 불면증, 대변이 막힌 데 쓴다. 늦은 봄부터 여름 사이에 익기 시작하는 열매를 따서 햇볕이나 건조실에서 말려 쓴다. 오디, 광나무열매, 한련초를 같은 양으로 섞어서 꿀로 환을 지어 한번에 6~8g씩 하루 1~2번 빈속에 먹는다. 이 약은 허열이 나고 머리와 눈이 어지러우며 잠을 이루지 못하는 데와 머리카락이 일찍 희어지는 데 쓴다. 하루 9~30g을 탕약, 환약, 산제, 고제, 약술 형태로 먹는다.

오디(뽕나무 열매)

오미자 : 오미자는 오장을 보하고 원기를 보하며 피로를 없애며 허열을 없애고 신정을 보하며 진액을 나게 한다. 또한 눈을 밝게 하고 기침을 멈추며 영양을 좋게 한다. 심한 기침, 숨 가쁨, 음위증, 소갈과 번열, 곽란으로 힘줄이 켕기는 데, 심근쇠약, 유정, 야뇨, 눈이 잘 보이지 않는 데, 신경쇠약, 피부가려움증 등에 쓴다. 호흡중추를 자극하고 중

추신경계통의 반응성을 높여주며 심장 핏줄계통의 생리적 기능을 조절하고 피로회복, 정신집중, 시력증진, 억균작용, 혈액순환 작용이 있다. 하루 3~9g을 탕약, 시럽, 산제, 환약, 팅크제 형태로 먹는다. 주의사항으로 정신흥분상태, 위궤양, 전간, 뇌압이 높을 때, 혈압이 갑자기 변하는 고혈압에는 쓰지 않는다.

율무(의이인) : 율무씨는 위장의 기를 고루 돌게 하고 입맛을 돋군다. 비, 위를 보하며 풍습을 없애고 소변을 잘 나가게 하며 폐의 열을 없앤다. 비증으로 힘줄이 당기고 쓰지 못하는 것과 위증으로 근육이 마비된 데, 피가래, 고름가래를 게우는 데, 소갈병, 위암, 건각기와 습각기 등에 쓴다. 율무씨를 깨뜨려서 그대로 쓰거나 누렇게 볶아서 쓴다. 찹쌀과 함께 볶아서 쓰기도 한다. 소변을 잘 나가게 하려 할 때에는 그대로 쓰고 비위를 보할 때에는 볶아서 쓴다. 율무씨에는 지방, 단백질, 녹말, 류신, 지린, 티로진, 히스티진, 글루타민 등이 들어 있다. 약리연구에서 혈당을 낮추고 소염작용, 항지간작용, 진정 및 진통작용, 항암작용 및 항히스타민 작용, 혈중콜레스테롤 감소작용 등이 밝혀졌다. 임상에서 영양약, 염증약, 이뇨약으로 쓰며 피고름, 각기부종, 만성 위장병, 영양실조증 등에 쓴다. 하루 12~35g을 탕약, 산제 형태로 먹는다.

인삼 : 우리나라 인삼은 다른 나라 인삼보다 효능 및 효과가 탁월하여 세계적으로 널리 알려져 있다. 원기를 크게 보하고 심혈을 도우며

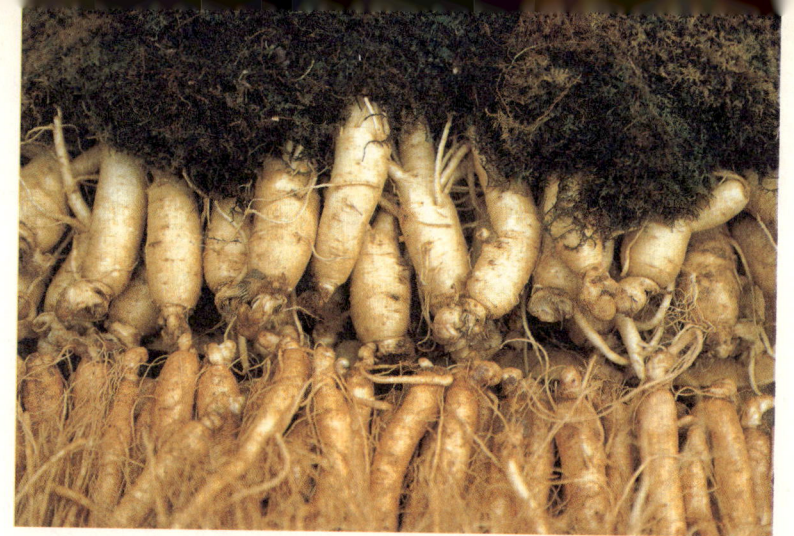

비, 위, 폐의 기를 보하고 진액을 나게 하며 안신하고 기억력을 좋게 하며 질병을 예방한다. 인, 유황, 칼륨, 칼슘, 마그네슘, 비타민 B1, B2, 사포닌, 정유, 배당체, 지방유, 로이신, 글루탐산, 아스파르트산을 비롯한 여러 가지 아미노산들이 들어 있다. 물질대사를 빠르게 하고 몸을 따뜻하게 한다. 대뇌피질에 대한 흥분작용, 호흡 및 핏줄 운동중추에서 적은 양은 흥분작용, 많은 양은 억제작용을 한다. 고혈당에 대한 억제작용도 한다. 노두는 최토제로 썼는데, 최근 연구 자료에 의하면 인삼 노두에 인산지드의 함량이 더 높다는 것이 밝혀졌다. 인삼 노두를 잘라 버리고 하루 2~10g을 탕약, 산제, 환약, 고제, 약주, 인삼닭곰 형태로 먹는다. 주의사항으로 열증熱症, 고혈압에는 쓰지 않는다.

잔대(남사삼, 딱주) : 잔대는 독을 풀어 주는 힘이 강하기 때문에 갖가지 독으로 인하여 생기는 모든 질병에 효과가 있다고 말할 수 있다. 종류가 많아 잔대, 층층잔대, 가능층층잔대, 둥근잎잔대, 넓은잎잔대, 털잔대 등 모두 약용한다. 잔대의 성분은 사포닌, 피토스테롤, 전분 등이 함유되어 있다. 약리실험에서 거담작용, 항균작용, 용혈작용, 강심 작용 등이 밝혀졌다. 임상실험에서 살갗이 벌겋게 되면서 화끈거리고 열이 나는 데, 결핵성 림프선염, 피부가려움증, 창절, 종기, 소아마진, 풍진 등의 외과 치료에 유효한 반응을 보인다. 잔대는 성질이 차고 맛은 달다. 더덕처럼 양념을 해서 구워 반찬으로 먹어도 맛이 있다. 폐경에 주로 작용하므로 가래를 삭이고 갈증을 멈춘다. 가래가 나오면서 기침을 하거나 열이 나면서 갈증이 있을 때 갖가지 중금속 중독과 약물중독, 식중독, 독사 중독, 벌레 독, 종기 등을 치료하는 데 쓴다. 가을에 뿌리를 캐서 그늘에 말렸다가 쓰는데 하루 10~15g을 달여서 먹거나 가루로 내어 먹는다.

잣(해송자) : 잣은 오장을 보하고 흰 머리카락을 검게 하며 피부를 윤택하게 한다. 풍한성 비증, 관절통, 어지럼증, 지각마비, 여러 가지 풍증 등에 쓴다. 잣 껍질을 버리고 가루낸 것 150g, 쌀 150~300g과 함께 죽을 쑤어 하루 3번씩 오래 먹으면 몸이 가벼워지고 무병장수한다. 잣의 굳은 껍질을 버리고 짓이겨 약엿처럼 만들어 한번에 12g씩 하루 3번 먹으면 노인들의 변비에 효과가 있다. 오래 먹으면 몸이 가벼워지고 걸음걸이가 빨라지며 장수한다. 또한 잣 1,200g과 감국 600g을 가루 내어 법제法製한 흰 송진과 섞어 오랫동안 짓찧은 다음 꿀로 환을 지어서 한번에 6~8g씩 하루 3번 식전에 먹는다. 이 약은 정과 수를 보하며 오래 먹으면 얼굴색을 좋게 하고 살결을 부드럽게 하며 노화를 막는다.

하루 4~12g을 탕약, 고제, 환약 형태로 먹는다. 주의사항으로 설사하거나 담습痰濕이 몰린 데는 쓰지 않는다.

지황 : 지황은 신정을 보하고 골수를 늘이며 기력이 나게 한다. 오랫동안 먹으면 몸이 가벼워지고 얼굴색이 좋아지며 흰 머리카락을 검게 하고 눈을 밝게 한다. 하루 20~30g을 탕약, 약술 형태로 먹는다. 외용약으로 쓸 때는 짓찧어 붙이거나 즙을 내어 바른다. 주의사항으로 비위가 차고 허약한 사람은 쓰지 않는다.

집함박꽃뿌리(백작약) : 집함박꽃뿌리를 1~2mm 두께로 썰어서 쓴다. 위가 허한 데는 볶아서 쓰고 찬 성질을 부드럽게 하기 위해서는 술에 볶아서 쓰며 꿀물에 담갔다가 쪄서 쓰기도 한다. 혈을 보하고 간을 보하며 오줌이 잘 나가게 한다. 혈이 허하여 배가 아픈 데, 자궁출혈, 이질로 배가 아픈 데, 잘 때 식은땀이 나는 데, 간기가 고르지 못하여 가슴과 배가 아픈 데, 팔다리가 아픈 데, 생리 장애, 붕루, 이슬, 머리아픔, 어지럼증 등에 쓴다. 억균작용, 진정·진경작용, 혈압과 열을 내리고 염증을 없애는 작용이 있다. 하루 6~12g을 탕약, 환약, 산제 형태로 먹는다. 주의사항으로 허한虛汗증에는 백작약을 쓰지 않으며 여로와는 배합금기이다.

천문동 : 천문동은 음을 자양하고 열을 없애며 진액을 나게 하고 누

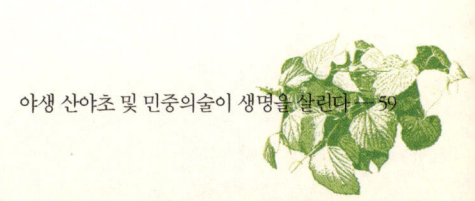

그렇게 한다. 힘줄과 뼈를 든든하게 하고 다리와 허리에 힘이 생기게 하고 골수를 늘이고 노화를 막으며 기침과 각혈을 없앤다. 피부를 곱게 하고 젊어지게 한다. 오래먹으면 몸이 가볍고 원기가 난다. 천문동의 뿌리에는 아스파라긴산, 스테로이드사포닌이 들어 있어 강정작용, 억균작용, 자궁경관확장작용, 전해질에 대한 작용 등이 있다. 하루 6~12g을 탕약, 고제, 환약, 약술 형태로 먹는다. 주의사항으로 설사하는 데는 쓰지 않는다.

측백씨(백자인) : 가을에 익은 열매를 따서 햇볕에 말린 다음 두드려 씨를 털어서 굳은 껍질을 없앤다. 측백씨를 먼저 술에 하룻밤 담갔다가 다음날에 말려 황정즙과 술에 천천히 달여서 약엿을 만드는데 측백씨와 술의 용량은 3:5로 한다. 또한 측백나무씨를 그냥 쪄서 말린 다음 짓찧어 껍질을 버리고 살짝 볶아서 쓰기도 한다. 측백씨는 풍습을 없애고 기를 보하며 오장을 편안하게 한다. 가슴두근거림, 놀램증을 낫게 한다. 오래 먹으면 눈, 귀가 밝아지고 몸이 가벼워진다. 심을 보하고 정신을 안정시키며 대변을 잘 보게 한다. 풍습을 없애고 땀을 멈춘다. 주로 심혈부족으로 잘 놀라면서 가슴이 두근거리는 데, 불면증, 두풍증, 허리가 시린 데, 소변이 나오지 않는 데, 정신신경장애증세, 어린이 경간, 식은땀, 변비, 관절통 등에 쓴다. 측백씨는 진정안신하고 노인들의 기허로 오는 변비를 푸는 작용이 있다. 8월에 껍질째 따서 바싹 말린 다음 속살을 법제하여 가루 낸다. 한번에 8g씩 하루 3번 따뜻한 물에 먹는다.

이 약은 살결을 부드럽게 하고 윤택하게 한다. 측백씨, 잣, 국화꽃을 같은 양으로 가루 내어 끓인 다음 알약을 만들어 먹는다. 이 약은 심기를 돕고 심신을 안정하며 뇌력을 좋게 한다. 일반적으로 측백씨를 약간 볶거나 기름을 짜버리고 하루 4~12g을 탕약, 산제, 환약 형태로 먹는다. 주의사항으로 설사하는 데는 반드시 기름을 짜버리고 써야 한다.

측백나무잎(측백엽) : 봄과 가을에 잎이 붙은 어린가지를 잘라 쌀뜨물에 1주일 동안 담가 물을 매일 갈아주면서 떫은맛을 우려내고 술에 버무려 1시간 이상 찐다. 측백나무잎 600g에 황정즙 480g을 넣어 담근 다음 불에 말리고 다시 황정즙에 담갔다가 불에 말려 황정즙이 없어질 때까지 거듭한다. 측백나무잎은 머리카락이 일찍 희어지는데 쓰며 머리카락을 검게 한다. 머리카락이 빠지는 데는 검게 볶아 가루 내어 역삼씨 기름에 개어 바른다. 습열을 없애고 지혈작용이 있으며 혈열을 없앤다. 토혈, 코피, 혈변곱똥, 붕루 등에 쓴다. 약리연구에서 측백잎에서 무스크케톤을 추출하였는데 이것은 사향을 대신할 수 있다. 잎은 지혈작용, 항바이러스작용, 진해, 거담, 소염, 억균작용이 있고 위액분비를 빠르게 하는 것과 함께 지나친 발효를 억제한다. 장에서는 수렴작용을 하며 핏줄에 들어가면 혈관을 수축시키고 피를 빨리 엉기게 한다. 측백잎의 알코올 엑기스와 물 엑기스는 결핵균에 대한 억균작용이 있다. 측백나무의 새로 자란 잎, 3~4월에 새싹이 돋을 때의 솔잎과 꽃을 따서 그늘에서 말리고 가루 내어 알약을 만들어 한번에 10~20g씩 먹는다.

이 약은 원기가 나게 하고 눈과 귀를 밝게 하며 장수하게 한다. 또한 측백잎을 아무 때나 뜯어다 시루에 3시간 찐 다음 그 위에 물을 뿌려 쓴 맛을 우려내고 그늘에서 말린다. 만약 우러나지 않을 때는 다시 찐 다음 바로 그늘에서 말린 후 보드랍게 가루 내어 한번에 12g씩 하루 2~3번 먹는다. 이 약은 기운이 나게 하며 건강하고 오래 살게 한다. 측백잎을 검게 볶아서 하루 6~12g을 탕약, 산제, 환약 형태로 먹는다.

하수오(적, 백) : 하수오에는 백하수오와 적하수오가 있다. 백하수오는 진정작용, 강장작용, 피로회복작용, 조혈기능강화작용이 있고 적하수오는 혈당량을 낮추며 레시틴 성분은 심장근육을 흥분시키고 신경조직 특히 뇌등골을 이루는 주요 성분인 동시에 혈액과 세포막의 조성원료이며 강심작용이 있다. 장의 꿈틀작용을 빠르게 하는 동시에 누그림 작용 및 항생작용도 한다. 적하수오줄기는 심을 보하고 진정작용을 나타내어 불면증에 효험이 있다. 적백하수오 모두 신장의 기운을 세게 하여 머리를 검게 하고 얼굴색을 좋게 하며 노화를 막고 오래 살게 한다. 오래 먹으면 몸이 가벼워지고 뇌력을 좋게 한다. 강정, 강장, 음위증, 유정, 기침, 각종 산후병, 이슬, 변비, 노인동맥경화, 고혈압, 어지럼증과 눈앞이 아찔한 것 등을 치료한다. 하루 9~18g을 탕약, 환약, 산제 형태로 먹는다.

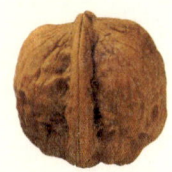

호두 : 호두씨는 신장을 보하고 피부를 윤택하게 하며 머리

카락을 검게 하고 폐를 보한다. 신장이 허하여 허리가 아프거나 다리가 연약한 데, 폐·신 허로 인한 천식, 허약체질, 동맥경화예방, 목 임파절 결핵, 오줌소태 등에 쓴다. 호두를 불에 구워 굳은 껍질을 버리고 씨만 쓴다. 달임약으로 쓸 때에는 깨뜨려서 써도 된다. 한번에 80~85g 정도씩 쓴다. 호두씨에는 지방, 단백질, 회분, 비타민 A, B, C, E 등이 들어 있다. 임상에서 보약, 약한 설사약, 수렴약으로 쓰며 습관성 변비에도 쓰고 촌백충약으로 쓸 때도 있다. 또한 거충약으로 옴, 버짐, 액취증 등에 바르기도 한다. 호두나무잎은 대하, 옴 등에 달여 쓰며, 호두껍질은 약성이 남게 태워서 자궁출혈, 유선염, 옴 등에 쓰고, 호두나무가지는 연주창과 옴에, 호두나무뿌리는 보기약, 노인 치통약으로, 호두기름은 조충구제약으로 쓴다. 하루 9~18g을 탕약, 산제, 환약 형태로 먹는다.

황기 : 황기는 가을 또는 봄에 뿌리를 캐서 물에 씻은 다음 노두부의 벌레 먹은 부분을 잘라버리고 겉껍질을 벗겨 햇볕에 말린다. 그런 다음에 3~4mm 두께로 썰어 쓰며 꿀을 발라서 굽거나 소금물에 볶아서 쓰기도 한다. 체표를 충실하게 하고 헌 데를 치료하려면 그대로 쓰고, 폐기를 보할 경우에는 꿀을 발라 구워서 쓰며, 하초를 보하려면 소금물에 볶아서 쓴다. 황기에는 유리아마노산들인 로이신, 왈린, 티로진 등이 들어 있으며 서당, 포도당, 녹말, 점액질도 들어 있다. 혈관의 저항력과 넓히는 작용, 혈압을 내리는 작용, 아드레날린에 대한 길항작용, 이뇨작용, 항생작용 등이 있다. 이뇨, 허약체질, 병후 쇠약, 심장

기능 저하, 고혈압, 위하수 및 내장하수, 위 및 십이지장궤양, 만성 위염 등에 쓴다. 하루 6~15g을 탕약, 환약, 산제 형태로 먹는다. 주의사항으로 황기에 별갑, 백선피를 섞어서 쓰면 약효가 떨어진다.

황정(낚시둥글레) : 낚시둥글레는 비위를 보하고 속을 편안하게 하며 원기를 보하고 골수를 보하며 힘줄과 뼈의 힘을 늘인다. 오래 먹으면 얼굴색이 맑아지고 흰 머리카락이 검어진다. 약리실험에서 강압작용, 혈당량감소작용, 동맥경화예방작용, 간의 지방침착예방작용이 밝혀졌다. 몸이 허약하고 기운이 없는 데, 앓고 난 후, 비위가 허약한 데, 마른기침, 폐결핵, 당뇨병 등에 쓴다. 낚시둥글레 6,000g을 잘게 썰어서 물에 담가 쓴맛을 없앤 다음 오랫동안 달인다. 그 다음에 낚시 둥글레를 건져서 약천주머니에 넣고 짜서 찌꺼기는 버리고 약 달인 물을 다시 졸여 약엿처럼 된 데다 콩가루를 알맞게 섞어 떡처럼 만든다. 또한 반죽한 것을 불에 말려 가루를 만들어 먹는다. 떡처럼 만든 것은 한번에 12g씩 먹기 시작하여 차츰 24g까지 먹을 수 있다. 이것을 오래 먹으면 몸이 가벼워지고 얼굴색을 좋게 하며 오래 살게 한다. 하루 9~15g을 탕약, 고제, 산제, 환약 형태로 먹는다.

회화나무열매 : 회화나무열매는 괴실이라고 하는데, 기를 보하고 눈을 밝게 하며 풍열로 가슴이 답답하고 불안한 증세, 어지럼증, 눈앞이 아찔한 것, 장출혈, 치루출혈 등에 쓴다. 회화나무 열매는 일시적으

로 혈당을 높이는 작용이 있고 꽃에는 루틴이 들어 있어 모세혈관의 투과성을 낮추고 혈압을 내리는 작용이 있다. 열매를 하루 5알씩 오랫동안 먹으면 일찍 늙는 것을 막아주고 치아가 튼튼해지며 머리카락이 검어지고 눈이 밝아지며 몸이 가벼워지고 기억력이 좋아진다. 열매깍지도 달여서 차처럼 마시면 두통을 없애고 눈을 밝게 한다. 하루 6~15g을 밤색이 나도록 볶아서 탕약, 산제, 환약 형태로 먹는다. 외용약으로 쓸 때는 약성이 남게 태워 가루 내어 기초제에 개어서 바른다. 주의사항으로 비위가 허한한 데와 임산부에게는 쓰지 않는다.

흑백참깨 : 검정참깨는 장을 보하고 기억력을 좋게 하며 골수를 늘이고 폐기를 보하며 힘줄과 뼈를 튼튼하게 하고 귀와 눈을 밝게 한다. 풍습을 몰아내고 머리카락이 잘 자라게 하며 갈증을 멈추고 영양을 좋게 한다. 몸이 쇠약하고 기억력이 나빠지며 일찍 늙는 데 쓰며 가슴 두근거림, 두통, 산후피로, 어린이의 머리 헌 데 등에 쓴다. 흰참깨는 장, 위를 윤활하게 하고 풍기를 몰아내며 혈맥을 잘 통하게 한다. 하루 10~30g을 탕약, 산제, 기름을 짜서 먹는다.

약초 채취 및 안전한 저장방법

전 세계 식물의 분포와 우리나라에서 자라는 식물의 종류와 분포

우리가 살고 있는 지구상에는 약 25~30만 종의 고등식물이 자라고 있다. 여기에 하등식물까지 포함하면 식물의 종 수는 거의 100만 종에 이른다. 그러나 그 가운데 약초로 이용되고 있는 것은 약 1%를 넘지 못한다. 사시사철 우리 눈을 즐겁게 해주는 아름답고 매혹적인 꽃들, 모습이 제각각인 푸른 잎, 다양한 형태의 열매들은 인생을 살면서 지겹지 않도록 사람의 마음을 기쁘게 해준다. 약초 요법은 일찍부터 병을 다스리기 위해 사용되어 왔다. 기원전 16세기경에 이집트에서 기록된 『치병의 서(The Ebers Papyrus)』에는 여러 가지 통증에 대한 수백 가지의 민간요법이 들어 있다. 하지만 약초 요법은 대개 한 세대에서 다음 세대로 구전口傳되어 내려왔다.

서구의 약초 의학은 1세기 그리스 의사인 디오스코리데스의 연구로부터 시작된 것으로 보이는데, 그는 『약물에 대하여(De Materia Medica)』

를 저술한 사람이다. 그 책은 1600년 동안 가장 우수한 약리학 교본이 되었다. 현대의학의 한계로 인해 세계의 여러 지역에서 전통적인 약초 요법은 계속 인기를 끌고 있다.

우리나라의 산과 들에는 수많은 야생 약용식물들이 자라고 있다. 삼면이 바다이고 사계절이 뚜렷하고 땅의 형태가 다양하며 지대마다 기후적 차이가 나므로 식물의 다양성과 뛰어난 약용식물도 풍부하게 자라고 있다. 그리고 외래종까지 들어와 정착된 식물까지 포함하면 약 7,000종에 달하며 최근에는 외국에서 들어온 원예식물들이 끊임없이 들어와 야생으로 번지고 있어 그 종류는 점차적으로 늘어가고 있는 추세이다. 그 가운데 약용으로 한의학과 민간요법에서 쓰이는 식물이 1,000가지 내외로 사용되고 있다.

산야초를 채집할 때에는 그 종류와 특징을 정확하게 판별할 줄 알아야 한다는 것이 첫째 조건이다. 식물에는 비슷한 종류가 많아서 전문가들도 쉽게 식별이 잘 안되는 경우도 있다. 채취 계절, 채취 방법 및 약으로 쓰이는 부분에 따라 그 효능도 같지 않다.

만약 채취 시기가 되지 않거나 지난 다음에 채집하거나 채취 방법이 다르면 약성에 영향을 미칠 수 있다. 그러므로 채집의 계절과 방법은 대단히 중요하다. 약초를 채취할 때 자생하는 모양, 꽃이 피는 시기, 꽃이나 잎의 형태, 줄기, 뿌리, 열매, 씨앗의 모양, 털의 유무, 향기와 맛에 대해서도 알아두는 것이 중요하다.

산야초가 자생하는 장소도 종류에 따라 정해져 있다. 예를 들어 골짜기의 개울가 습지에서는 석창포나 염주가 자라고, 숲속의 그늘에는 족도리풀이나 천남성, 햇볕이 잘 드는 강변에는 사철쑥과 딱지꽃, 그리고 해안에는 천문동이나 갯방풍, 바닷가 갯벌에서는 함초가 자란다. 잘 자라는 장소를 모르면 원하는 약초나 산야초를 채취할 수 없다. 약초에는 종류에 따라 채집하는 적절한 시기가 있다. 적절한 시기에 채집할 때 그 약초가 지닌 놀라운 신비의 효과를 극대화할 수 있다.

산야초를 채취할 때 갖출 도구와 채집 계절과 채취 방법을 대략 소개하면 다음과 같다.

산야초 채취 시 준비할 도구들

1. 등산 배낭
2. 휴대용 삽
3. 전정가위
4. 빈 자루
5. 도시락
6. 나침판
7. 휴대용 칼
8. 생수
9. 구급약
10. 기타

종류와 부위에 따른 약재료 채취 방법

1. **식물의 뿌리根部** : 초봄이나 늦은 가을에 채취하여야 하는데 그것은 움이 트기 전이나 이미 마른 것은 정기가 뿌리에 축적되어 약효력이 더 많기 때문이다. 백출, 당귀, 우슬, 지유, 목단피, 도라지, 더덕 등이 이에 속한다.

2. **줄기와 잎莖葉** : 성장이 가장 왕성할 때 채집하여야 한다. 박하, 소엽 등이다. 어린잎을 이용하는 쑥과 같은 종류는 한참 자라날 때 싱싱한 잎을 뜯어야 좋으며, 그 이상 크게 자라나면 효과가 떨어진다.

3. **꽃류花類** : 보통 개화 초기에 뜯어야 한다. 국화, 금은화, 약모밀, 이질풀 등이 이에 속한다. 꽃잎이 시들기 시작하는 것은 채취하지 않도록 한다. 중요한 것은 꽃의 정기가 가장 많이 모여있을 때인 꽃망울이 피기 직전의 것이 가장 효과가 크다.

4. **과실果實** : 어떤 것은 성숙 초기에, 어떤 것은 충분히 성숙된 후에 채집하는데 전자는 지실, 청피 등이고 후자는 과루, 산사육 등이다.

5. **종자種子, 씨앗核仁** : 씨앗이나 열매를 채취할 경우 충실하게 성숙되었을 때 즉, 반드시 다 여문 후에 채집하는데 씨앗이 흩어지기 직전이어야 한다. 충울자, 행인 등이다.

6. **수지류樹脂類** : 기후와 밀접한 관계가 있는데 송진은 6월경에 몹시 덥고 건조할 때 채집하고 유향은 2~3월에 따뜻하고 건조할 때 채집한다.

7. 동물動物 : 동물성 약물의 채집에도 일정한 시기가 있다. 녹용은 청명 후 45~60일 사이에 채취하여야 하는데 이때 혈액이 왕성하므로 효과가 매우 현저하기 때문이다. 하지가 지나면 혈액이 마르므로 효력이 약해진다.

곤충류의 약물에도 일정한 채취 계절이 있는데 상표초(당랑의 알) 같은 것은 3월 중에 채집하여야 한다. 만약 시기를 놓치면 성충이 된다.

8. 수피류樹皮類 : 두릅나무와 같이 껍질을 약으로 사용하는 것은 껍질이 벗겨지기 쉬운 물오른 봄철이 가장 좋다. 예를 들어 버드나무가지를 꺾어 피리를 만들 때는 버들꽃이 피어나는 봄철에 껍질을 손으로 돌리면 쉽게 돌아가 버들피리를 만들기에 적합한 것과 같다.

이상 말한 일반적인 것은 사실과 꼭 부합되지 않는 경우도 있다. 그것은 계절이 늦고 빠른 기후의 변화가 모두 식물의 성장에 영향을 주기 때문에 반드시 그때 당시의 실정에 맞게 하여야 한다. 특히 식물성 약초 채집에는 시기와 방법 등에 주의를 요한다.

- 약초를 채취하는 방법 중에 뿌리는 흔히 음력 2월과 8월에 캔다. 그것은 이른 봄에는 새싹이 돋아났지만 아직 꽃이나 가지, 잎이 제대로 자라지 않아 약기운이 뿌리에 그대로 있기 때문이며 가을에는 가지

와 잎이 다 말라 떨어지고 약기운이 뿌리로 내려가기 때문이다.
- 봄에는 늦게 캔 것보다 일찍 캔 것이 좋고 가을에는 일찍 캔 것보다 늦게 캔 것이 더 좋다. 꽃, 열매, 줄기, 잎 등은 각기 잘 성숙되었을 때 채취해야 한다. 그렇지만 철이 이르고 늦은 때가 있으므로 모두 여기에 쓰인대로만 하여서는 안 된다.
- 약초를 말리는 방법 중 폭건이라는 것은 한낮에 햇볕에 말리는 것이고 음건이라는 것은 그늘에서 말리는 것인데 약을 채취하여 무조건 그늘에서 말린 것은 좋지 않다. 예를 들면 녹용은 비록 그늘에서 말려야 한다고 하였으나 다 썩어서 못쓰게 된다. 그러므로 불에 말리는 것이 쉽고 또 좋다.
- 음력 8월 이전에 채취한 것은 모두 햇볕이나 불에 말리고 음력 10월부터 1월 사이에 채취한 것은 그늘에서 말리는 것이 좋다.

저장

채집한 약초는 그 성능을 보존하기 위하여 습기와 곰팡이가 슬거나 벌레 먹고 변색하는 등의 변화를 방지하도록 잘 저장하여야 한다. 그중에서도 특히 주의할 것은 습기와 벌레이다.

일반적으로 산야초를 저장하거나 쌓아두는 곳은 높고 건조하고 공기가 잘 통하여야 한다. 동시에 벌레를 잘 방지하여야 한다. 대부분의 산야초는 햇볕이나 그늘에 말렸다 하여도 습기와 충해를 받기 쉽기 때문에 바닥에 석회를 간 항아리 속에 넣어서 봉하여 둔다. 성미가 방향성이 발산하기 쉬운 사향, 용뇌, 육계 등의 약은 유리병에 넣어 밀폐하여 기미가 발산되지 않도록 해야 한다. 만약 기미가 발산되면 약의 효능이 감소된다.

다음으로 산야초를 잘 저장할 뿐만 아니라 항상 검사하여야 한다. 만일 습기가 있거나 좀벌레를 발견하면 제때에 처리하고 충해가 나타나면 즉시 대책을 강구하여야 한다.

벌레를 제거하는 방법은 일반적으로 방향성 약물 외에는 모두 불에 말리거나 유황을 피워 기운을 쏘인다.

어떤 산야초는 햇볕에 쪼여도 나쁘고 말리는 것도 좋지 않은데 그때는 성질에 따라 적당히 보관한다. 예를 들면 백복령 같은 것은 햇볕에 말려도 안 되고 습기를 받아도 좋지 못하므로 어둡고 건조한 곳에 보관하며 골쇄보는 그늘지고 습한 곳에 보관한다. 또한 생지황, 지골피 등은 모래땅 속에 파묻어 두고 생 석창포 같은 것은 모래자갈밭에 심어 둔다.

약재 손질하기

어떤 산야초는 독이 있거나 성질이 극렬하여 직접 복용할 수 없고, 어떤 산야초는 쉽게 변질하여 오래 저장할 수 없으며 또 어떤 것은 잡질과 어떤 부분을 제거한 후에 사용하여야 하는 것들이 있다. 또한 동일한 산야초라 하여도 생제와 숙제는 성질이 같지 않거나 작용에 차이가 있다. 그러므로 이런 약초들은 반드시 가공처리를 해야 하는데 이것을 법제라고 한다.

법제의 중요 의의를 다음의 몇 가지로 볼 수 있다.

1. 약초의 독성을 감소 혹은 제거케 한다.

    예를 들면 반하는 생것을 쓰면 인후를 자극하여 중독을 일으키기 때문에 법제한 것을 써야 하고, 파두는 약성이 맹렬하여 심한 설사를 일으키므로 반드시 기름을 빼서 그의 독성을 약화시킨 후에 써야 한다.

2. 약의 성능을 적당히 변화시켜 치료효과를 완화 또는 촉진케 한다.

    예를 들면 지황은 생것을 쓰면 성질이 차서 혈열한 것을 식히고 숙지황을 만들면 미온하고 보신, 보혈한다. 또 포황은 생것을 쓰면 혈액순환을 이롭게 하며 어혈을 제거하고 태워 쓰면 지혈작용이 있다.

3. 잡질을 제거해서 약을 순수케 한다.
4. 제제, 복용, 저장을 편리케 한다.

불순물 없애기

약초를 산지 가공할 때 불순물을 없애도 약재료를 조제 또는 제제하기 전에 다시 한번 불순물을 없애야 한다. 불순물을 없애기 위하여 풍기, 자석 등을 쓴다. 자석은 광물성 약재에서 철분을 없애기 위하여 쓴다. 약재료에 붙어있는 불순물을 없애기 위하여서는 물로 깨끗이 씻어 말린다. 약재료에 붙어있는 동식물의 다른 기관 또는 조직을 없애는 경우도 있다. 예를 들면 뿌리 꼭지를 잘라 버리는 것, 없애 버리는 것, 나무질부를 뽑아 버리는 것, 껍질을 벗겨 버리는 것, 씨를 제거하는 것, 곤충의 대가리, 날개, 다리를 떼어 버리는 것 등이다.

자르기와 짓찧기

산지 가공을 거친 약재료를 다시 법제, 조제 및 제제하기 위해서는 일정한 규격으로 자르거나 짓찧어야 한다. 약재를 일정한 규격으로 자르거나 짓찧어야 법제한 약재료의 질이 고르게 되고 약재료을 제제할 수 있게 된다. 즉 약재료를 자르거나 짓찧어서 일정한 크기로 만드는 것은 약을 조제하기 위해서도 필요하지만, 이렇게 손질해두면 약재의 표면적이 커지므로 약재료를 용매로 추출할 때 약재와 용매와의 접촉면이 커져 유효성분이 잘 우러나게 된다.

1. 약재료 자르기 : 일반적으로 약재료를 얇게 자를수록 유효성분이 잘 추출되고 좋다. 그러나 약재료를 자르는 규격은 약재료의 구조 및 유효성분의 물리화학적 성질에 따라 다르다. 약재료의 질이 단단한 뿌리, 뿌리줄기, 열매 약재료는 1~2mm 정도의 얇은 조각으로 자르고 유효성분이 잘 추출되거나 얇게 자르면 부서지기 쉬운 약재는 3~5mm의 두께로 자른다. 껍질약재, 잎약재는 2~4mm의 너비로 자르고 옹근풀, 가는 가지, 가는 뿌리 약재는 5~10mm의 길이로 자른다. 인삼, 감초, 도라지, 만삼, 단너삼, 더덕 등 일부 뿌

리 약재는 습관상 길이 방향에서 45° 정도 빗겨 자른다.

 약재료를 자르기 위하여서는 누기를 주어야 한다. 약재료에 누기를 주기 위하여 우선 약재를 물에 30분 ~1시간, 질이 특별히 굳은 약재료는 1~3일간 담근다. 약재료를 물에 담그는 시간은 될수록 짧게 하여 유효성분을 잃지 않도록 한다. 물에 담갔다가 꺼낸 약재료를 용기에 넣고 젖은 천이나 마대로 덮어 누기를 준다. 이 때 약재료의 겉층에 흡수된 물기는 전체 약재에 고루 스미게 된다. 누기를 줄 때는 자주 물을 뿌려주어 약재료가 마르지 않게 하여야 하는데, 이때 뿌려주는 물로는 약재료를 담갔던 물이 좋다. 누기 주는 시간은 개별약재에 따라 다른데 약재료를 잘라 보았을 때 속까지 젖고 질이 유연해지는 정도면 된다. 약재료를 물에 담그거나 누기를 줄 때 약재료에 곰팡이가 끼지 않게 하기 위하여 서늘한 곳에서 하며, 누기를 준 다음에는 곧 자르고 자른 약재료는 바로 말려야 한다. 이때 말리는 방법은 산지 가공 때에 말리는 방법대로 한다.

2. 짓찧기 : 광물성약재료, 동물의 뼈, 조개껍질 등은 질이 굳으므로 자르지 않고 짓찧어 직경 2~3mm정도의 알갱이가 되도록 한다. 약재료를 자르는데 노력이 많이 든다. 그러므로 질이 굳고 잘 깨지는 뿌리줄기, 덩이줄기, 덩이뿌리, 열매, 씨 등의 약재료는 짓찧어 채로 치는 식으로 하여 일정한 크기의 알갱이를 얻어야 한다.

씨는 그 알갱이가 작은 것이라도 찧어서 껍질을 제거해야 유효성분이 잘 추출된다.

일부 약재료는 조제 또는 제제하기 위하여 가루 내야 하는 것이 있다. 약재료를 가루 내기 위해서는 우선 약재료를 자르거나 찧어서 작은 조각으로 만들고 절구나 기계를 이용하여 가루 낸 다음 일정한 규격의 채로 친다. 물에 풀리지 않는 광물약재를 매우 보드라운 가루로 만들 때는 수비법을 쓰기도 한다. 이 방법은 약재료를 약갈이에 넣어 약공이로 보드랍게 갈고 여기에 적은 양의 물을 넣고서 계속 갈아 풀같은 상태로 되게 한 다음 물을 더 넣고 저어서 현탁액을 만들어 다른 그릇에 따라 일정한 시간 놓아두었다가 밑에 가라앉은 매우 보드라운 가루를 얻는 방법이다.

물에 담그기

약재료를 물에 담그는 것은 그 목적에 따라 보통 온도의 물에 담그는 경우와 끓는 물에 담그는 경우가 있다.

약재료를 보통 온도의 물에 담그는 것은 유독한 성분, 또는 필요 없는 성분을 뽑아버리기 위한 것이다. 약재료를 물에 담글 때 하루 세 번 정도 물을 자주 갈아주는 것이 좋다. 약재료를 바구니에 담아 흐르는 물 속에 담가두면 더 좋다.

약재료를 끓는 물에 담그는 방법은 살구씨, 복숭아씨 등과 같은 씨 약재에서 껍질을 벗길 때 흔히 쓴다. 즉 살구씨, 복숭아씨를 끓는 물에

5분 정도 담갔다가 꺼내어 탈피기로 껍질을 벗긴다. 때로는 약재료를 술, 식초, 쌀 씻은 물, 약즙 등에 담그는 경우도 있다.

가열처리

약재료를 가열처리하는 방법은 가열하는 온도, 시간 및 처리 방법에 따라 볶기, 달구기, 굽기, 튀기기, 승화, 찌기, 삶기 등으로 나눈다.

1. **볶기(초)** : 약재료의 조각을 법제가마에 넣고 가열하면서 계속 저으며 볶는 방법으로 제일 많이 써 온 법제방법이다. 약재료를 볶을 때 주의할 점은 한 가마에 들어가는 약재료 조각의 크기를 고르게 하는 것이다. 만일 약재조각의 크기가 고르지 못하면 법제한 제품의 질이 낮아진다. 작은 것은 타고 큰 것은 제대로 볶아지지 않는다.

   1) 보조재료를 넣지 않고 볶는 법 : 약재료의 종류와 용처에 따라 누렇게 볶기(초황), 밤색으로 볶기(초초), 거멓게 볶기(초흑, 초탄) 등이 있는데 이는 볶는 불의 세기와 시간을 조절하여 약재료의 특성에 알맞게 법제하여 쓴다.

   2) 고체 보조재료와 함께 볶기 : 약재료를 고체 보조재료와 함께 볶아내어 보조재료를 쳐 버리는 방법이다. 볶는 정도는 약재에 따라 다르나 대개 약재의 겉이 누른색, 누런 밤색으로 되면 된다.

   3) 액체 보조재료에 불궈 볶는 법 : 약재료를 꿀물, 술(알콜함량 20% 정도), 식초, 소금물, 생강즙, 쌀 씻은 물, 기름, 우유 등의 액체 보조

재료에 불귀서 볶아내는 방법이다. 보조재료의 양은 가공하는 약재료에 따라 약간 차이가 있으나 일반적으로 술과 식초, 기름은 약재료의 20% 정도, 꿀은 약재의 20~30% 정도, 소금은 2~5%, 우유는 약 10~30%의 양을 쓴다.

2. 달구기(단) : 비교적 높은 온도(200~700℃)로 가열 처리하는 방법을 말한다.

1) 벌겋게 달구기 : 광물성약재, 조개껍질 등의 약재료를 600~700℃의 온도에서 벌겋게 될 때까지 가열하는 방법이다. 주로 약재료를 가루 내기 쉽게 하고 유효성분이 잘 추출되게 하기 위한 것이다. 석고, 산골, 자석 등 광물성 약재들에 주로 적용한다.

2) 결정수 없애기 : 분자 내 결정수를 가지고 있는 무기화합물로 된 광물성 약재료를 가열하여 결정수를 날려 보내는 방법이다.

3. 굽기

1) 그대로 굽기(포) : 약재료를 물에 불귀 비교적 높은 온도에서 굽는다. 이 방법은 독성이 센 약재료를 비교적 높은 온도로 가열하여 독성분을 분해함으로써 약재의 독성을 약하게 하기 위한 목적으로 한다. 부자, 천남성, 오두 등 독성 약재에 적용한다.

2) 싸서 굽기(외) : 약재료를 습한 종이에 싸서 비교적 높은 온도로 가열하는 방식이다. 이 방법으로 법제하면 약재료를 가열할 때 약재

료에 들어있는 정유의 일부가 종이에 스며들어 없어짐으로써 정유에 의한 지나친 자극과 부작용을 없앨 수 있다.

3) 튀기기(탕) : 갖풀 또는 각질약재료를 법제하는 방법이다. 법제가마에 조가비가루를 넣고 가열하여 조가비가루가 뜨거워진 다음 약재료의 조각을 넣어 저으면서 튀긴다. 약재가 누렇게 되고 불어나면서 잘 부스러지는 정도에 이르면 약재료를 꺼내어 채로 쳐서 조가비가루를 없앤다. 이 방법으로 가공한 약재료는 가루 내기가 쉽다.

4) 찌기(증) : 약재료를 액체 보조재료에 불구어 이중 가마 또는 찜통에 넣고 찌는 방법이다. 찌는 시간은 약재료에 따라 다르나 일반적으로 100℃에서 2~4시간, 때로는 8~12시간 찌며 이런 조작을 3~4번 반복한다. 찌는 방법은 여러 가지 약재료에 쓰이지만 특히 보약은 쪄서 쓰는 경우가 많다. 쪄낸 약재료는 햇볕이나 건조실에서 말려야 한다.

5) 삶기(자) : 약재료를 생강즙, 식초, 소금물, 물 등 액체 보조재료에 넣고 삶는 방법이다. 삶는 가공에 의하여 약재의 독성이 약해지는 경우와 약효가 세지는 경우를 많이 볼 수 있다. 삶아낸 약재료는 곧 말려야 한다.

6) 승화법 : 수은화합물로 된 약재료를 만들 때 이 방법을 쓴다. 승화가마에 원료를 넣고 밀폐한 다음 일정한 시간 가열하여 승화시킨다. 가열이 끝난 다음 승화가마를 놓아두어 식힌다. 승화작업을 하는 방에 들어갈 때에는 방독면을 써야 하며 승화실의 문을 열어 환기를

시켜야 한다.
- 술로 법제한 것은 약기운이 위로 올라간다.
- 생강즙으로 법제한 것은 속을 덥히면서 발산시킨다.
- 소금으로 법한 것은 콩팥으로 가며 굳은 것을 유연하게 한다.
- 식초에 법제한 것은 간으로 가며 수렴작용을 한다.
- 동변(12살 아래 남자 어린이 오줌)에 법제한 것은 센 약성질을 없애고 약기운을 아래로 내려가게 한다.
- 쌀 씻은 물로 법제한 것은 약의 조한 성질을 없애고 속을 고르게 한다.
- 젖으로 법제한 것은 마른 것을 눅여주고 피를 생기게 한다.
- 꿀로 법제한 것은 달게 하고 완화시키며 원기를 보한다.
- 밀가루로 만든 누룩으로 법제한 것은 약의 맹렬한 성질을 억제한다.
- 검정콩이나 감초 달인 물에 약을 담그면 모두 독을 푼다.
- 양젖이나 돼지기름을 뼈로 된 약에 발라 구우면 뼛속까지 들어가서 쉽게 부스러지게 한다.
- 열매의 속을 버리고 쓰면 불러오는 증세를 막을 수 있다.
- 심을 버리고 쓰면 답답한 증세가 생기지 않게 한다.

기타 법제법

1. **발효** : 일정한 온도, 습도조건에서 미생물의 작용에 의하여 약재를 발효시키는 방법이다. 일반적으로 온도는 30~47℃, 상대습도

는 70~80%가 가장 적당하다. 꿀이나 흑설탕을 넣고 끓인물을 식혀서 붓는 방법 등 다양한 발효방법이 있다.

2. 상만들기 : 법제품의 모양이 마치 서리같은 경우에 그 법제품을 상이라고 한다. 씨약재료에서 기름을 짜버리고 만든 상과 부산물로 얻는 상이 있다. 기름을 짜버리고 만든 상은 씨약재료의 껍질을 벗겨버리고 짓찧은 다음 일정한 온도로 덥혀주고 착유기를 이용하여 기름을 짜버린다. 약재료의 양이 적을 때에는 찧은 약재료를 흡수종이로 여러 겹 싸서 압착하고 기름밴 종이를 다시 새 종이로 바꾸면서 종이에 기름이 묻지 않을 때까지 반복 압착한다. 기름을 짜버리고 남은 찌꺼기가 바로 상이다.

3. 갖풀 만들기 : 동물의 껍질, 뼈, 갑, 뿔 등에 물을 붓고 끓여 얻은 액을 졸여서 만든 고체물질을 갖풀(교)이라고 한다. 원료를 적당한 크기로 자르고 물을 두고 끓인다. 일정한 시간 끓이고 거른 다음 찌꺼기에 다시 물을 붓고 끓인다. 이런 조작을 5~6번 반복하여 얻은 액을 끓여 졸인다. 물기가 거의 날아간 다음 액을 틀에 부어넣고 식히면 갖풀이 묵처럼 엉긴다. 이것을 잘게 썰어 완전히 말린다.

4. 기름내기 : 기름을 내는 방법은 다음과 같다.

세 말 넘게 들어가는 항아리를 2개 준비하되 하나는 조금 작고 다른 하나는 큰 것으로 한다.

작은 항아리에 약재료를 잘게 썰어서 담고 항아리 입구를 삼베나 광목으로 두 겹 덮은 다음 명주실로 단단하게 묶는다. 그런 다음

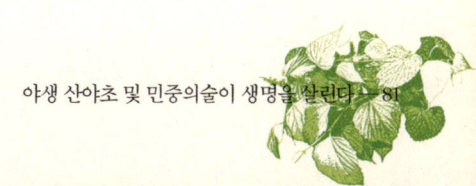

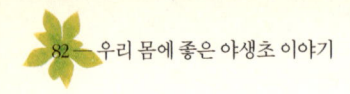

큰 항아리를 땅을 파고 묻되 항아리 입구만 땅 밖으로 나오도록 묻는다.

작은 항아리를 큰 항아리 위에 거꾸로 엎어놓고 공기가 들어가지 않도록 진흙을 물로 이겨 틈을 꼭꼭 봉한 다음에 위의 항아리를 굵은 새끼줄로 빈틈없이 친친 감는다. 새끼줄 위에 진흙을 물로 이겨 손바닥 두께쯤으로 잘 바르고 그 위에 왕겨를 열 가마니쯤 쏟아 붓고 불을 붙여 태운다. 일주일쯤 지나서 불이 다 꺼지고 항아리가 식은 다음에 항아리 밑에 고인 기름을 약으로 쓴다. 나무 1말이면 1되쯤을 얻을 수 있다.

기름을 낼 때에는 반드시 생나무를 써야 한다. 마른나무는 기름이 나오지 않는다.

약으로 쓸 때는 30㎖쯤을 물 한잔에 타서 하루 두세 번 마신다. 처음에는 조금씩 마시다가 차츰 양을 늘려 나간다.

부위에 따라 약초를 분류하여 채취하기

1. 뿌리를 쓰는 약용식물 : 인삼, 황기, 황금, 현삼, 향부자, 천문동, 지황, 지치, 원지, 쇠무릎, 시호, 산약, 하수오, 구릿대, 백부자, 갯방풍, 모란, 만삼, 용담, 독활, 대황, 당귀, 쥐오줌풀, 고본 등.
2. 땅덩이줄기를 쓰는 약용식물 : 연, 둥글레, 현호색, 천남성, 택사, 나리, 패모, 울금, 생강, 삽주, 미치광이풀, 승마 등.
3. 잎을 쓰는 약용식물 : 디기탈리스, 광대싸리, 대청, 은방울, 사리

풀, 차조기, 뽕잎, 박하, 월귤, 측백, 연 등.

4. 꽃을 쓰는 약용식물 : 감국, 제충국, 홍화, 우방울꽃, 팥꽃나무, 회화나무, 개나리, 금불초, 연꽃 등.

5. 열매와 씨앗을 쓰는 약용식물 : 회향, 아편꽃, 귤, 연, 오미자, 산수유나무, 구기자나무, 아주까리, 살구나무, 복숭아나무, 남가새, 도꼬마리, 대추, 쥐방울, 산초, 결명자, 나팔꽃, 우엉, 율무, 메대추나무 등.

6. 껍질을 쓰는 약용식물 : 엄나무, 가시오갈피 및 오갈피나무, 물푸레나무, 뽕나무, 모란, 구기자나무, 황경피나무 등.

7. 줄기를 쓰는 약용식물 : 마가목, 등칡, 인동덩굴, 향나무, 으름덩굴, 담쟁이덩굴, 개머루덩굴, 마삭줄 등.

8. 전초를 쓰는 약용식물 : 이질풀, 쑥, 애기똥풀, 삼지구엽초, 마황, 속새, 박하, 형개, 익모초, 꿀풀, 꽃고비 등.

9. 기타 부위를 쓰는 약용식물 : 분비물, 균체, 천마, 육종용, 물푸레, 백랍, 오배자, 소나무진, 복령, 저령 등.

천연물질을 보호 육성하면서 채취하기

약초는 일정한 기간을 거쳐야 자원으로 조성된다. 약초의 종류에 따라 2~5년 또는 오미자나 등칡, 황경피나무 등은 수십 년이 걸려야 자원식물이 될 수 있다. 그러므로 약이 되는 천연자원을 잘 보호하고 육성하기 위해서는 채취할 때 아래와 같은 점들에 주의를 기울여야 한다.

1. 약초의 채취시기와 채취방법을 정확히 알고 임해야 한다. 특히 나무는 껍질을 모두 벗겨내면 죽는다. 느릅나무, 헛개나무, 엄나무 등이 수난을 많이 겪고 있는데, 이런 나무의 수피를 벗기려면 줄기 둘레의 3분의 2정도 껍질을 남겨두고 나머지 부분을 길이 20~30cm로 벗겨야 나무의 피해를 줄일 수 있다.
2. 너무 어린 약용식물을 캐서는 안 되며, 캘 수 있는 것이라 하더라도 몽땅 캐지 말고 그중 일부를 반드시 남겨두어 멸종을 막아야 한다.
3. 사용하는 부위가 아닌 것을 함께 채취해서는 안 된다. 예를 들어 잎이나 열매가 필요할 때 줄기마저 베어버리면 절대로 안 된다.
4. 약초를 같은 장소에서 계속 채취하지 말고 자라는 정도에 맞게 순환식으로 채취해야 한다. 약용동물의 경우 번식기에는 절대로 잡지 말아야 하며 귀중한 약용동물을 죽이지 않으면서 약재를 얻는 방법을 연구해야 한다.

약이 되는 동물성 약재료 38가지

우리나라에는 식물성 약용 재료도 풍부하지만 동물성 약용 재료도 풍부하다. 삼면이 바다로 둘러싸여 있고 높은 산과 깊은 숲, 강과 호수가 많은 우리나라에는 여러 가지 짐승들과 새들, 물고기 들이 살고 있다. 일찍이 『신농본초경』에서는 동물약을 65종 기록하고 있으며, 명대의 이시진이 쓴 『본초강목』에서는 1,892종의 약재중 동물성 약을 461종 기록하고 있다. 1977년에 기록한 『중약대사전』에서는 5,767종의 약물을 소개하면서 식물약 4,773종류, 동물약 740종류, 광물약 82종류, 가공품 172종류를 소개하고 있다. 동물성 약은 최근에 1,850종이 전세계적으로 사용되는 것으로 추산되는데, 그 종류가 수없이 많지만 널리 이용되고 있는 종류는 약 200여 종이다. 그중에 대표적인 것을 소개하면 아래와 같다.

가뢰(반묘) : 이뇨, 어혈, 대머리, 옴, 버짐, 부스럼, 개에 물린 데에 쓴

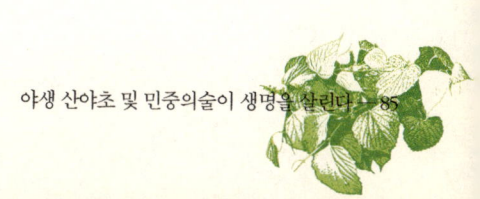

다. 주의사항은 임산부에게는 쓰지 말아야 하며 전문가가 법제를 하여서 사용하는데 독성이 대단히 세므로 특별히 주의해야 한다.

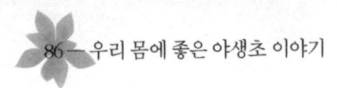
가재 : 이뇨, 몸이 붓고 소변이 잘 안 나올 때, 아이들이 침을 흘릴 때, 열이 날 때에 쓴다. 종기, 갯가재는 생선초밥용으로, 바닷가재는 오메가 3가 있어 항암작용으로 동맥벽 콜레스테롤 침착 억제, 동맥경화 예방 등에 쓴다. 주의사항은 임산부는 먹지 않는다. 가재에 폐디스토마원충이 있어 날것이나 생즙을 먹지 않는다.

갖풀(아교) : 소의 가죽이나 뼈를 끓여 말린 것이다. 보약, 지혈약, 몸이 여위고 가슴이 답답하면서 잠들지 못하는 데, 팔다리의 수축과 아픔, 그리고 여러 가지 원인으로 오는 출혈 즉, 코피, 토혈, 각혈, 빈혈, 혈뇨, 자궁출혈 등에 쓴다.

개미 : 뱀에 물린 상처, 못처럼 딱딱해진 종기, 농작물해충방제 등에 이용한다. 불개미는 홍의라 하여 수렴작용, 자궁수축작용, 진정작용이 있어, 관절염, 신경통, 요통, 폐결핵, 뱀에 물린 데, 붓고 아픈 데, 반신불수, 점막염증, 상처가 아물지 않는 데, 산후증 등에 쓴다. 가루 내어 한번에 1~3g씩 먹거나 술에 타서 먹는다.

거머리(수질) : 어혈, 고지혈증, 생리불통, 자궁암, 난소낭종, 자궁외임신, 무월경, 협심증, 심근경색, 이뇨, 타박상 등에 쓴다. 맹충과 섞어 하루 6g씩 쓴다. 또는 하루 2~3g씩 환약이나 가루약으로 복용한다. 주의사항은 임산부와 체질이 약한 사람은 먹지 않는다.

거미 : 중풍으로 입이 돌아간 데, 고환이 부어서 커진 데, 소아경기, 탈항, 토사곽란, 구역질, 부스럼, 종기, 중이염 등에 쓴다. 머리와 다리를 버리고 짓이겨서 쓰거나 볶아서 사용한다.

게 : 성분은 타우린, 비타민, 회분, 칼슘, 단백질, 지방, 당질, 인, 철분, 나트륨, 칼륨 등이 들어 있다. 특히 키토산이 많아 암세포 증식 억제, 고혈압 예방, 간기능 회복, 체내 중금속 오염물질 배출, 피부 미용, 콜레스테롤 조절, 혈관강화, 동맥경화예방, 비만증, 노화방지, 인대가 상한 데, 산후복통, 여성생리장애, 옻독해독, 소화촉진, 발육기 어린이나 노약자, 회복기의 환자 등에 쓴다. 주의사항으로 5월말에서 6월까지의 산란기에는 독성이 있으므로 피한다. 감과 같이 먹으면 탄닌성분으로 인해 소화불량이나 식중독을 일으킬 수 있으므로 유의해야 한다.

게버금(닭위 안껍질) : 건위 소화약, 소화불량, 급성 및 만성 위염, 대장염 등에 쓴다. 한번에 2g씩 하루 3번 먹는다.

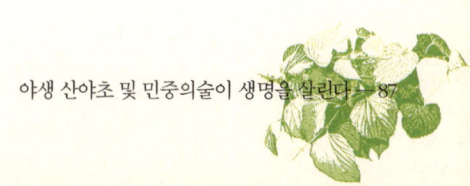

고슴도치 껍질 : 치질, 수렴약, 지혈, 복통, 음부가려움증, 음부통증, 유정, 치질, 치통에 쓴다. 하루 6~12g을 사용한다. 재를 내어 먹는다. 주의사항으로는 임산부에게는 쓰지 않는다.

귀뚜라미(실솔) : 이뇨작용, 수종, 고창병, 발기부전, 고혈압 등에 쓴다. 하루 4~6개를 먹는다. 주의사항으로는 임산부는 먹지 않는다.

고양이 : 맛이 달고 시며 성질이 따뜻하고 독이 없다. 몸을 보하는 성질이 있어서 만성 피로에 좋다. 예로부터 신경통, 관절염, 류머티스성 관절염에 복용해 왔다. 각종 악창과 임파선 결핵을 치료한다. 주의사항으로는 수분을 발생시키므로 수분대사의 장애가 있는 사람은 먹지 않는다.

녹각교 : 사슴뿔의 굳어진 뿔을 잘라 끓여 만든다. 간과 신을 보하고 피와 정을 보하며 지혈하고 안태하는 효능이 있으며 허약체질, 보혈약, 여위는 데, 허리와 무릎에 맥이 없는 데, 토혈, 코피, 임산부 자궁 출혈 등에 쓴다. 하루 6~10g을 먹는다.

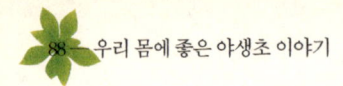

굴껍질(모려) : 강장약, 가슴답답증, 두통, 유정, 식은땀, 출혈, 설사, 연주창, 칼슘부족증, 연골병, 지혈약으로 쓴다. 굴껍질은 면역부활작용을 나타낸다. 하루 3~5g을 가루 내어 먹는다.

굼벵이(제조) : 풍뎅이과에 속하는 24종의 유충을 말린 것이다. 전 세계적으로 14,500여 종이 알려졌다. 5~6월에 땅 혹은 퇴비를 뒤지고 잡는다. 성분은 단백질, 지방, 무기물질이 들어 있다. 약리에서 자궁흥분작용, 혈관수축작용, 장관억제작용, 이뇨작용, 심장흥분작용 등이 밝혀졌다. 간기능 강화, 굳은 피, 산후의 한증, 젖이 안 나올 때, 토혈, 어린이 경풍, 눈의 군살, 뼈가 상하였을 때, 월경이 막혀 배가 아플 때, 간경화로 오는 복수, 당뇨병, 통풍, 어혈, 타박상 등에 쓴다. 가루 내어 하루에 3~9g 또는 1~4마리 먹는다. 주의사항으로는 부자와 같이 사용해서는 안 된다.

노린재 : 겨울과 봄에 잡는다. 특히 겨울철에 돌짬에서 겨울잠을 잘 때 잡는다. 비장비대증, 위통, 비장이나 콩팥의 기능장애 및 음위증에 쓴다. 하루 3~9g을 물에 달여 먹는다. 또는 불에 볶아서 사용한다.

달걀(계란) : 달걀에는 히분, 인, 칼슘, 기름, 탄수화물, 단백질, 환원당 등과 리진, 레시틴, 히스티딘, 글리친, 글타민산, 프롤린, 발린, 레우신 등이 들어 있다. 음식물 중독시 날것으로 먹으면 독을 흡수하는데 특히 초오나 부자를 잘못 먹고 사경을 헤맬 때 계란 흰자위 2개를 깨서 먹는다. 초오가 흰자위에 쌓여 즉시 토하게 되면 생명을 살릴 수 있다. 말을 많이 하는 강사, 노래하는 가수, 산후 갈증, 신경성 피부염, 건조성 결막염, 자궁경관미란, 구루병 등에 쓴다. 껍질에는 많은 양의 탄산칼슘, 인산칼슘과 적은 양의 갖풀질이 들어 있다. 주의 사항으로는 달걀은 많은 양의 콜레스테롤을 함유하고 있어 오랫동안 많이 먹으면 혈압이상, 감정이상흥분이 생긴다. 또한 체한 것이 오랫동안 풀어지지 않는 사람은 먹지 않는다.

달팽이(와우) : 여름에 채소밭에서 잡는다. 달팽이를 끓는 물속에 넣어 햇볕에 말린다. 법제는 달팽이를 깨끗이 씻어 말린 것을 가마에 넣고 볶아서 쓴다. 기관지 확장작용, 방사성물질 흡수작용, 세포벽 용해작용, 응혈작용, 탈항, 치질, 산독증, 종기, 기침, 지혈, 야뇨증, 늑막염, 청열, 항염증, 해독약으로 쓴다. 하루 30~60g씩 먹는다. 외용시 가루 내어 사용한다. 주의사항은 오랫동안 쓰지 말아야 하며 설사하거나 허약한 어린이에게는 쓰지 않는다.

도롱뇽(산사어) : 보혈강장약, 음위증, 골절, 위 및 간과 비장을 보하는 데, 신경쇠약증, 빈혈증, 치질, 어린이 급성이하선염, 상처 등에 쓴다. 신선한 것을 그대로 쓰거나 법제하여 적당하게 쓴다. 산림 해충을 잡아먹는 이로운 동물이므로 잘 보호해야 한다. 멸종위기 보호동물이므로 양식을 하여 사용한다.

도마뱀(합개) : 성선자극작용, 노화방지작용을 한다. 보양약, 음위증,

입맛이 없는 데, 폐결핵 등에 쓴다. 하루 3~6g씩 쓴다. 주의사항으로는 바람을 맞아 감기에 걸린 사람은 쓰지 않는다.

두꺼비 : 심장병의 강심약, 간암, 식도암, 과립성백혈병, 육종성원세포암, 어혈, 적취, 만성기관지염, 탈항, 경풍, 부스럼, 정창, 연주창, 악창, 인후 등의 염증, 치통, 이뇨약으로 쓴다. 주의사항으로는 독성이 강하므로 조심하여 사용해야 하며 전문가의 지시에 따른다. 임산부나 고혈압 환자는 사용을 금한다.

두더지(언서) : 해독약, 지혈약, 칼에 벤 상처, 탄알관통상, 상처의 고름 빼는 데, 등창, 종독, 치질, 기침, 비뇨기계통의 감염, 결석, 결핵, 전립선염, 회충구제 등에 쓴다. 하루 1~15g씩 쓴다. 두더지 털가죽은 매우 부드럽고 윤기가 나므로 여러 가지 가공품 특히 여성들의 목도리를 만드는데 쓰인다.

땅강아지(누고) : 항히스타민작용이 있다. 이뇨, 변비, 수종, 석림, 결핵, 악창 등에 쓴다. 하루 2~3마리 혹은 3~3.5g씩 먹는다. 축농증에 땅강아지 1마리, 경분 1g을 함께 가루 내어 매일 조금씩 축농증 때 콧구멍 안에 넣으면 노란 물이 빠져 나온다. 주의사항으로는 기력이 허약한 사람과 임산부는 쓰지 않는다.

말벌 : 살아있는 말벌을 산채로 잡아 바로 30도 이상의 소주에 담근다. 잡는 방법은 전문가의 지시에 따라야 한다. 피로회복, 고혈압, 신경통 류머티즘, 정력증강, 전립선 비대증, 심장병전반, 불면증, 잠잘 때 땀을 많이 흘리는 사람, 천식, 몸을 유연하고 가볍게 하고자 할 때, 신체기능활발, 회춘 등에 쓴다. 1.5 l 소주에 약 40마리를 넣어 6개월에서 1년이 지난 다음 누렇게 우러난 술을 사용한다. 하루 한번 5cc를 복용한다. 주의사항으로는 체질에 따라 복용량을 조절해야 하며 어떠한 경우라도 강력한 효과를 기대하여 다량 복용하는 행위는 절대 금물이다.

매미허물(선퇴) : 성분은 많은 양의 키틴질로 된 케라틴, 아미노산, 질소, 회분, 소크산토프테린, 에리트로프테린, 단백질 등이 들어 있다. 약리작용에서 진경작용, 열 내림 작용, 항암작용, 진정작용, 신경절차단작용이 밝혀졌다. 감기, 두드러기, 어린이 경풍, 파상풍, 예막, 목이 쉰 데 등에 쓴다. 주의사항으로는 허증, 콩팥이 약하고 체온이 낮은 환자에게는 쓰지 않는다.

멍게(우렁쉥이) : 성분은 열량, 수분, 단백질, 지방, 회분, 칼슘, 인, 철분, 비타민, 니아신 등이 들어 있다. 식욕이 없을 때 먹으면 밥맛이 난다.

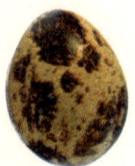

메추리(알순) : 식물신경개선작용, 동맥경화방지작용, 영양작용이 있다. 정신장애, 지각신경장애, 소화장애, 혈액운동신경장애, 혈압

조절, 심장활동촉진, 혈장단백질 증가작용, 몸무게 증가작용, 고혈압, 동맥경화, 산후증, 요통, 폐결핵, 신경쇠약, 허약체질 등에 쓴다. 메추리알을 하루에 15알씩 35일 동안 먹었으나 부작용은 나타나지 않았다. 메추리 고기는 일반적으로 구워서 50~100g 먹으며, 메추리알은 삶거나 날것으로 1회에 3~5알씩 먹는다. 메추리를 팥과 생강을 넣어 삶아 먹으면 설사를 그치게 하고 찹쌀을 넣고 죽을 만들어 먹으면 허리와 다리가 튼튼해진다. 메추리고기는 설사, 소화불량, 각기병, 건위약 백일해 등에 50~100g을 쓴다.

바퀴벌레(장랑) : 맛은 짜고 성질이 차며 독이 있다. 성분은 겉껍질에 키틴, 스클레로틴, 셀라크 물질 등이 들어 있으며, 소화효소인 프로테아제, 아밀라제, 에스테라제, 디펩티다제, 리케나제, 말타제 등이 들어 있다. 어혈, 징가 적취, 혈액순환, 감기, 반신불수, 편도선염, 종기, 뱀에 물린 데, 벌레에 물린 데 등에 쓴다. 항암작용, 억균작용, 백혈병의 백혈구 증식 억제작용이 확인되었다. 끓는 물에 넣어 깨끗하게 씻어 말려서 불에 볶아 1~3개를 먹는다. 외용시 가루 내어 바른다.

뱀 : 구렁이는 보혈강장제로 허약체질, 산후조절, 수술 후 몸조리, 폐결핵에 쓰며, 독사는 양기부족, 결핵, 피부병, 신경통, 관절염, 폐결핵, 만성기관지염, 만성간염, 피로회복에 사용하고, 검은뱀은 중풍, 반신불수, 소아마비, 나병, 신경통 등에 쓴다. 유혈목이는 소화촉진에, 물뱀

은 당뇨병, 눈을 밝게 하는 데, 가슴에 열이 있고 답답한 데 사용한다. 백화사는 중풍, 구안와사, 반신불수, 소아경풍, 관절염, 백반증, 나병, 악창에 사용한다. 뱀허물은 사태라 하여 소아 경기, 간질을 치료한다. 주의사항으로는 임산부는 먹지 않는다. 멸종위기 보호 동물이므로 양식을 하여 사용한다.

비둘기(합) : 거풍해독약으로서 당뇨병, 신상선기능저하증, 학질, 오랫동안 병을 앓아 몸이 허약한 데, 월경곤란, 악성피부병에 쓴다. 비둘기 알은 신을 보강하여 기운을 돋게 한다.

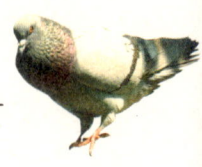

사마귀알집(상표초) : 성분은 단백질, 탄수화물, 지방 조섬유, 불소, 철, 당단백, 지단백, 레몬산칼슘, 회분 등이 들어 있다. 성선자극작용과 소변줄임작용이 있다. 유정, 소변이 자주 나오는데, 산후 유뇨, 대하, 어지럼증, 요통 등에 쓴다. 하루 4.5~10g씩 쓴다. 주의사항으로는 음허증 또는 방광에 열이 있는 사람에게는 쓰지 않는다.

사향 : 사향에는 무스콘, 콜레스테롤, 탄산암모늄, 인산칼슘, 단백질 등이 들어 있다. 홍분약, 진경약, 강심약, 고혈압, 뇌출혈, 당뇨병, 급성 열병, 뇌의 질병으로 오는 의식장애, 일사병, 정신불안, 쇼크, 허탈, 지각장애, 간질 등에 쓴다. 한번에 0.03~0.1g을 먹는다. 주사약으로도 쓴다.

산토끼똥(망월사) : 가을철에 산간지대에서 둥근형태의 똥을 수집한다. 냄새는 없고 맛은 약간 쓰고 짜다. 성분은 요소, 요산, 스테롤류, 비타민 A 등이 들어 있다. 결핵, 백내장, 감질, 치루 등에 쓰며 해독약으로 사용한다. 하루 3~6g을 쓴다.

오징어뼈(오적골) : 누렇게 볶아서 부스러뜨리고 보드랍게 갈아서 가루를 만들어 쓴다. 지혈, 수렴작용, 토혈, 코피, 빈혈, 자궁출혈, 이슬, 유정, 위산 과다, 궤양, 창상출혈, 각막 혼탁, 중이염 등에 쓴다.

재첩 : 알코올 분해 성분이 뛰어나 술 마신 다음날 먹으면 좋다. 아미노산, 호박산 외에 타우린과 비타민 B2, B12 등이 들어 있어 간 기능을 향상시키는데 효과가 있다. 재첩을 맹물에 담가서 어둡고 시원한 곳에 하룻밤 정도 두면 모래를 모두 토해 낸다.

지네(오공) : 가공해서 발, 대가리는 잘라내고 쓰며, 도수가 60~70%되는 술에 담가 사용하는 것이 좋다. 가루약이나 알약으로 만들려면 지네를 볶거나 구워서 잘 말린 다음 보드랍게 가루 낸다. 진정약, 진경약, 진통약, 해독약, 경풍, 파상풍, 뱀에 물린데, 연주창 등에 쓴다. 민간에서는 신경통, 관절염, 류머티즘 등에 쓴다. 또한 왕지네를 닭의 뱃속에 넣어 닭곰을 만들어 강장약으로도 쓴다.

지렁이(구인) : 배 안에 들어 있는 흙을 빼고 깨끗이 씻어서 말리는 것이 좋으며 맛을 돋우기 위해 약간 볶아서 쓴다. 알코올에 담가서 사용할 때는 살아있는 것을 그대로 쓴다. 해열, 진경, 이뇨, 진통, 구충, 경풍, 전간, 기관지천식, 고혈압, 타박상 등에 쓴다.

천산갑 비늘 : 보통 사육해서 사용하는데 지렁이를 먹이로 준다. 천산갑은 암에 잘 걸려서 발암성 먹이를 피해야 한다. 그리고 여름에 지나치게 더우면 죽을 수 있다. 행혈약, 염증약, 유즙부족 등에 천산갑 비늘을 법제하여 6~12g을 쓰며, 헌 데, 염증, 관절통 등에 4~9g씩 쓴다. 주의사항으로는 기혈이 부족하고 등창, 궤양이 심한 사람은 조심하여 써야 한다.

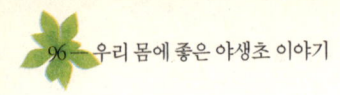

해삼 : 항균작용, 근육수축작용, 항암작용을 한다. 영양강장약, 성신경흥분약, 폐결핵, 신경쇠약, 음위증, 여러 가지 출혈성 질병, 소변빈삭, 위 및 십이지장궤양, 변비 등에 하루 15~20g을 먹는다. 해삼독은 항종양약으로 쓴다. 주의사항으로는 설사하는 사람은 쓰지 않는다.

약이 되는 광물성 약재료 22가지

　현재 알려진 광물은 약 3,000종으로서 광물성 약은 지질작용에 의해서 형성되거나 자연계에서 산출되는 동식물의 화석과 인공으로 제련하거나 혹은 승화법으로 제련한 제품들이다. 즉 천연에서 채취한 광물, 암석, 광석, 화석을 그대로 혹은 제련 가공한 제품을 수치, 포제하여 사용하는 약을 광물약이라고 한다. 가장 오래된 문헌기록은 『산해경』이며 약물 126종에 광물약 3가지가 수록되어 있다. 그 다음 문헌이 『만물』이다. 『신농본초경』, 상, 중, 하 3품으로 구분하였고, 광물약 41종이 수록되었다. 『향약집성방』에서 광물약을 석부石部에 넣고 상, 중, 하 3품으로 분류하였으며, 1613년에 쓴 허준의 『동의보감』에서는 광물약을 수水, 옥玉, 석石, 금金, 토土 부로 분류하였으며 1,399종을 수록하고 있는데, 그중 광물약이 143종 수록되어 있다. 이시진이 1596년에 쓴 『본초강목』에서는 광물약을 수水, 토土, 금金, 석石 부로 분류하였고 1,892종의 약물을 16개 부 60개 류로 분류하였으며, 375종의 광물약을 기록하고 있다. 1977년에 쓴 『중약대사전』에서는 5,767종의 약물 중 광물약 82종 수록하고 있다. 아래에 대표적으로 쓰이는 광물성 약 22가지를 소개한다.

경분輕粉 : 승화법으로 만든 염화 제 1수은을 주성분으로 하는 수은 화합물의 하나이다. 흰색의 작은 결절성 가루 또는 조각 모양의 결정이다. 눈꽃 모양이며 은빛과 비슷한 윤기를 낸다. 질은 가볍고 손으로 비비면 흰색의 가루로 부서진다. 철판 위에서 열을 가하면 점점 누른색으로 변하고 마지막에는 푸른 연기가 되며 남는 것은 없다. 이뇨, 설사, 옴에 쓴다. 고백반, 주사, 경분을 섞어 쓴다. 한번에 0.004~0.01g씩 사용한다. 주의사항으로는 독성이 있어 전문가의 지시에 따라야 한다.

노감석爐甘石 : 탄산아연을 주성분으로 하는 아연광의 하나이다. 동아연광으로 캐어 잡질을 없앤다. 크기가 고르지 않은 덩어리이며 둥근 모양 또는 평평한 덩어리이다. 겉면은 흰색 또는 연한 붉은색이며 가루가 인다. 질은 가볍고 성기며 부서지기 쉽다. 깨뜨린 면은 흰색 또는 붉은색이며 싸락모양이고 작은 구멍이 있다. 냄새는 없고 맛은 약간 떫다. 덩어리가 크고 질이 가벼운 것이 좋다. 눈이 붓고 붉으며 아픈 데 쓴다. 불에 달군 노감석과 망초를 같은 양 가루 내어 물에 풀어 눈에 넣는다.

녹반綠礬 : 유산 제 1철을 주성분으로 하는 쇳돌이다. 우리나라 북부 지방의 철광산 지대에 있다. 쇳돌을 캐서 잡질을 없앤다. 보통 원기둥 모양의 결정체이다. 그밖에 가는 관모양, 섬유모양 또는 덩어리모양이 있다. 푸른색 또는 흰색이며 유리와 같은 윤기가 나고 투명 또는 반투명하다. 공시 속에 놓아두면 누른색으로 녹슬고 불에 넣으면 녹는다. 질은 비교적 굳으나 부서지며 수렴성이다. 누르고 혼입물混入物이 없는 것이 좋다. 습진, 가려움증 등에 바르며 황달, 십이지장충증에 하루 2~6g씩 먹는다.

담반膽礬 : 천연유산동 또는 화학적으로 만든 유산동이다. 동광 안에서 남색의 유리와 같이 투명하고 윤기가 나는 것을 고른 다음 혼입물을 없애버린다. 고르지 않은 덩어리 모양의 결정체이다. 진한 남색 또는 연한 남색이며 반투명하다. 질은 굳지 못하며 부서지기 쉽다. 냄새는 없고 맛은 떫다. 물에 풀리고 태우면 흰색으로 된다. 덩어리가 크고 진한 남색이며 투명하고 혼입물이 없는 것이 좋다. 최토제로 쓰며 치질에 바른다. 0.2~0.6g을 한번에 먹는다.

망초芒硝 : 유산나트륨을 주성분으로 하는 쇳돌이다. 염전 부산물에서 얻거나 합성한다. 서해안지대 염전에서 소금을 만들고 남은 찌꺼기에 들어 있다. 천연 유산나트륨 쇳돌을 물에 넣고 덥혀서 푼 다음 걸러서 흙, 모래, 잡질을 버린다. 색이 없고 맑으며 윤기가 난다. 물에 잘 풀리고 과포화 용액에서는 섭씨 32.5도에서 물 없는 결정이 생긴다. 이보다 낮은 온도에서는 망초가 된다. 물 없는 망초는 방안 온도에서 누기를 빨아들여 겉면이 흰색 수화물막으로 덮이고 오래되면 가루가 된다. 설사약으로 쓴다. 한번에 4~12g씩 먹는다.

밀타승密陀僧 : 연 또는 연광석을 제련하여 만든 산화연이다. 연광석을 제련할 때 노爐에 가라앉은 것을 얻을 수 있으나 연을 녹일 때 철몽둥이로 휘저으면서 녹은 부분을 꺼내어 찬물 속에 넣어 식히면 산화연이 된다. 이것을 다시 녹여서 찬물에 넣어 식힌다. 이 조작을 여러 번 되풀이하여 얻는다. 누른색 또는 누른빛이 도는 붉은색의 가루 또는 덩어리이며 물에 잘 풀리지 않고 흔들 때 알칼리성을 띤다. 질산 및 초산에 풀리고 수산화 칼슘액을 넣으면 아연산염으로 되며 풀린다. 수렴성 지혈약, 방부약으로 쓴다. 가루를 상처에 뿌린다.

백도토(고령토) : 천연산 규산알미늄의 혼입물이다. 우리나라 평안도, 함경도, 경상도, 전라도에서 난다. 백토를 캐서 보드랍게 가루로 만든다. 가루를 물에 넣고 저으면 위층에 부유물이 생긴다. 이것을 놓아두면 앙금이 가라앉는다. 이 조작을 되풀이하고 앙금을 희염산, 희유산과 물로 여러 번 씻은 다음 말려 보드랍게 가루 낸다. 흰색 또는 젖빛 흰색의 보드라운 가루이거나 부서지기 쉬운 덩어리이다. 진흙과 비슷한 냄새와 맛이 있다. 물, 묽은 무기산 또는 알칼리 액에 풀리지 않는다. 설사를 그치게 하는 데 쓴다.

백반白礬 : 천연 명반석 또는 백반고로 만든 것이다. 함경도, 평안도, 전라도, 경상도 등지에서 난다. 명반석을 캐서 혼입물을 골라 버린다. 물에 풀어 거르고 졸여서 식히면 결정이 빠져 나온다. 이것을 말린다. 색이 없고 맑은 8면체의 굳은 결정성 덩어리이다. 덩어리의 크기는 일정하지 않다. 겉면에는 보드라운 가루가 덮여 있다. 맛은 달고 떫으며 물에 잘 풀린다. 불에 볶으면 질이 가볍고 퍼석퍼석한 덩어리가 된다. 이것을 고백반이라고 한다. 덩이가 크고 색이 없이 맑으며 잡질이 없는 것이 좋다. 수렴성 염증약으로 쓴다. 한번에 1.1~3.7g을 먹는다.

붕사硼砂 : 붕산나트륨을 주성분으로 하는 천연 붕사광석을 정제하거나 붕소광석으로 만들어 정제한 것이다. 능형, 원기둥 모양 또는 싸락 모양의 결정으로 된 덩어리이다. 덩어리는 고르지 못하고 크기는 일정하지 않다. 색은 없고 투명하거나 반투명하며 유리와 같은 윤기를 낸다. 공기 속에서 흰 가루가 된다. 더 덥히면 유리와 같은 덩어리가 된다. 색이 없이 맑고, 결정이 깨끗한 것이 좋다. 소독약, 염증약으로 쓴다. 물에 풀거나 고약을 만들어 쓴다.

산골自然銅 : 천연 산화철광석이다. 우리나라 북부지방 등지에 있다. 7~8월경 장마철에 비가 와서 흙이 씻겨 내려가고 자연동이 드러난 것

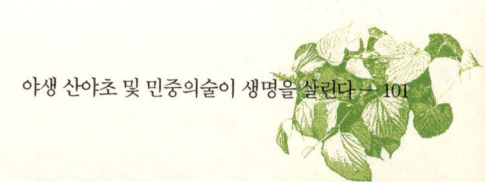

을 모은다. 크기 0.3~2cm의 덩어리이며 겉면은 평평하고 금속윤기가 나는 누른 밤색이다. 질은 굳고 깨지기 쉬우며 자름면은 누런빛을 띤 흰색이고 금속윤기가 난다. 냄새와 맛은 없다. 불에 달궈 식초에 담그기를 반복하여 가루 내어 쓴다. 덩어리가 고르고 누른색이고 윤기가 나며 잡질이 섞이지 않은 것이 좋다. 타박상, 뼈가 부러진 데 쓴다. 한번에 3~9g씩 먹는다.

석고石膏 : 단사정계의 유산칼슘 광석이다. 우리나라 경상도, 충청도 북부지방에 분포되어 있다. 석고를 캐서 흙과 잡질을 골라 버린다. 긴 덩어리 또는 불규칙하게 생긴 섬유모양 결정이 뭉친 것 같으며 크기는 일정하지 않다. 흰색이며 푸른빛 재색 또는 잿빛을 띤 누른색의 잡질이 섞여 있을 때가 있다. 질은 무거우나 부서지기 쉬우며 세로로 쪼갠 면에는 섬유모양의 무늬가 있고 비단실모양의 윤기가 난다. 가루는 희며 반투명 또는 불투명하다. 물에 풀리지 않고 냄새와 맛은 없다. 색이 희고 덩어리가 크며 질이 연하고 겉면이 실모양이며 잡질이 없는 것이 좋다. 열 내림약으로 쓴다. 상처에 바르기도 한다. 석고 18.7g, 지모 7.5g, 감초 26.3g을 섞고 달여서 열나는 데 쓴다. 가루를 상처에 뿌리기도 한다.

신석信石 : 비소광석을 가공하거나 천연 산화비소를 주성분으로 하는 광물이다. 우리나라의 일부 지방에 분포되어 있다. 천연 신석을 그대로 캐서 잡질을 골라 버린다. 비소광석을 작은 덩어리로 깨뜨려서 잡질을 골라 버리고 목탄 또는 나무와 같이 태우면 아비산 무수물이 승화된다. 승화물질조성은 아비산 무수물이 기본이고 연료의 재성분, 연탄, 유화비소 등이 섞여 있다. 이것을 다시 승화하여 정제한다. 웅황을 태워 생긴 무수아비산과 이산화유황의 가스를 냉각관에 통과시키면 무수아비산 가스는 식어 신석을 만들고 이산화유황 가스는 나간다. 엉겨 맺힌 신석을 모은다. 백신석은 고르지 않은 덩어리이며 투명 또는 불투명하다. 유리 또는 비단실모양의 윤기가 난다. 질은 굳지만 잘 깨지고 냄새는 역하다. 홍신석은 백신석과 비슷하며 흰색 바탕에 누른색과 붉은색이 섞여 있다. 천식, 학질, 치질, 피부병 등에 쓴다. 한번에 0.1~0.19g씩 쓴다.

양기석陽起石 : 유산마그네슘이 들어 있는 석면류 광석의 하나이다. 경기도 함경도 등에서 난다. 양기석을 캐어 흙과 돌 등 잡질을 깨끗이 없앤다. 긴 줄 또는 바늘모양, 머리카락 모양이다. 잿빛 또는 어두운 풀색이며 유리빛을 낸다. 질은 무거우나 부서지기 쉬우며 잘 떨어진다. 깨진 면은 고르지 못하고 섬유질이다. 냄새는 없고 심심하다. 바늘묶음 모양이고 희며 질은 만문하고 잘 부서지며 잡질이 없는 것이 좋다. 강정약으로 양기를 돋우는 데 쓴다. 한번에 2.3~3.5g씩 먹는다.

영사靈砂 : 수은과 유황을 원료로 하여 승화하여 만든 것이다. 수은과

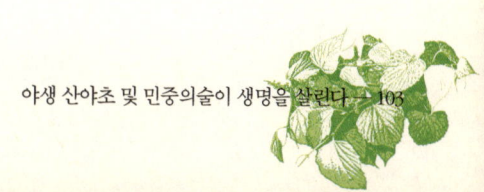

유황을 3:1로 섞어 갈면 유화수은이 된다. 이것을 도가니에 넣고 철판을 덮은 다음 틈 사이를 석고로 땜질하고 다시 진흙과 모래를 9:1의 비율로 섞어 30% 소금물로 이긴 흙을 가지고 도가니 둘레를 2.5~3cm 두께로 완전히 싼다. 다음 약 섭씨 1,000도에서 진흙을 완전히 말리고 불붙는 목탄불 속에 도가니를 아래부터 3분의 2 정도까지 파묻고 달군다. 섭씨 525~600도의 숯불에서 8시간 이상 달구면 선홍색의 결정이 생긴다. 이와 같은 조작을 8~9번 되풀이하면 선홍색 영사로 된다. 바늘 묶음 알갱이 모양의 덩어리이다. 잘 부서지고 무거우며 크기는 일정하지 않다. 겉면은 자줏빛 붉은색 또는 자줏빛 검은색이며 윤기가 난다. 쪼갠 면은 바늘 묶음 모양의 결정이 세로로 서 있다. 가루는 진한 붉은색이다. 물, 알코올, 희산에는 풀리지 않으며 왕수에는 풀린다. 냄새와 맛은 없다. 덩어리가 크며 질이 무겁고 색은 자줏빛 붉은색인 것이 좋다. 안신진경약으로 심장병에 쓴다. 0.4~11.2g을 먹는다. 흔히 소, 돼지의 염통에 3~4g을 넣고 진흙으로 밀폐하여 불에 구워 먹는다.

운모雲母 : 천연산 흰 운모광석이다. 우리나라 대부분 지역에서 난다. 흰 운모를 캐서 흙, 돌 등 혼입물을 골라 버리고 햇볕에 말린다. 고르지 않은 조각 모양이며 크기는 일정하지 않고 여러 층 또는 수십 층으로 겹쳐 있다. 두께는 보통 2~6mm이다. 색은 종류에 따라서 없거나 흰색, 연한 풀색, 검은색, 은빛 등이다. 투명하거나 또는 반투명하며 윤기가 난다. 질은 만문하며 잘 부서지지 않으나 얇은 조각으로 떨어지기 쉽다. 떨어진 조각은 결이 약간 매끈하며 튐성이 작고 휘어진다. 흙냄새가 약간 나고 맛은 없다. 기침, 토혈, 각혈, 이질 등에 쓴다. 한번에 11~15g을 먹는다. 가루를 상처에 뿌린다.

웅황雄黃 : 유화비소를 주성분으로 하는 광석이다. 웅황을 캐어 잡질과 흙을 없앤다. 덩어리 또는 알갱이들이며 겉은 윤기가 나거나 등황색의 가루가 덮여 있다. 무거우나 부서지기 쉽고 깨뜨린 면은 거칠고 붉은색 또는 등황색이며 반투명하거나 약간 투명하다. 가루는 등황색이다. 약간 특이한 냄새가 나며 독이 있다. 물과 염산에 풀리지 않으며 질산에 풀려 누른색으로 된다. 불에 녹이면 붉은빛 보라색의 액체로 되며 누른빛 흰색의 연기가 나고 센 마늘 냄새가 난다. 녹은 것을 식히면 붉은 보라색의 덩어리로 굳어진다. 웅황에는 웅정, 요황, 자황이 있다. 웅정은 닭의 볏처럼 붉고 투명하며 냄새가 나지 않는 것이 질이 제일 좋은 것이다. 요황은 빛깔이 누렇고 질이 가벼우며 약간 투명하다. 웅정 다음 가는 품질이다. 자황은 보랏빛 붉은색이다. 질이 제일 낮다. 구충약으로 쓴다. 뱀과 미친개에 물린 데 쓴다. 가루를 한번에 0.4~1g씩 뿌린다.

유황硫黃 : 천연 유황광석 또는 유화물로 만들고 정제한 것이다. 함경도 등지에서 난다. 천연 유황광석을 캐서 정제하여 쓴다. 천연유황을 이류화탄소에 녹이고 거른 다음 증류하여 얻는다. 유황을 쇠로 만든 증류기에 넣어 승화시키고 그 증기를 다른 그릇에 받고 씻어서 얻는다. 고르지 않은 덩어리 또는 가루이다. 누른색 또는 누른빛 풀색이며 윤기가 난다. 겉면은 평평하지 못하고 작은 구멍이 있다. 질은 무겁고 약간 성기며 자른 면은 편평하지 못하고 작은 구멍이 있다. 세로로 자름면에 바늘 모양의 결정이 있다. 특이한 냄새가 있고 맛은 심심하다. 약한 설사, 야뇨증, 관절염에 쓴다. 유황 350g, 유산암모늄 150g, 물 51g으로 만든 물약을 관절염과 습진에 바른다.

자석磁石 : 자철광이다. 우리나라 북부지방 일부에서 난다. 자철광 가운데서 자력이 센 것을 모아서 잡질을 없애 버린다. 불규칙적인 덩어리 또는 모가 나고 능형으로 각이 많으며 크기는 일정하지 않다. 겉은 검은색, 누른 밤색이며 투명하지 않고 금속윤기가 난다. 무겁고 굳다. 깨뜨린 면은 고르지 못하며 흙냄새가 나고 맛은 없다. 철빛 검은색이고 깨뜨린 면은 윤기가 나고 쇳가루를 당기는 힘이 있는 것이 좋다. 자양강장약, 어린이 경풍에 쓴다. 가루 내어 먹거나 달여 먹는다. 하루 2~3g씩 쓴다.

적석지赤石脂 : 규산염류의 붉은색 고령토이다. 우리나라 중북부 일부지역에서 난다. 쇠돌을 파헤치고 붉은색의 기름기가 도는 덩어리를 골라서 흙과 잡돌을 없앤다. 고르지 않은 덩어리이며 크기는 일정하지 않다. 겉면은 분홍색, 붉은색, 자줏빛 도는 붉은색 또는 붉은색과 흰색이 서로 꽃무늬를 이루며 윤기가 나고 미끈거리며 기름기가 있다. 질은 무르고 잘 부서진다. 누기를 빨아들이는 성질이 세고 혀에 붙을 정도의 끈기를 가진다. 흙냄새가 나며 씹으면 모래나 돌을 씹는 감이 거의 없다. 붉은색이고 윤기가 나며 보드랍고 미끈거리며 잘 부서지고 끈기가 센 것이 좋다. 이질, 치질, 혈변, 대하에 쓴다. 한번에 11~15g씩 먹는다.

종유석鐘乳石 : 천연 탄산칼슘이다. 석회암지대 동굴에서 채취한 것을 물로 씻고 속이 통모양으로 빈 것과 잡돌을 골라 버린다. 흰색 또는 잿빛을 띤 흰색으로 얼음과 같은 기둥모양의 덩어리이며 크기는 일정하지 않다. 겉면은 거칠고 울퉁불퉁하다. 질은 무겁고 잘 부서지지 않으며 깨뜨린 면은 고르고 가운데에 작은 구멍이 하나 있으며 그로부터 부챗살 모양의 무늬가 생긴다. 냄새는 없고 맛은 약간 짜다. 초산, 염산을 떨구면 거품이 생긴다. 흰색 또는 잿빛을 띤 흰색이고 윤기가 나며 고깔 모양이고 잡돌이 없는 것이 좋다. 진정, 진경약으로 쓴다. 9~15g을 술에 타서 밥먹기 전에 먹는다.

주사朱砂 : 천연산 유화수은 광석이다. 우리나라 북부지방 등에 있다. 주사광석을 캐고 물에 깨끗이 씻어 다른 돌과 흙을 없앤다. 크기가 일정하지 않은 덩어리 또는 작은 알갱이이다. 선홍색 또는 진한 붉은색이며 윤기가 난다. 질은 무겁고 냄새와 맛은 없다. 주사는 그의 모양에 따라서 경면주사, 주보사, 두변사로 나눈다. 경면주사는 엷은 모양이며 가장자리는 고르지 못한 사방형 또는 긴 통모양이다. 붉은색이고 윤기가 나며 거울과 같이 투명하게 비친다. 질은 성기고 부서지기 쉽다. 주보사는 작은 알갱이이며 붉은색이고 윤기가 난다. 두변사는 큰 덩어리 모양의 다각형 또는 둥글고 네모난 덩어리이다. 거무스름하거나 잿빛을 띤 검은색이다. 질은 굳고 부서지지 않는다. 진정, 진경약으로 쓴다. 하루 0.4~1.1g씩 먹는다.

활석滑石 : 규산마그네슘을 주성분으로 한 쇠돌이다. 우리나라의 충청도, 강원도 북부지역에서 난다. 활석을 캐서 흙과 잡돌을 골라 버린다. 기둥모양, 덩어리모양, 섬유모양, 얇은 판모양이며 크기는 일정하지 않다. 잿빛 풀색을 띤 흰색이며 기름기가 있고 윤기가 난다. 반투명하거나 약간 투명하다. 질은 무르며 부서지기 쉽다. 손으로 만지면 매끈매끈한 감이 있고 냄새와 맛은 없다. 물, 산 기타 용매에 풀리지 않는다. 깨끗하고 색이 희며 미끈거리고 잡돌이 없는 것이 좋다. 이뇨약, 설사약으로 쓴다. 하루에 11~18g을 먹는다.

흔한 약초로 피부를 아름답게 만든다

2

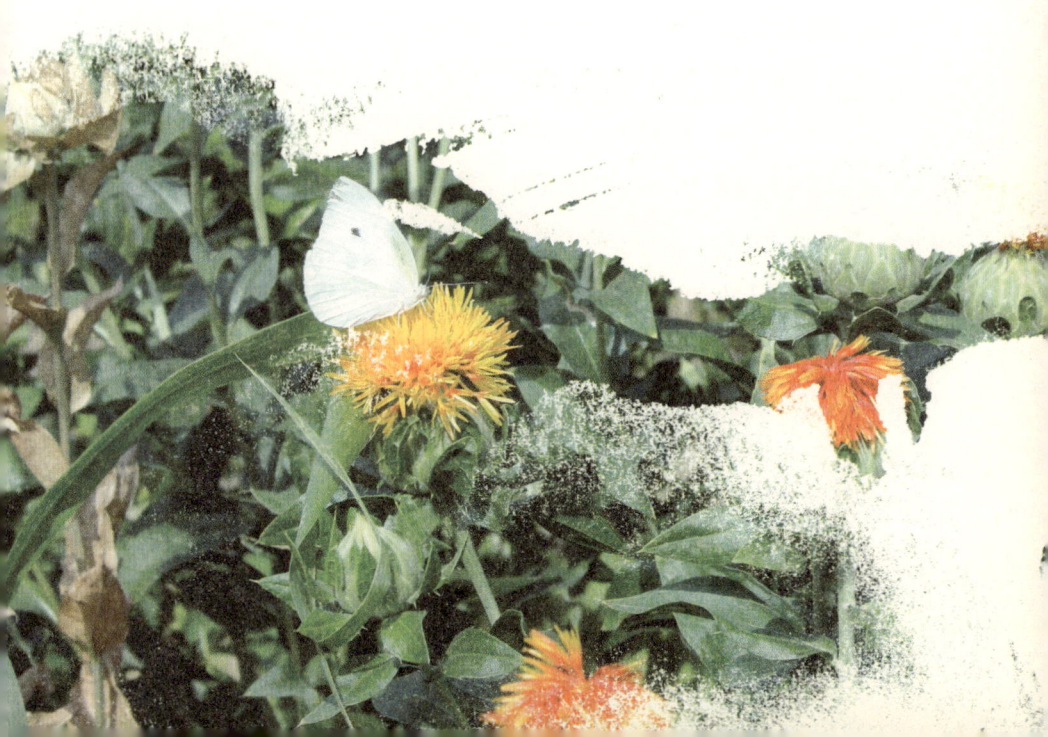

녹두죽이 고운 피부를 만든다

피부를 곱게 하고 백 가지 독을 풀며 위장을 이롭게 하는 녹두

녹두(綠豆: Phaseolus radiatus L.)는 인도를 원산으로 재배하는 1년초이다. 줄기는 곧게 서거나 윗부분이 약간 덩굴지는 식물이고 연한 갈색의 긴 끝이 뾰족하며 빳빳한 털이 있다. 작은 잎은 3개이고 넓은 난형 또는 각이 있는 난형이다.

전체에 갈색 털이 분포하고 잎은 호생互生 즉, 어긋난다. 꽃은 노란색이며 열매는 협과로 길이는 6~10cm이고 너비는 약 6.5mm 되는 원기둥 모양으로, 여물면 흑색으로 변하며 표면에 긴 끝이 뾰족하며 빳빳한 털이 있다. 종자는 작은 직사각형 모양이고 녹색 혹은 어두운 녹색이다. 개화기는 6~7월이고 결실기는 8월이다.

녹두 식물의 잎(녹두엽), 꽃(녹두화), 열매 껍질(녹두피)도 약용으로 쓴다. 입추 후 종자가 여물었을 때 전포기를 뽑아 햇볕에 말린다. 말린 다음 종자를 털어내고 키질하여 잡물을 제거한다.

성분의 특징

녹두 열매 100g에 프로테인 22.1g, 지방 0.8g, 탄수화물 59g, 칼슘 49mg, 인 268mg, 철 3.2mg, 카로테노이드 0.22mg, 비타민 B1 0.5mg, 비타민 B2 0.12mg, 니코티닉 에시드 1.8mg이 들어 있다. 프로테인은 주로 글로블린 류인데 그 종성 중에는 메디오니네, 트리프토파네, 트리로시네가 비교적 적다. 녹두의 인지질 성분 중에는 포스파티딜 콜리네, 포스파티디레다노라미네, 포스파티딜리노시톨, 포스파티딜글리세롤, 포스파티일세리네, 포스파티딕 에시드가 들어 있다.

녹두의 맛은 달고 성질은 서늘하다. 심, 위경에 작용한다. 열을 내리고 해독하며 소서, 이수하고 눈을 밝게 하는 효능이 있다. 서열번갈, 수종, 이질, 기관지 천식, 코고는 증상, 부자 및 비석 등 여러 가지 광물약독을 해독한다. 단독, 조그마한 종기, 해열, 약독을 치료한다. 하루 20~40g을 물로 달이거나 가루 내어 먹거나 신선한 것을 갈아 짠 즙을 복용한다. 외용시 가루 내어 개어서 바른다. 주의사항으로는 비위가 허하여 설사하는 사람은 복용을 삼간다. 녹두를 베개에 넣고 자면 눈을 밝게 하고 신경성 두통을 치료한다. 갈아 끓인 즙을 마시면 당뇨병을 치료하며 부종을 없애고 기력을 보충하며 피부를 매끄럽게 한다.

녹두의 부위별 약 효능

1. 녹두 가루는 열을 내리고 해독하는 효능이 있다. 초기의 악성 종기, 화상, 타박상을 치료한다. 열약熱藥 및 주상酒傷의 여러 가지 독

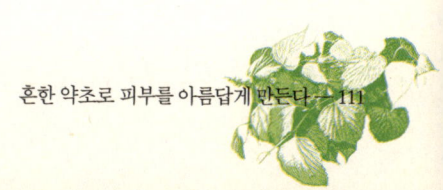

을 없앤다. 하루 12~40g을 물에 개어서 복용한다. 외용시 개어서 바르거나 가루를 상처에 두드리듯 바른다. 녹두와 쌀을 반반 섞어 죽을 쑤어 먹으면 식중독, 알콜중독에 효험이 있으며 무더운 여름철 식욕부진에도 효과가 있다.

2. 녹두 잎은 맛이 쓰고 성질은 차며 독이 없다. 토사, 반진, 정독, 옴을 치료한다. 하루 20~40g을 짓찧은 즙을 복용한다. 외용시 짓찧어 천에 싸서 문지른다.

3. 녹두싹은 맛이 달고 성질은 평하며 독이 없다. 알코올중독, 열독을 풀고 삼초를 순조롭게 한다. 주의사항으로 비위가 허한한 사람은 오래 먹지 말아야 한다. 모든 콩의 싹은 어느 것이나 몹시 비린내가 나서 참을 수 없지만 녹두의 싹만은 그 맛이 독특하다.

4. 녹두껍질 즉 녹두 열매의 씨껍질은 녹두를 물에 불렸다가 주물러 벗겨낸다. 일반적으로 녹두가 발아한 다음 남은 껍질을 햇볕에 말려 쓴다. 맛은 달고 성질은 차며 독이 없다. 열독을 풀고, 풍열을 내리고, 종창을 가라앉히며 목예(目翳)를 없애는 효능이 있다. 하루 6~15g을 물로 달여서 복용한다. 또는 가루 내어 먹는다.

5. 녹두꽃은 주독 즉 알콜중독을 푸는 효능이 있다. 하루 37~74g을 물로 달여서 복용한다.

녹두는 피부를 곱게 한다. 녹두를 물에 불렸다가 믹서에 갈거나, 녹두가루를 사용하거나 하여 물을 붓고 죽을 쑤어 먹는다. 여름철 땀띠 및 습진에도 녹두 가루를 환부에 뿌리고 죽을 쑤어 먹으면 효과가 좋다. 온갖 환경 공해 속에 사는 현대인들 몸속의 노폐물을 배출시키고 해독작용과 중화작용을 시켜준다. 여드름에도 녹두가 효험이 있다. 녹두를 분말하여 달걀 흰자위에 개어서 잠자기 전에 바르고 아침에 일어

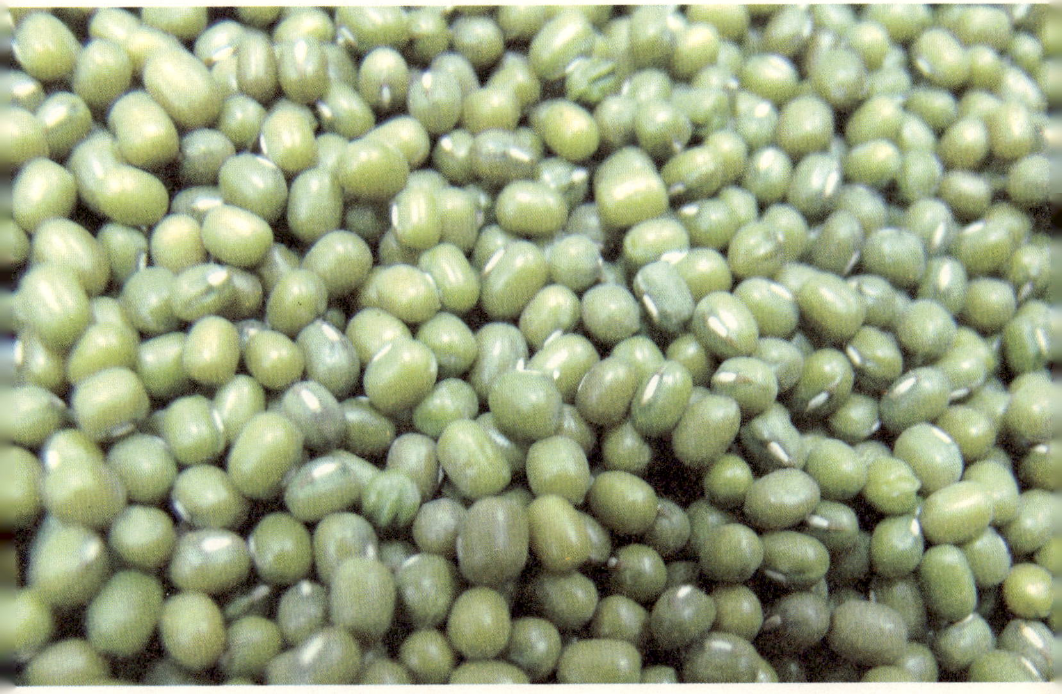

나서 씻어주면 여드름이 깨끗이 사라진다. 꾸준히 사용하면 고운 피부를 간직할 수 있다. 주의사항으로는 녹두의 성질이 차기 때문에 저혈압이나 냉증이 있는 사람, 소화기가 약한 사람은 과용하지 말아야 한다. 또한 잉어를 먹어서는 안 된다.

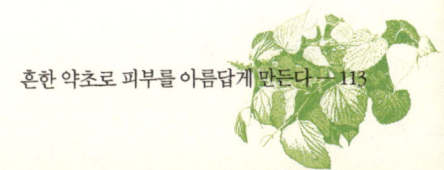

녹두는 재배하는 식물로 100가지 독을 푸는 강력한 해독제로서 신비한 효험이 있다. 여름철 삼복더위에 소나 말, 가축들이 피로해 하고 열병이 날 때 생 녹두를 찧어 냉수에 타서 먹이면 곧 낫는다. 1주일에 1~2회 정도 소나 말에게 먹이면 병이 나지 않는다고 한다. 간을 튼튼하게 하고 위장을 이롭게 하며 눈을 맑게 하고 마음을 안정시키기도 한다. 계절적인 질병과 약중독에 효험이 있으며 식품으로서도 유익하고 약용으로도 사용된다. 식용 및 약용에 대단히 유용한 식물이다.

호박죽이 미인을 만든다

자양강장, 피로회복, 생활습관병, 항암, 화상, 위통, 변비, 피부미용에 효험

호박은 열대 및 남아메리카 원산으로 알려진 박과의 덩굴성 한해살이풀이다. 원산지에 대해서 서양계 호박 및 폐포(pepo)계 호박은 아메리카 대륙이고 동양계 호박은 동남아시아열대지역으로 추정되고 있지만, 최근에는 동양계 호박도 그 원산지가 아메리카라는 설이 확실시 되고 있다.

우리나라는 언제부터 재배되었는지 알 수 없고 조선시대 문헌에 비로소 나타나고 있을 뿐이다. 품종은 동양계로서는 아이즈, 서울애호박이 있고, 서양계로서는 터번, 하버드, 방향청피감율, 화초호박, 버터넛, 터번, 흑피율, 백피율, 적피율, 델리셔스 등이 있다. 폐포계로서는 금감로, 골덴, 장난감호박, 꽃즈키니, 즈키니호박이 있으며 사료용 호박은 서양계로서 큰 것은 무게가 30~40kg까지 나간다. 종간 잡종 호박은 신

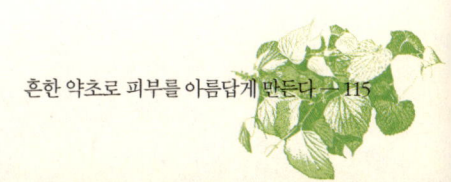

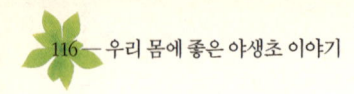

토좌, 회율, 평화친선 등의 품종이 있다. 서양계 호박은 줄기의 단면이 둥글고 동양계와 페포계는 5각형을 나타낸다.

덩굴의 단면은 오각형으로 털이 있으며, 덩굴손으로 다른 물체를 감고 올라가면서 자란다. 잎은 어긋나며 잎자루가 길고, 심장 모양이며 얇게 5갈래로 갈라진다. 6월부터 크고 노란 꽃이 피는데, 수꽃은 자루가 길고 암꽃은 자루가 짧으며 열매를 맺는다. 품종에 따라 열매의 크기, 모양, 색 등이 모두 다르다. 개량된 품종에는 덩굴성이 아닌 것도 있다.

호박의 식물명과 영어명

식용으로 이용되는 4종류의 호박은 우리호박(Cucurbita moschata), 서양호박(c. maxima), 폐포호박(C. pepo), 믹스타(C.mixta)로, 이는 식물분류학상의 이름이다. 호박 속의 이들 4종을 상호 교배해도 종자는 생기기 어렵다. 그러나 야채로서의 성질, 재배방법, 조리방법 등이 유사하기 때문에 오래전부터 이들 호박을 하나의 종으로 취급한다.

영국 및 미국에서는 호박의 호칭이 많다. pumpkin, summer squash, winter squash, marrow, cushsw 등인데, 주로 이용상의 호칭으로, 식물명과는 일치하지 않는다. 하나의 설로서 다음과 같은 구분 방법이 있다. pumpkin이라는 것은 익은 것을 이용해서 조리하고, 파이로 사용하거나 사료로 이용하는 것, summer squash는 미숙과로 굽거나 피클에 사용하는 경우의 호칭, winter squash는 pumpkin과 마찬가지로 익은

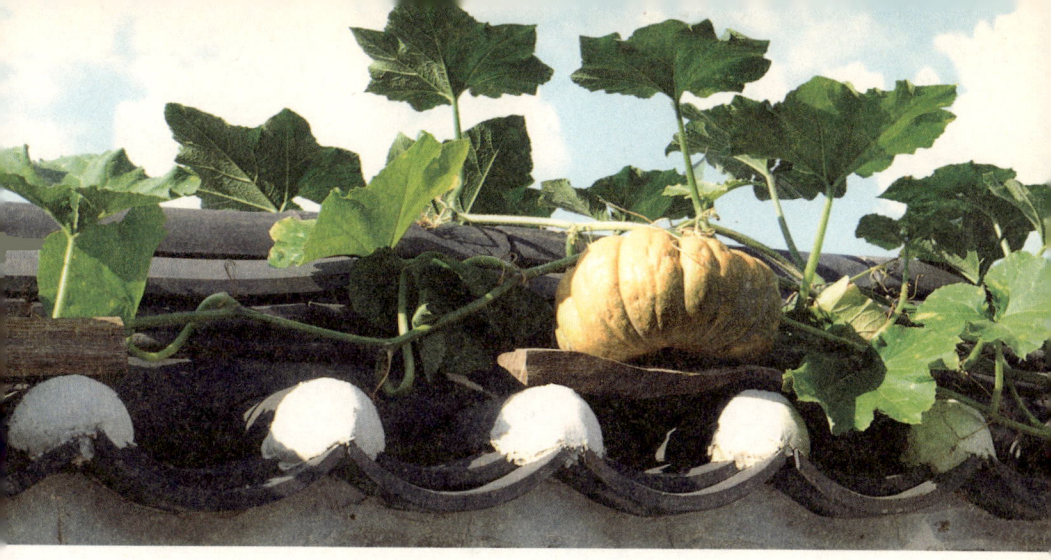

것을 사용해서 조리하는 것, marrow는 익은 것으로 굽거나 스튜로 하는(영국) 경우, cushaw는 익은 것을 굽거나 사료로 사용할 때에 사용한다. 그 외에 성숙한 호박을 이용할 때는 pumpkin, 미숙한 호박을 이용할 때는 squash로 한다는 설도 있다.

성분의 특징

호박은 칼로리가 높고, 카로틴을 다량으로 함유하며, 비타민이 풍부하다. 또한 저장성이 높아 야채가 적은 겨울철의 영양보급이라는 의미가 있다.

호박 100g당 식품 영양성분은 다음과 같다.

수분 78.5g, 단백질 1.7g, 지질 0.2g, 탄수화물 중 당질 17.5g, 섬유질 1.2g, 회분 즉 무기질 중에는 칼륨 370mg, 나트륨 1mg, 철 0.6mg, 인 37mg, 칼슘 24mg, 미량성분 중에 비타민 A 470 IU, 비타민 E 4.6mg, 비타민 B1 0.10mg, 비타민 B2 0.08mg, 나이아신 0.7mg, 비타민 C 39mg이 들어 있다.

호박의 다른 이름은 남과(南瓜: 전남본초), 왜과(倭瓜: 식물명회), 북과(北瓜, 금동과金冬瓜, 동과冬瓜: 광주식물지), 복과(伏瓜: 민간상용초약회편), 금과(金瓜: 육천본초), 반과(飯瓜, 노면과:老緬瓜, 와과窩瓜: 중국약식도감), 번포(番蒲: 강서 초약수책), 번과(番瓜: 본초구원), 번남과(番南瓜: 군방보) 등으로 부른다.

호박의 뿌리(남과근南瓜根), 줄기(남과등南瓜藤), 줄기의 덩굴손(남과수南瓜鬚), 잎(남과엽南瓜葉), 꽃(남과화南瓜花), 열매꼭지(남과체南瓜蒂), 열매속(남과양南瓜瓤), 씨(남과자南瓜子), 열매 속에서 싹이 튼 씨(반장초盤腸草)도 약용으로 쓴다.

호박의 부위별 약 효능

1. 호박(남과)은 여름과 가을에 열매가 여물었을 때 딴다. 맛은 달고 성질은 따뜻하다. 비, 위경에 작용한다. 보중익기補中益氣하고 염증을 없애며 통증을 멎게 하고 해독하며 살충한다. 쪄서 먹거나 생것을 짓찧은 즙을 먹는다. 외용시 짓찧어 바른다. 주의사항으로는 기체습조氣滯濕阻의 병을 앓고 있는 자는 먹지 말아야 한다. 많이 먹으면 각기와 황달을 일으킨다.

2. 호박뿌리(남과근)는 맛은 싱겁고 성질은 평하며 독이 없다. 이습열하고 젖을 나오게 한다. 임질, 황달, 이질, 모유가 나오지 않는 것을 치료한다. 신선한 것으로 하루 12~23g을 40~80g의 물에 달여서 복용한다.

3. 호박줄기(남과등)는 맛은 달고 쓰며 성질은 약간 차고 독이 없다. 여

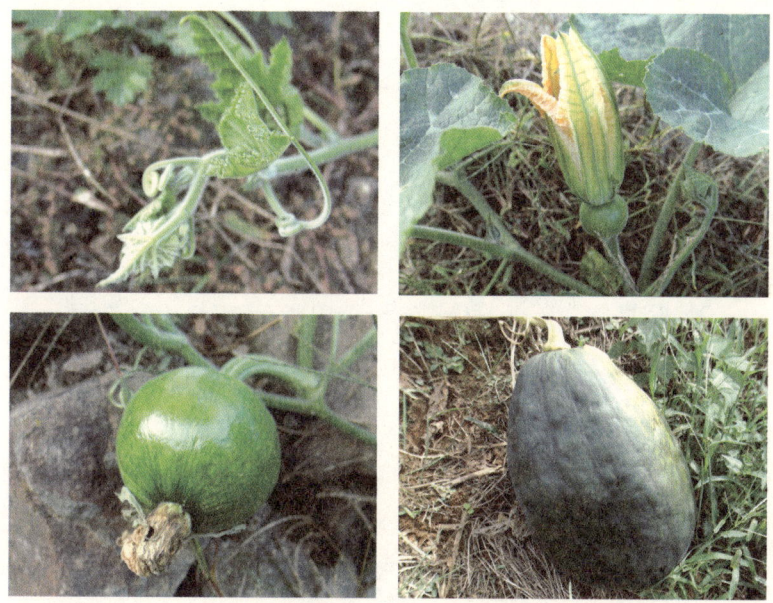

름과 가을에 채취한다. 간, 비경에 작용한다. 청폐, 화위, 통락한다. 폐결핵으로 인한 저열, 위통, 월경불순, 끓는 물에 덴 상처를 치료한다. 하루 20~40g을 물로 달여서 먹거나 줄기를 끊고 즙을 받아 먹는다. 외용시 찧은 즙을 바른다.

4. 호박 줄기 위의 덩굴손(남과수)은 여성의 젖꼭지가 오므라져 안으로 들어가고 몹시 아픈 것을 치료하는데 쓴다. 남과수 한줌에 소금을 조금 넣고 짓찧어 끓인 물에 개어 먹는다.

5. 호박속(남과양)은 끓는 물에 덴 상처, 도끼, 창, 칼날 따위에 다친 상처를 치료한다. 외용시 짓찧어 바른다.

6. 호박잎(남과엽)은 여름과 가을에 채취한다. 성분은 chlorophyll을

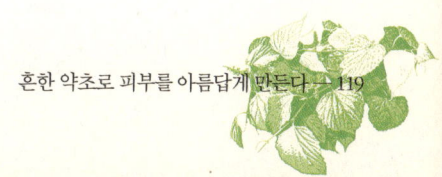

함유하고 있는데 이것을 천연 식용색소로 쓴다. 이질, 감적, 도끼, 창 칼날에 다친 상처를 치료한다. 하루 80~120g을 물로 달여 먹거나 가루 내어 먹는다. 외용시 가루 내어 바른다.

7. 호박씨(남과자)는 여름과 가을 사이에 여문 씨를 채취하여 씨껍질에 붙은 얇은 속을 제거하고 햇볕에 말린다. 씨의 성분은 cucurbitine, 지방유, protein, 비타민 B1, B2, C 등이 함유되어 있고 carotene도 들어 있다. 지방유의 주요 성분은 liloleic acid, oleic acid, stearic acid 등의 glyceride이다. 구충작용, 일본 주혈흡충에 대한 작용이 있다.

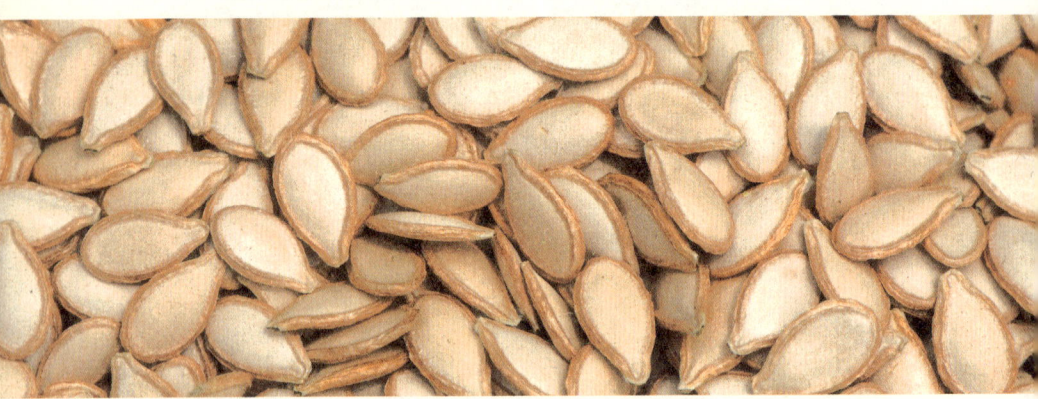

맛은 달고 성질은 평하다. 촌백충, 회충, 산후에 손발이 붓는 데, 백일해, 치질을 치료한다. 볶아 달여서 먹으면 당뇨병을 치료한다. 하루 40~75g을 물로 달여서 먹거나 가루 내어 먹거나 기름을 짜서 먹는다. 달인 물로 증기를 쏘이거나 씻는다. 주의사항은 많이 먹으면 옹기체격壅氣滯膈 한다.

8. 호박꼭지(남과체)는 가을에 잘 익은 호박을 따서 꼭지를 떼어 햇볕에 말린다. 큰 종기, 정창, 끓는 물에 덴 상처를 치료한다. 하루 40~80g을 물로 달여 먹거나 약성이 남게 구워서 가루 내어 먹는다. 외용시 갈아서 가루 내어 개어서 바른다.

9. 호박 열매 속에서 싹이 튼 씨(반장초)는 맛은 달고 싱거우며 성질은 평하고 독이 없다. 가을 이후에 채집하여 신선한 것 그대로 쓰거나 햇볕에 말려 쓴다. 소아의 반장기통(盤腸氣痛: 충수염으로 인한 기통), 경풍, 감기, 풍습열사를 치료한다. 하루 4~8g을 물로 달여서 복용한다. 외용시 짓찧어 초炒해서 즉, 볶아서 뜨겁게 하여 환부를 찜질한다.

누렇게 익은 호박은 카로틴(체내에서 비타민 A가 된다)이 풍부하고, 식물성 섬유와 비타민 B1, B2, C는 토마토와 비슷하게 들어 있고, 칼슘과 철분, 인 등의 미네랄이 균형있게 들어 있다. 감기 걸렸을 때 쪄서 먹으면 기침, 임신 중에 오는 요통 및 복통, 하혈, 부종, 신장기능이 약할 때, 종기, 헌 데, 항암작용, 태아안정, 하혈, 회복기 환자, 위장이 약한 사람, 노인, 여성의 피부미용, 산모, 체력회복, 해수, 이뇨작용, 해독작용, 중풍예방, 생활습관병, 피로회복 등 자양강장에 좋다. 늙은 호박을 쪄서 먹든지, 죽으로 쑤어서 먹든지, 호박떡을 만들어 먹든지 모두 좋다.

동의보감에서는 부기가 있을 때 호박을 사용하라고 기록되어 있는데, 특히 산모의 부기에 좋으며 이뇨제여서 소변이 잘 나오지 않거나

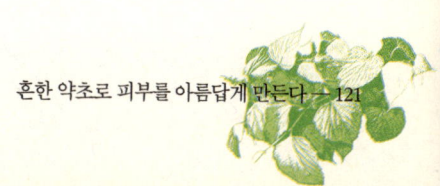

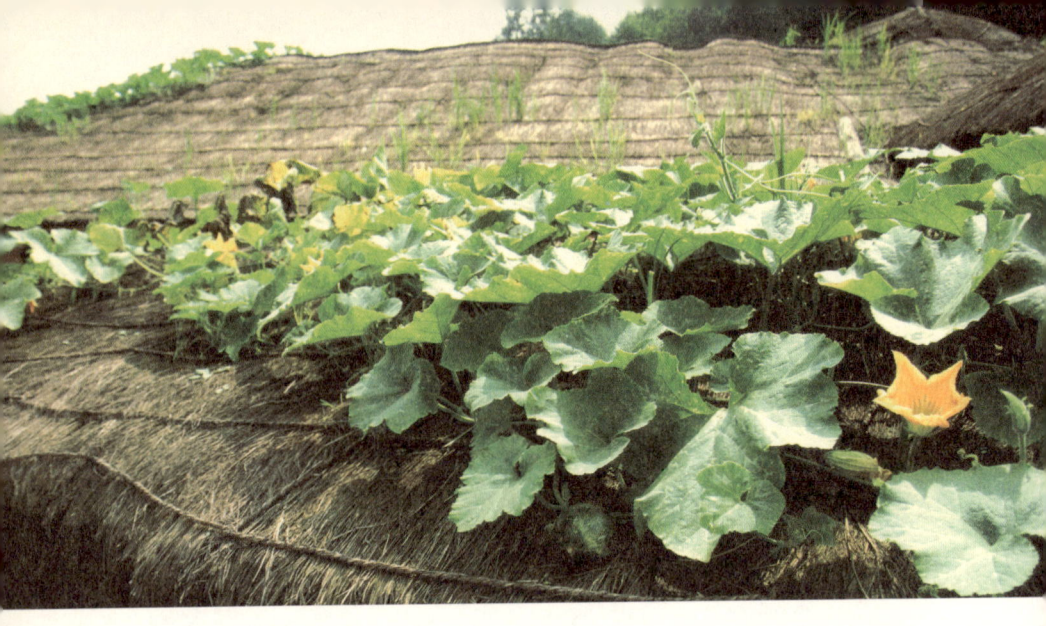

부기가 심한 사람에게 달여 먹으면 효험이 있다. 잘게 썬 호박을 햇볕에 바짝 말려 가루로 만들어 하루에 20g씩 꾸준히 복용하면 인슐린 분비를 돕는 작용을 한다.

호박이 익지 않은 것을 애호박이라고 하는데 된장국에 끓여서 먹으면 맛이 일품이다. 연한 호박잎도 데쳐서 쌈을 싸먹거나 된장국에 넣어서 먹으면 맛이 아주 좋다. 익어서 잘 굳은 호박을 청동 호박, 보기에 예쁜 호박을 화초 호박이라고도 부르는데 모두 다 좋다.

호박씨는 질 좋은 불포화 지방산과 머리를 좋게 해주는 레시틴이 많이 들어 있어 동맥경화, 편도선염, 이뇨제, 부종, 고혈압, 뇌졸중, 간이 약한 데, 만성적인 기침, 천식, 어린이 백일해에 좋다. 호박에는 암을 억제하는 프로테아제의 일종이 있다고 한다.

호박은 생활습관병을 예방해주고 겨울철에 잘 보관하면 귀중한 비타민 공급원이 될 수 있으며 좋은 먹을거리가 될 수 있다.

팥으로 주근깨를 제거한다

피로회복, 기미, 주근깨에 효험 있는 팥

팥(Phaseolus angularis W. F. Wight)은 콩과에 속하는 일년생 초본식물이다. 높이는 30~60cm이고 잎은 어긋나며 세 쪽씩 붙어 있다. 작은 잎은 달걀같이 길고 둥근 모양으로 끝이 뾰족하다. 여름에 노란 나비 모양의 꽃이 잎겨드랑이에서 피고 가늘고 긴 둥근 통 모양 꼬투리에 4~15개의 붉은 갈색, 흑색, 회백색, 담황색 등의 씨가 들어 있다.

원산지는 인도로 추정되며 한국, 중국, 일본 등지에서 재배되는 작물이다. 씨를 팥이라고 하는데 대단히 실용적인 잡곡 중의 하나이다. 우리나라에서는 함경북도 회령군 오동의 청동기시대 유적에서 출토되었고, 백제의 군창자리에서 녹두와 함께 출토되고 있다. 콩과 비슷한 조건에서 잘 자라지만 약간 다습한 곳을 좋아하며 늦게 파종하여도 적응을 잘하므로 7월 상순까지도 파종이 가능하다. 낙엽이 떨어지지 않더라도 잎과 꼬투리가 황색 또는 갈색으로 변하여 마르면 성숙한 것이고 70~80% 정도가 성숙하면 수확한다. 10월 상순에서 중순이 수확하기에 가장 적합하다. 우리나라에서 재배하는 대표적인 품종은 홍천적두, 진천적두, 영동적두 등이 우수한 품종으로 알려져 있다. 개화기는 5~8월이고, 결실기는 8~9월이다.

팥의 맛은 달고 시며 성질은 평하거나 따뜻하고 독이 없다. 심, 비, 폐, 소장경에 작용한다. 소변이 잘 나오게 하고 습을 제거하고 혈을 조화시키고 고름을 배출시키고 부기를 가라앉히고 해독하는 효능이 있다. 수종, 각기, 황달, 설사, 혈변, 부스럼을 치료한다. 하루 10~40g을 물로 달여서 복용한다. 또는 가루 내어 사용한다. 외용시 신선한 것을 갈아 섞어서 바른다. 채취는 여름부터 가을까지 한다. 햇볕에 말리고 종자를 꺼내어 불순물을 제거한 다음 다시 햇볕에 말린다. 적소두인 작은 팥은 종자가 원기둥 모양이고, 적두인 큰 팥은 종자가 사각원형이다. 적소두가 품질이 더 좋은데 귀하기 때문에 적두로 대체하여 쓴다. 모두 약용하는데, 잎(적소두엽), 꽃(적소두화) 및 발아한 종자(적소두모)도 약으로 쓰인다.

팥에 관하여 『영양조직학』 203면에서는 이렇게 기록하고 있다.

기미, 주근깨를 없애기 위한 영양관리 - 기미와 주근깨는 간기능과 밀접한 관계에 있으므로 영양소 섭취 조절을 잘하면 일정한 효과를 볼 수 있다. 이때에는 비타민 C가 많은 과일, 채소, 비타민 B2가 많은 콩, 팥, 달걀, 그리고 단백질이 풍부한 고기, 물고기 등을 넉넉히 섭취하는 것이 좋다.

『생활과 건강장수』 1권 260면에서는 이렇게 기록하고 있다.

팥에는 우리 몸에 필요한 단백질, 기름, 탄수화물, 칼슘, 섬유질, 인, 철, 비타민들과 그밖에 3가지 결정성 사포닌들이 들어 있다. 팥은 영양가가 높은 식품일 뿐만 아니라 여러 가지 질병의 예방치료에도 널리 쓰인다. 예로부터 여러 가지 팥 가운데서 붉은 팥을 약재로 많이 써왔다. 팥은 독을 풀어주는 작용도 하면서 소변도 잘 나가게 한다. 그러므로 부었을 때 팥 120g을 물에 달여서 차처럼 마시거나 혹은 팥을 가루 내어 한번에 9g씩 더운물에 타서 하루에 3번 먹기도 한다. 팥에는 비타민 B1이 많이 들어 있기 때문에 각기병을 예방 치료하는데 쓰기도 한다. 또한 민간에서는 종처가 났을 때 팥에 계란 흰자위와 꿀을 섞어서 바르기도 한다. 팥에는 알칼리성질을 가진 플라보노이드도 들어 있기 때문에 피로 예방과 과산성 위염에도 좋다. 잘 흡수시키기 위하여 죽으로 쑤어 먹는 것이 좋다.

『식품재료사전』에서는 팥에 대해 아래와 같이 적고 있다.

팥(azuki bean) 콩과의 돔부속, 팥은 거래상 입장粒長이 4.8㎜ 이상의 것을 대납언팥, 그 이하로 체의 눈금이 4.2㎜ 이상의 것을 보통 팥이라고 한다. 대납언팥으로서는 단파대납언, 능등대납언이 있으며 맛을 내지 않은 소두죽은 오래전부터 해독, 이뇨, 배농의 약효가 있는 한방의 재료로도 사용되었다.

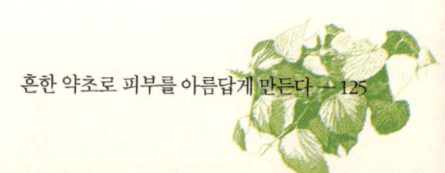

팥(전립, 마른 것) : 399kcal, 수분 15.5g, 단백질 20.3g, 지질 2.2g, 회분 3.3g, 탄수화물 58.7g, 비타민 E: 0.5㎎, 비타민B1: 0.45㎎, 비타민B2: 0.16㎎, 나이아신 2.2㎎, 칼륨 1,500㎎, 나트륨 1㎎, 철 5,4㎎, 인 350㎎, 칼슘 75㎎.

팥은 소변에 이롭고 수종을 가라앉게 하고 농을 제거하며 염증을 없애 주고 주독을 풀어 준다. 몸이 뚱뚱한 사람이 먹으면 몸이 가벼워지

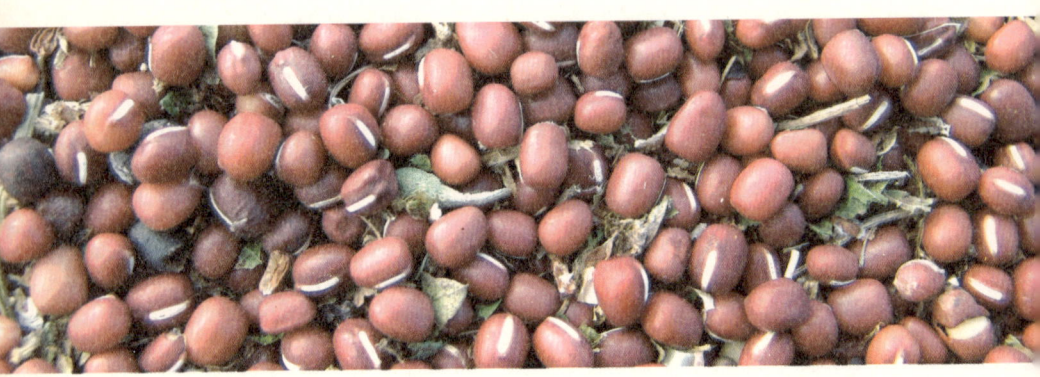

고 여윈 사람이 먹으면 몸이 단단해 진다. 팥알은 소변을 돕고 팥잎은 소변을 멎게 한다. 참으로 신기하고 묘한 작용을 한다. 팥과 잉어를 함께 삶아 먹거나 붕어나 도미 또는 계란과 함께 삶아 먹으면 수종병을 치료할 수 있다. 먹으면 자주 효력이 나는데 효력이 나지 않더라도 해는 없다. 전설에 의하면 귀신이 팥을 두려워한다고 해서 동짓날 팥죽을 쑤어 먹고 재앙을 막기 위해서라고 전해져 오고 있다. 팥은 떡고물이나 팥죽의 재료로 사용되는데 단단해서 오래 푹 삶아야 한다. 빨리 익히려고 소다 즉, 중조를 넣고 삶는 경우가 있는데 빨리 무르기는 하지만 팥

에 들어 있는 비타민 B1이 소다와 만나 파괴되어 버리므로 팥과 소다를 함께 조리하는 것은 옳지 않다고 한다. 팥은 피로회복, 더위 해소, 부종, 각기병 예방, 해독 효과가 탁월하다. 영양적인 균형을 잘 유지하고 있는 곡류로 풍부한 당질과 단백질, 비타민 B1은 피로회복과 여름타는 증세를 해소하는데 도움을 주며 어깨결림, 노곤함, 근육통에도 효험이 있다.

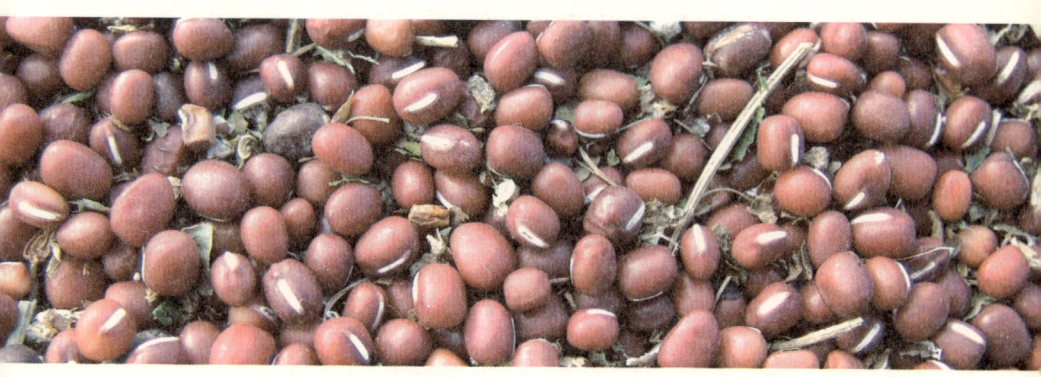

팥의 효용을 충분히 살리려면 팥을 삶아서 국물째 먹을 수 있는 팥죽이 가장 이상적이다. 이렇게 먹으면 껍질에 많은 비타민 B1과 식물성 섬유가 국물에 배어나므로 비만증, 변비예방에 효과적이다. 팥에는 강력한 이뇨작용이 있어서 배에 물이 차는 복수, 부기를 가라앉히는 데 신효한 효험이 있다. 팥껍질에 들어 있는 사포닌이 뛰어난 이뇨작용을 해 심장병, 신장병, 각기병 등으로 인한 부기에 높은 효과를 발휘한다. 팥을 너무 많이 먹으면 설사를 할 수도 있으므로 적당량을 먹는 것이 좋다. 적소두싹은 혈변, 임신 태루胎漏를 치료한다. 물로 달이거나 가루

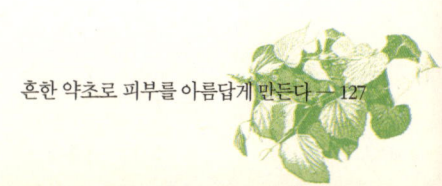

내어 복용한다. 적소두잎은 소변이 자주 마려운 데, 유뇨를 치료하고 눈을 밝게 한다. 물로 달이거나 찧은 즙을 복용한다. 적소두꽃은 여름에 채취하는데 맛은 매우며 성질은 평하고 독이 없다. 열을 내리고 지갈, 해정, 해독하는 효능이 있다. 학질, 이질, 당뇨병, 음주로 인한 두통, 치루 하혈, 단독, 정창을 치료한다. 끓이거나 가루 내어 복용한다. 외용시 갈아서 가루로 하여 뿌린다. 아름다운 꽃과 잎, 줄기, 반짝이는 씨앗이 우리 인체에 미치는 영향을 생각할 때 팥은 조물주가 우리 인류에게 준 아름다운 선물 중에 하나인 것 같아 다시 한번 고마움을 느낀다.

살구씨로 주근깨와 여드름을 없앤다

대장을 깨끗하게 하며 기미, 주근깨, 여드름을 없애는 살구

이원수 작사 홍난파 작곡 '고향의 봄'이란 노래가 있다.

"나의 살던 고향은 꽃피는 산골, 복숭아꽃 살구꽃 아기 진달래, 울긋불긋 꽃대궐 차리인 동네, 그 속에서 놀던 때가 그립습니다."

흔히 봄이 오면 동네 길가에 서 있는 살구나무꽃이 먼저 핀다. 살구나무는 벚나무속 장미과에 속하는 나무이다. 북반구 온대 지방에 자라고 전 세계에 약 200종이 분포되어 있으며 우리나라에는 약 15종이 분포되어 있다. 4월에 흰색 또는 연분홍색 꽃이 핀다. 꽃잎은 5장이며 한 송이 또는 여러 송이가 산방상 또는 총상화서를 이루고 있다. 열매는 6~7월에 황색 또는 황적색으로 익는다.

필자도 어릴 때 충청북도 중원군 주덕면 대곡리에 '벌터' 또는 '석포' 마을에 살면서 아름드리의 살구나무에서 열리는 살구를 따먹은 기억이 난다. 지금도 잘 익은 살구의 맛을 잊을 수 없다.

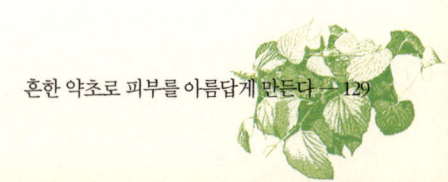

살구나무는 재질이 단단하여 상류층의 관재로 사용되었고, 가구, 기구재, 차량 재료로도 많이 쓰였다. 불교에서는 살구나무로 만든 목탁을 치면 그 소리가 깨끗하고 영롱하게 울린다고 하여 진재로 여겨져 왔다. 살구나무를 베어 동네 연못 속에 5년간 담가놓았다가 꺼내어 다듬잇대를 만들면 절대로 갈라지지 않고 훌륭한 다듬잇대가 된다고 한다.

살구는 가정의 상비약으로 요긴하게 사용되어 왔다. 흔히 의원이라고 하면 행림杏林이라고 하는데 옛날 중국의 오나라에 동봉이라는 의원이 있었는데 남의 병을 고쳐주고는 그 대가로 돈은 받지 않고 중병인 때는 다섯 그루, 가벼운 병일 때는 한 그루의 살구나무를 심어 달라고 했다. 여러 해가 지나 울창한 살구나무숲이 되어 동선행림童仙杏林이라고 했으며 이 살구 열매가 익으면 잡곡과 교환하여 빈민에게 나누어 주었으며 길손에게 주는 몫만도 1년에 2만여 석이었다는 고사가 신선전神仙傳에 전해져 오고 있다.

옛날에는 살구꽃이 필 무렵이면 농사일을 시작하는 즉, 곡식의 씨를 뿌리고 밭을 갈기 시작하는 계절의 시간표로 여겼다. 또한 그해에 살구가 많이 열려서 잘 익으면 그 이듬해에는 농사가 잘 된다고 생각해 왔다.

살구씨는 씨속의 인仁을 행인杏仁이라 하며 맛이 단 것을 감행甘杏이라 하여 볶아서 먹기도 하고 과자를 만들기도 했다. 맛이 쓴 것은 고행인苦杏仁이라 하여 기름을 짜서 사용하고 행인수라 하여 살구나무 인으로 만든 기침 물약을 말한다. 옛날에는 개고기 먹고 체한 데, 고기 먹고

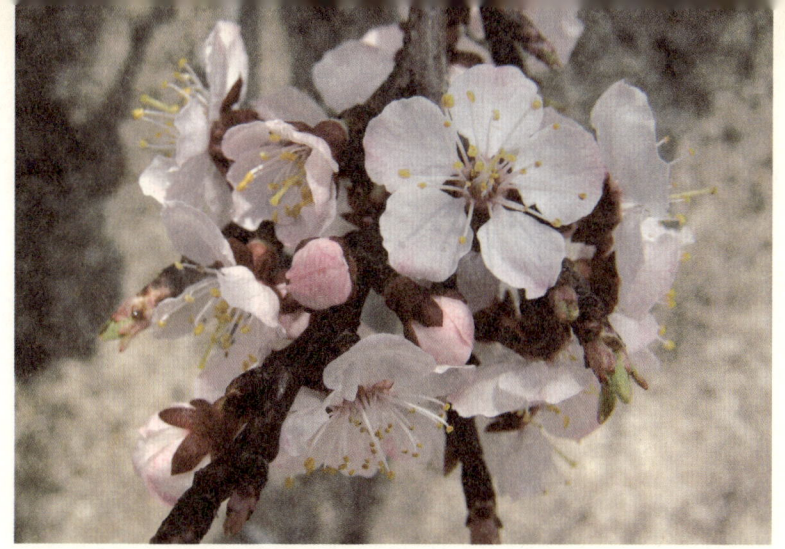

　체한 데, 토사, 설사, 선홍열, 기침 등에 효험이 있어 사용되어 왔다. 그리고 살구정과, 살구떡, 행포라 하여 살구를 설탕물에 졸여 과자를 만들었으며 행인정과, 행인당, 행인죽, 행인주도 만들어 먹었으나 이러한 식용과 약용을 겸한 민속식품은 사라진 것이 많고 한두 가지 정도만 전수되고 있는 것이 현실이다.

　살구나무의 익은 열매를 따서 살을 벗기고 굳은 껍질을 까버린 다음 끓는 물에 담가서 씨껍질을 없애고 그대로 또는 볶아서 사용한다. 살구는 사과산, 포도당, 과당이 매우 많아 갈증도 풀어 주고 피로도 회복시키며 비타민 A, B1, B2, 나이아신 등을 함유하고 있어 기침, 가래, 천식에도 효험이 있다. 살구는 익은 과일을 날것으로 먹으며 건과, 잼, 통조림, 넥타 등을 만들어 먹기도 한다. 또한 살구를 쪄서 으깨어 체에 걸러 녹말과 섞은 다음 꿀을 넣어 만든 것을 '행병杏餠'이라고 한다. 즉 '살구떡'이란 뜻이다.

　살구씨에도 같은 효과가 있어 씨는 계절에 관계없이 '행인杏仁'이라

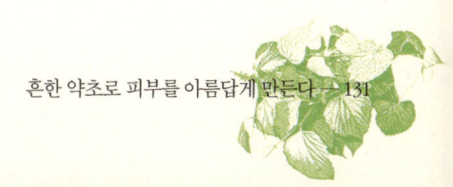

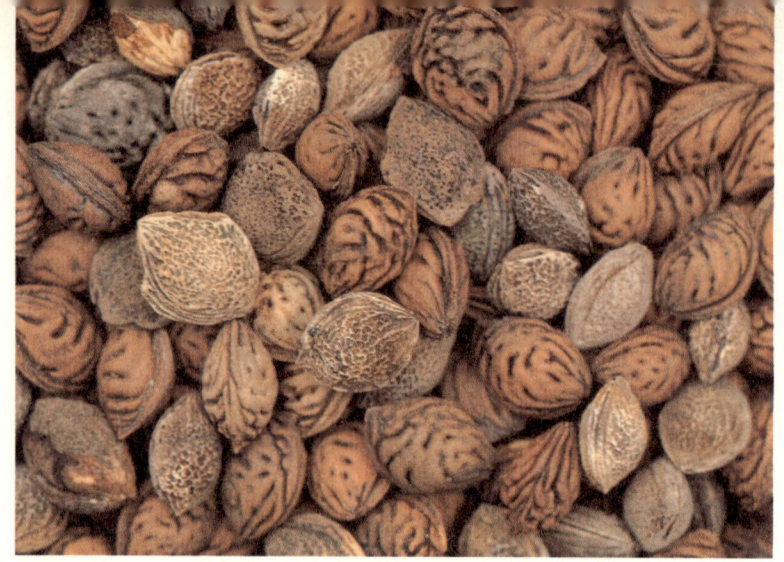

하여 껍질 벗긴 행인 3홉을 누렇게 볶아 가루 낸 다음 꿀 1되를 넣고 끓여서 식사 전후, 사이를 가리지 않고 하루 세 번 밥숟가락으로 1숟가락씩 복용한다. 끓일 때 호두를 함께 넣어도 좋다.

북한에서 펴낸 『동의학사전』에서는 살구씨에 대해서 이렇게 기록하고 있다.

맛은 쓰고 달며 성질은 따뜻하다. 폐경, 대장경에 작용한다. 기침을 멈추고 숨찬 것을 낫게 하며 대변이 잘 나가게 하고 땀이 나게 하며 해독한다. 성분 아미그달린이 진해 작용을 나타낸다는 것이 실험적으로 밝혀졌다. 여러 가지 원인으로 기침이 나는 데, 변비, 고기를 먹고 체한 데 등에 쓴다. 하루 6~12g을 물로 달이거나 환을 지어 먹거나 가루 내어 먹는다.

살구술은 심장병, 고혈압, 암의 예방 효과도 있다. 식욕을 돋우고 피로회복에도 좋다. 살구씨는 미용에도 효과가 좋아 화장품 원료, 비누를 만들어 활용한다. 여성들의 기미나 주근깨, 여드름, 거칠어진 피부

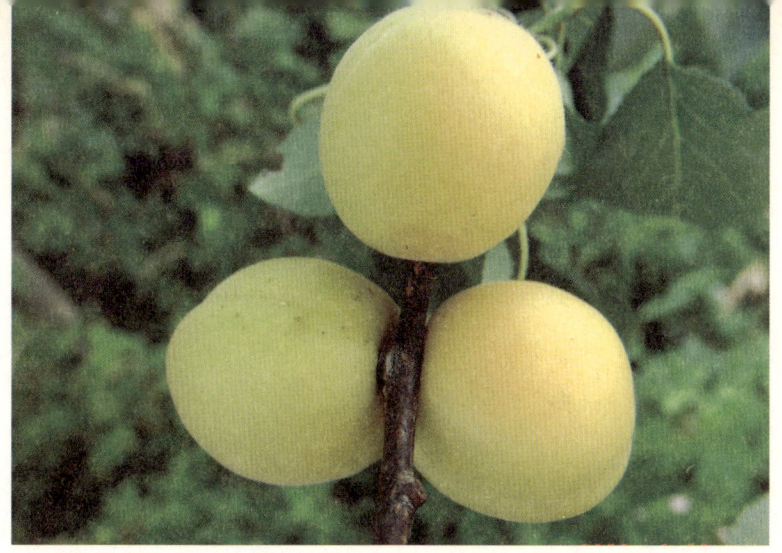

에는 살구씨 분말 1큰술, 계란 노른자 2개, 꿀 1찻술을 골고루 섞어 얼굴을 깨끗이 닦아내고 눈주위에 아이크림으로 바른다. 계란팩과 같이 거즈를 밑에 깔고 팩을 하면 닦아낼 때 손쉽고 피부에 자극을 적게 준다. 또한 가래를 삭이는 데도 아주 좋은 효과를 가지고 있다. 주근깨를 없애는 또다른 방법은 계란 노른자위 한 개에 살구씨 기름 20ml를 넣고 섞어서 자기 전에 바르고 다음날 아침 씻어버리면 된다.

허준이 쓴 『동의보감』에서도 이렇게 적고 있다.

기침이 북받쳐 호흡 곤란을 일으키게 될 때, 숨이 가쁘고 가래가 끓을 때 사용하면 살구씨가 진해, 거담 작용을 한다.

씨를 그대로 먹기가 성가시면 기름을 내어 한번에 티스푼 하나의 양으로 하루에 세 번 먹으면 된다. 가래가 많이 끓고 목이 자주 아픈 사람은 아프지 않을 때라도 꾸준히 살구를 먹으면 좋다. 살구씨는 폐의 성약이며 대장을 깨끗이 하고 해수, 천식, 기관지계통의 질병을 다스린다. 약으로서의 용도가 광범위하고 약효도 빠르며 또한 미용에도 효과

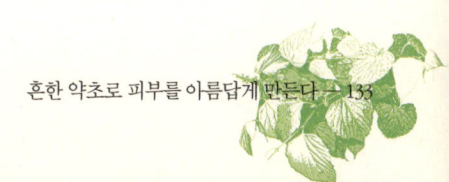

가 있다.

   살구나무는 봄에 일찍 꽃이 피어 좋고, 잎이 우거지면 무더운 여름에 그늘이 되어준다. 황금색의 열매가 열린다. 열매살은 먹고 속씨는 담을 제거하고 해수, 천식을 멎게 하는데 사용한다. 장을 촉촉하게 하여 변비를 치료해주는 대단히 유용한 민간 약재료이다. 뿌리, 껍질, 가지, 잎, 꽃, 과육, 속씨 어느 것 하나 버릴 것 없는 귀중한 약나무로 살구나무를 바라 볼 때 사람들은 고마움을 느껴야 할 것이다.

산후의 주근깨에 율무가 좋다

살결을 부드럽게 하고 산후 주근깨에 좋은 율무

율무(Ccox lachrymajobi L.)는 벼과의 1년생 또는 다년생 초본식물이다. 동남아시아가 원산지이며 중국에는 후한(지금의 베트남)에서 전해졌으며, 우리나라에는 1078년(문종 32)에 송나라에서 들어온 기록이 있다. 일본은 임진왜란 당시 우리나라에서 가져갔다는 기록이 있다. 우리나라 전국 각지에서 재배되고 있다.

율무의 다른 이름은 해려(解蠡, 의이薏苡: 신농본초경), 기실(起實, 옥담옥담屋菼, 공미贛米: 명의별록), 감미(感米: 천금, 식치), 의주자(薏珠子: 본초도경), 회회미(回回米, 초주아草珠兒), 보제자菩提子, 공주贛珠: 구황본초), 필제주(必提珠: 전남본초), 기실(芑實: 본초강목), 의미(薏米: 약품화의), 미인(米仁: 임증지남), 이미(苡米: 본초구원), 초주자(草珠子: 식물명휘), 육곡미(六谷米: 중약형성경험감별법), 주주미(珠珠米: 귀주민간방약집), 교념주(膠念珠: 복건민간초약), 요당주(尿塘珠, 노아주老鴉珠: 광서중수의약식), 보제주(菩提珠: 강소식약지), 약옥미(藥玉米, 수옥미

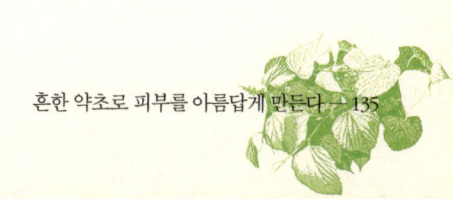

水玉米, 강자미溝子米: 동북약식지), 육곡자(六谷子: 중약지), 유미(裕米: 광서중약지), 요단자(尿端子, 요주자尿珠子, 최생자催生子, 교다자蔘茶子: 호남약물지), 익미(益米: 민동본초), 공(贛: 설문), 옥술(玉秫: 양씨경험방), 초보제(草菩提: 초출편방), 의서薏黍, 귀주전鬼珠箭, 요당초尿塘草, 철옥촉서鐵玉蜀黍, 할안자수瞎眼子樹, 계주서桂珠黍, 편파국便婆菊 등으로 부른다.

줄기는 밑동에서 곧게 모여 나와 높이는 1~1.5m까지 자란다. 잎은 어긋나며 좁은 바소꼴로 끝이 뾰족하다. 7~9월에 잎겨드랑이에서 꽃이삭이 나와 벼과의 꽃이 피며, 9~10월에 타원형의 둥근 열매를 맺는다. 익으면 검은빛을 띠는 갈색이 된다. 주로 인가 부근, 들판, 강가, 시냇가, 그늘지고 축축한 산골짜기 등에서 자란다. 율무의 씨앗껍질을 벗겨 말린 씨앗을 의이인薏苡仁이라고 부르고 껍질을 벗기지 않고 그대로 말린 것을 천각川穀이라고 한다. 10월경 끝이 뾰족한 열매를 싸고 있는 겉껍데기가 검은 빛을 띠는 갈색으로 약 80% 변하기 시작할 때가 수확할 시기인데 이때 낫으로 베어내어 탈곡하여 5일 정도 햇볕에 말린 것이 바로 율무이다.

율무의 뿌리(의이근:薏苡根)는 가을에 채취한다. 맛은 달고 쓰며 성질은 차고 독이 없다. 비, 방광경에 작용한다. 열을 내리고 습을 제거하며 비장을 튼튼하게 하고 기생충을 구제하는 효능이 있다. 황달, 수종, 임병, 탈장, 무월경, 백대하, 충적복통을 치료한다.

『신농본초경』에서는 "삼충을 아래로 밀어낸다"고 기록하며『도홍

경』에서는 "소아의 회충증에는 뿌리를 달인 즙으로 죽을 쑤어 복용한다"고 기록하고 있다. 하루 12~20g을, 신선한 것은 40~80g을 물로 달여서 복용한다. 주의사항으로는 『본초습유』에서는 "달여서 복용하면 낙태시킨다"로 기록하고 있어 임산부가 복용해서는 절대로 안 된다.

율무잎(의이엽:薏苡葉)은 여름과 가을에 채취한다. 잎에는 알칼로이드가 들어 있다. 『쇄쇄록』에서는 "여름에 달여서 마시면 위를 덥히고 기혈을 보익한다"고 하며, 『본초도경』에서는 "마시면 시원하고 중초를

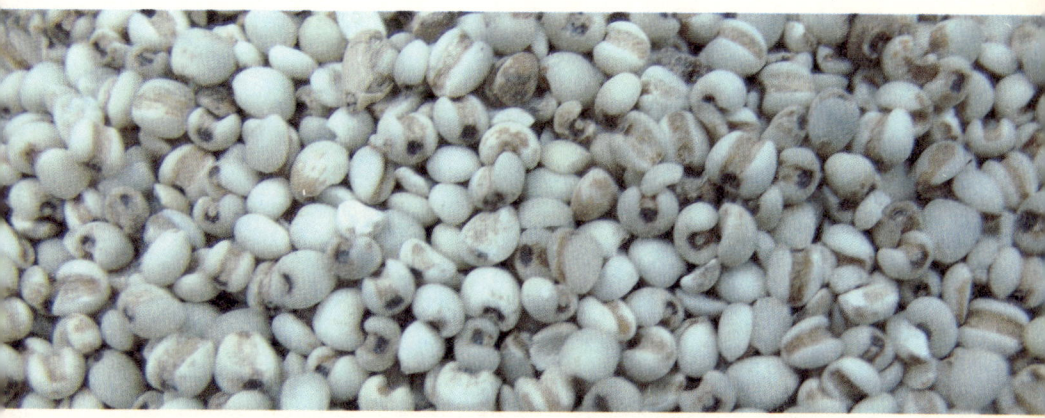

보익하고 흉격을 소통시킨다"고 기록하고 있다.

율무의 채취는 가을에 열매가 여물면 전초를 잘라 햇볕에 말리고 타작한다. 외각 및 황갈색의 겉껍질을 제거하고 불순물을 골라낸다. 종자를 모아 햇볕에 말린다. 속씨는 원기둥모양 또는 타원형 모양이고, 표면은 백색 또는 황백색의 반들반들하거나 뚜렷하지 않은 세로무늬가 있으며 측면에 깊고 넓은 세로홈이 하나 있고 홈 바닥은 거칠고 갈색이

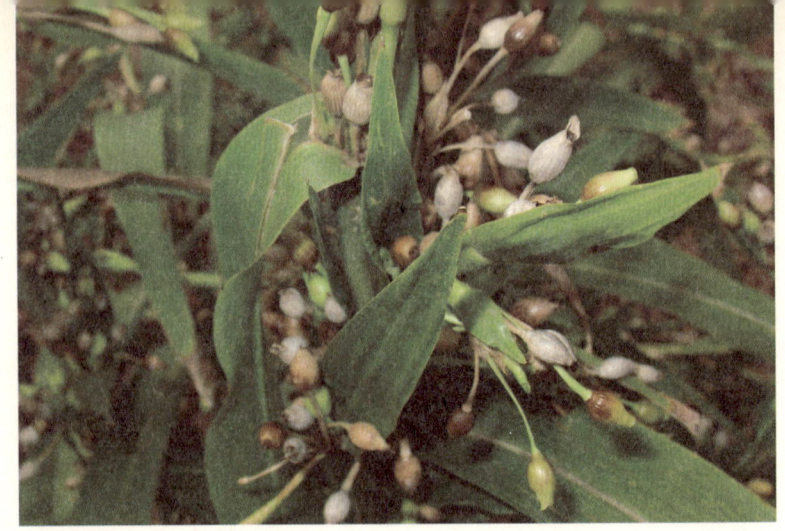

며 기부가 오목한데 그 속에 갈색의 작은 점이 하나 있다. 질은 단단하며 절개하면 내부가 희고 가루 물질이 있다. 알이 크고 충실하며 색이 희고 모양이 완전한 것이 우량품이다.

율무는 여성들의 피부를 아름답게 가꿔주고 살결을 곱게 하며 자양강장에 효험이 있다. 건비, 보폐, 이수, 설사, 전신부종, 근육경련, 사지마비, 각기, 고혈압, 동맥경화, 건위, 기침, 사마귀, 진통, 소염, 해열, 배농의 효능이 있다. 민간에서는 냄비에 껍질째 넣고 뚜껑을 덮은 후 노릇하게 볶아서 터지면 보리차처럼 은근한 물로 30~40분 끓여서 건더기를 건져내고 차대신 수시로 마신다.

율무의 녹말로 끓인 보양음식인 '율무응이' 가 전해져 내려와 새벽잠을 깬 노인들의 보양식으로 사용하여 왔다. 또한 폐디스토마를 없애며, 율무풀로 문창호지를 바르면 바람에도 잘 견뎌 떨어지지 않으며 바다에서 배의 창문을 율무풀로 바르는 풍습이 전해져오고 있다.

율무는 옛날부터 소변을 잘 나가게 하고 부은 것을 내리게 하는데 주로 써왔으나 요즘에는 항암약으로 쓰이고 있다. 민간에서는 사마귀를 없애고 살결을 부드럽게 해주는 약으로 널리 알려졌다.

율무에는 피부, 특히 각질의 물질대사를 높여주는 작용을 하는 성분이 들어 있어 사마귀, 여드름, 거친 피부, 각화증에 효능이 있다. 내장의 기능이 낮아지면 피부에 여러 가지 병적반응이 생겨난다. 율무는 대사산물이 몸 안에 남아있지 않게 하면서 몸의 기능을 조절해준다. 또한 그 성질 자체가 몸을 차게 하는 작용을 하므로 임신 중에는 쓰지 않는 것이 좋다. 산후에 갑자기 주근깨가 많이 늘어날 때는 율무 40g씩 매일 죽을 쑤어 먹도록 하여 10일 정도 계속하면 깨끗이 없어진다. 율무죽은 흰죽 혹은 오트밀을 조리하는 요령으로 만들어 먹는 것이 좋다. 이것은 영양 식품이기도 하는 까닭에 산후의 회복에도 일석이조라 할 수가 있다. 피부병의 치료약으로 율무를 쓰는 경우에는 껍질을 벗겨 쓰지만 율무를 끓여 마실 때에는 껍질째로 쓰는 것이 좋다. 율무밥은 피부를 부드럽게 하는 건강식품이 된다. 피부에 나쁜 변화가 생기면 율무차를 만들어 마시는 것이 좋다. 율무는 보통 3~6달 동안 인내성 있게 오래 사용해야 효과가 있다.

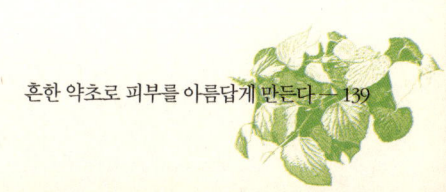

별꽃이 주근깨에 좋다

혈액순환을 촉진하고 어혈을 풀며 기미, 주근깨에 효험

　사람이 잘 다니는 길가나 들판, 경작지, 밭둑에서 자라는 한두해살이 풀이 있다. 그것은 석죽과 또는 패랭이꽃과의 별꽃(Stellaria media)이다. 우리나라 각지에 모두 분포되어 있다. 마치 자잘한 흰 꽃이 밤하늘에 총총히 박힌 별처럼 무리지어 핀다고 해서 별꽃이라고 부른다. 속명인 Stellaria도 별이라는 뜻을 가지고 있다. 잎은 마주보며 달걀모양으로 끝이 뾰족하다. 줄기는 10~20cm의 높이로 비스듬히 자라는데 한쪽에 1열로 나란히 하얀 털이 있으며, 조심스럽게 벗겨내면 중심에 심이 1줄기 남는다. 생약명으로 번루(繁蔞)라고 한다. 개화기는 봄부터 가을까지인데, 흰 꽃은 줄기와 가지 끝에 5장의 꽃잎이 2갈래로 깊게 갈라져 있는 모습이라 잎이 10개인 것처럼 보인다. 봄에 돋아나는 어린잎과 줄기를 나물로 먹으면 맛이 좋다. 채취는 4~7월에 꽃이 필 때 채집하여 볕에 말린다. 맛은 달고 약간 짜며 성질은 평하고 독이 없다. 혈액순환

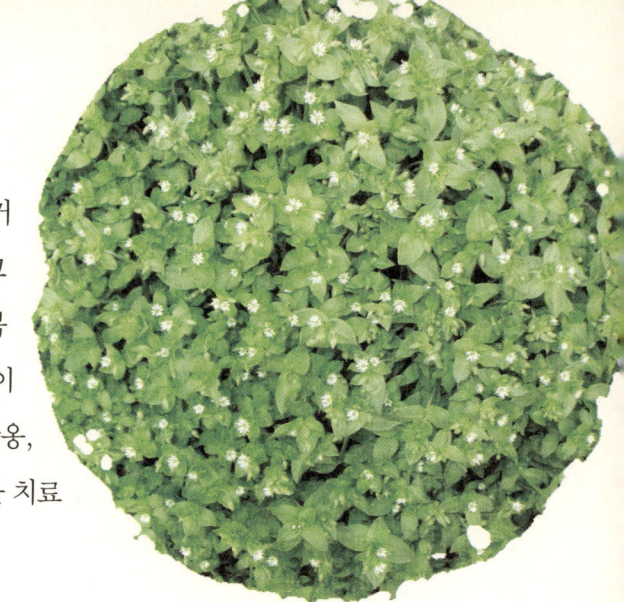

을 촉진시키고 어혈을 제거하며 젖의 분비를 촉진하고 순산하게 한다. 산후 어체복통, 분만촉진, 치아청결, 젖이 적게 나올 때, 서열구토, 장옹, 임병, 악창종독, 타박상 등을 치료한다.

하루 40~80g을 물로 달여서 먹거나 짓찧어 짜낸 즙을 복용한다. 외용시 짓찧어 바르거나 약성이 남을 정도로 태운 다음 가루 내어 개어 바른다. 별꽃의 다른 이름은 성성초, 번루(繁縷: 본초도경), 오(蔜: 이아), 번루(蘩蔞: 명의별록), 자초(滋草: 천금, 식치), 아장채(鵝腸菜, 아아장채鵝兒腸菜: 본초강목), 오과룡(五瓜龍: 호남약물지), 구조채(狗蚤菜: 광서약식명록), 아혼돈(鵝餛飩, 소의, 중초약수책) 등으로 부른다.

북한에서 펴낸 『동의학사전』에서는 별꽃에 대해서 이렇게 기록하고 있다.

번루 //별꽃// [본초] 패랭이꽃과에 속하는 일년생 풀인 별꽃(Stellaria media Cvrillus)의 전초를 말린 것이다. 각지의 들판과 밭, 길섶에서 자란다. 늦봄부터 초여름 사이 꽃이 필 때 뜯어서 햇볕에 말린다. 맛은 시고 성질은 평하다. 혈을 잘 돌게 하고 어혈을 없애며 젖이 잘 나오게 한다. 해산 후 어혈로 배가 아픈 데, 젖이 잘 나오지 않는 데, 더위 먹어 토하는 데, 장옹腸癰, 임증淋證, 옹종擁腫, 악창, 타박상 등에 쓴다. 하루 30~60g을 물로 달여서 먹거나 신선한 것을 짓찧어 즙을 내어 먹는다. 외용약으로 쓸 때는 짓찧어 붙이거나 검게 볶아 가루 내서 기초제에 개어 붙인다.

별꽃에 대하여 『약초의 성분과 이용』에서는 이렇게 기록하고 있다.

별꽃(Stellaria media Cyrillus)

식물 : 높이 약 30cm 되는 한해살이풀이다. 달걀 모양의 잎이 마주 붙어 있다. 봄에 흰 별 모양의 꽃이 핀다. 각지의 길섶, 들판의 습한 데서 자란다.

전초(번루, 아장초) : 꽃필 때 줄기를 베어 햇볕에 말린다.

성분 : 전초에 플라보노이드와 트리테르페노이드사포닌, 신선한 전초에 약 45mg퍼센트의 아스코르브산, 44mg퍼센트의 비타민 E, 잎에 카로틴, 정유, 시나프산이 있다.

응용 : 동의치료에서 피를 다스리는 약으로 산전산후에 쓰는데 주로 단방으로 해산 후의 정혈약, 최유약으로 쓴다. 다른 나라 민간에서는 염증약, 가래약, 기침, 기관지염, 감기에 쓴다. 또한 각기, 심장질병, 간염, 어린이 경련, 이 아픔, 류머티스즘과 통풍, 종양, 위장병, 대장염, 변비, 타박상에 쓴다.

별꽃의 전초에 플라보노이드와 트리테르페노이드사포닌, 신선한 전초에 약 45mg퍼센트의 아스코르브산, 44mg퍼센트의 비타민 E, 잎에 카로틴, 정유, 시나프산이 들어 있어서 여성들의 피부미용으로 별꽃을 사용할 수 있다. 특히 기미 주근깨에는 별꽃 즙을 3배의 물에 타서 아침·저녁으로 5~10회씩 발라 두었다가 물로 깨끗하게 씻어 낸다. 10~15일 동안 반복한다.

중국의 『본초도경』에서는 "이를 깨끗이 닦으려면 말려 가루 내어 쓰면 효과가 있다"라고 말함으로 오늘날 치약이 나오기 이전에 치약 대용으로 사용하였음을 알 수 있다. 『귀주민간방약집』에서는 "열을 내리고 이뇨하며 분만과 젖의 분비를 촉진하며 혈액순환을 촉진시키고 어혈을 제거하며 타박상을 치료하고 상처의 부기를 내리며 무명종독을 치료한다"라고 기록되어 있다.

꽃이 필 때 전초를 채취하여 햇볕에 말린 것을 가루로 만들어서 같은 양의 소금을 넣어 섞은 것을 '별꽃소금'이라고 부른다. 잇몸에서 피가 나거나 이가 흔들릴 때에 별꽃소금으로 이를 닦으면 잇몸이 튼튼해지고 치조농루를 예방 및 치료하는 효과가 있다. 특히 별꽃소금을 손가락에 묻혀서 잇몸을 마사지하면 잇몸이 튼튼해진다.

주근깨에 오이 마사지가 좋다

해열, 이뇨, 해독, 부종, 피부미용, 주근깨에 효험

오이(Cucumis sativus Linne)는 박과의 덩굴성 한해살이 또는 두해살이풀의 열매이다. 인도가 원산지이다. 고대 그리스, 로마에서 한때 귀중한 야채로 취급되었다고 전해진다. 줄기는 덩굴손이 있어서 다른 물체를 감고 올라가며 전체에 굵은 털이 있고 모가 나 있다. 잎은 잎자루가 있고 손바닥 모양으로 3~5개로 얕게 갈라지고 가장자리에는 톱니가 있고 양면에 거친 털이 있다. 개화기는 6~7월에 노란색의 꽃이 피고 가시 같은 돌기가 있는 씨방이 암꽃의 아래쪽에 생긴다. 결실기는 7~8월이며, 열매는 원기둥 모양이고 어릴 때에는 청록색이었다가 늙으면 황색으로 변한다. 종자는 타원형이고 편평하며 흰색이다. 우리나라 전국 각지에서 재배되고 있다. 오이의 다른 이름은 황과(黃瓜: 본초습유), 호과(胡瓜: 천금, 식치), 왕과(王瓜: 전남본초), 자과(刺瓜: 식물명실도고), 물외 등으로 부른다. 인도에서는 3,000년 전부터 재배하였다고 하며 중국에서는 서역에 사신으로 갔던 장건이 돌아올 때 가져왔다고 하여 오이를 호과(胡瓜)라고 부른다. 우리나라에는 『고려사』에 통일신라시대에 재배된 기록이 남아 있다. 오이의 뿌리(황과근), 줄기(황과등), 잎(황과엽)도 약으로 사용한다. 흔히 7~8월 사이에 열매를 채취하여 신선한 것을 사용한다. 오이의 뿌리(황과근)는 여름과 가을에 깨끗이 씻어 햇볕에 말리거나 신선한 것을 쓴다. 맛은 달고 쓰며 성질은 서늘하고 독이 없다. 설사와 이질을 치료한다. 하루 40~80g을 물로 달여서 복용한다. 오이의 줄기(황과등)는 6월에 채취한다. 그늘에서 말려 쓰거나 신선한 것을 쓴다. 맛은 쓰고 싱거우며 성질은 평하며 독이 없다. 소변이 잘 나오게 하고 해독하는 효능이 있다. 이질, 임병, 황수창을 치료한다. 하루 40~80g을 물로 달여서 복용한다. 외용시 달인 물로 씻거나 가루 내어 뿌린다. 오이 잎(황과엽)의 맛은 쓰며 성질은 평하고 독이 조금 있다. 설사, 이질을 치료한다. 물로 달여서 복용하거나 찧은 즙을 복용한다. 성분은 glucose, rhamnose, glactose, manmose, xylose, fructose, lutin, isoquercitrin, arginine의 글루코시드 등 배당체류가 함유되어 있다. 또 caffeic acid, chlorogenic acid, 여러 가지의 유리 아미노산, 비타민 G(비타민 B2)와 비타민C 10.3mg퍼센트도 함유되어 있다. 이 밖에 정유 1mg퍼센트도 함유되어 있는데 그중 60%는 2,6-nonadienol이고 10%는 2,6-nonadienal이다. 오이의 꼭지는 몹시 쓴데, 그 쓴맛의 성분은 cucurbitacin A, B, C, D이다. 종자는 지방유를 함유한다. 그중 오레인산(oleic acid)이 58.49%이고, 리놀산(linoleic acid)은 22.29%, 팔미트산(palmitic acid)은 6.79%,

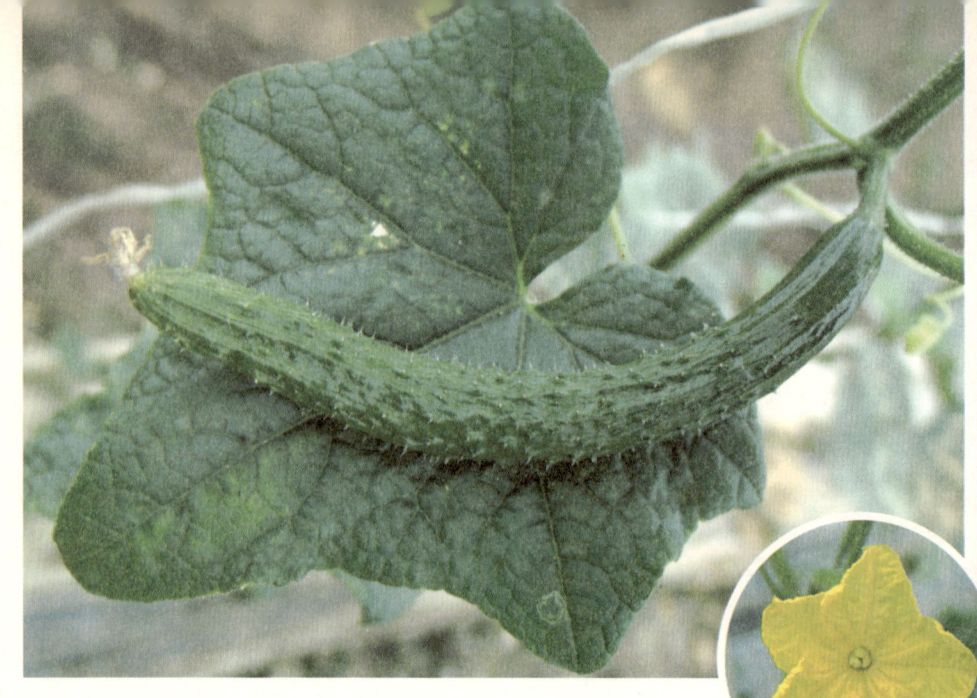

　stearic acid는 3.72%이다. 약리작용으로는 cucurbitacin C는 동물 실험에서 항종양 작용을 가지고 있으며 독성이 비교적 낮다. cucurbitacin B는 간염에 효과가 있다. 오이의 맛은 달고 성질은 차고 서늘하며 독이 없다. 비, 위, 대장경에 작용한다. 열을 내리고 소변이 잘 나오게 하며 해독하는 효능이 있다. 번갈, 목구멍이 붓고 아픈 증상, 화안火眼, 동통, 화상을 치료한다. 물로 달여서 복용하거나 신선한 것을 복용한다. 외용시 즙을 바르거나 말려서 가루 내어 바르거나 개어서 바른다. 주의사항으로는 냉한 가래를 토하고 위가 냉한 사람이 복용하면 복통, 구토, 설사를 일으킨다.

　북한에서 펴낸 『60청춘의 비결』에서는 오이에 대해서 이렇게 기록하고 있다.

오줌내기, 독풀이, 혈압내림 작용을 하는 오이

오이는 여름철에 더위를 덜어 주고 입맛을 돋우는데 좋으며 오이냉국, 오이김치 등 주로 찬 요리를 만드는데 많이 쓰인다.

오이에는 카로틴 0.05mg퍼센트, 비타민 B1 0.02mg퍼센트, 비타민 B2 0.01mg퍼센트, 비타민 PP 4.38mg퍼센트, 비타민 C 4mg퍼센트를 비롯한 여러 가지 비타민과 효소가 들어 있다.

오이의 작용

1. 혈압을 낮추는 작용이 있다. 오이에 있는 칼륨은 몸의 나트륨과 물의 배설이 잘 되게 하며 혈압이 오르는 것을 막는다. 또한 비타민, 펙틴 그밖에 섬유소 성분들은 콜레스테롤을 줄이고 동맥경화를 막는 작용을 한다.
2. 알칼리성 식품으로서 피의 산성화를 막고 피를 깨끗하게 한다.
3. 오줌을 잘 나오게 하고 독풀이 작용을 한다.
4. 입맛을 돋우고 소화가 잘되게 한다.

오이는 시원한 향기와 맛이 있어 입맛을 돋우고 소화액의 분비가 많아지게 하여 소화가 잘되게 하는 좋은 식품이다.

여성들의 피부미용과 관련해서 주근깨란, 주로 얼굴에 때로는 노출 부위에 좁쌀알 크기의 둥근형 또는 부정형의 밤색 반점이 생기는 피부병을 말한다. 전통의학에서는 작란반(雀卵斑), 작자반(雀子斑), 면간포(面奸皰)에 해당한다. 원인으로는 가족력으로 생기는 경우가 있으며 햇빛에 대한 감수성이 높은 사람에게 잘 생긴다. 전통의학에서는 신음부족

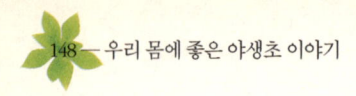

이나 간혈이 허하여 생긴다고 본다.

오이를 미용에 사용할 수 있는데, 조규형씨가 쓴 『묘약기방』 55면에서는 이렇게 기록하고 있다.

주근깨에 오이 마사지

오이가 많은 철에 오이 토막으로 아침, 저녁 얼굴을 마사지한다. 이를 오래 계속하면 주근깨가 없어질 뿐 아니라 피부가 보드랍고 깨끗해진다.

오이는 칼륨의 함량이 높은 알칼리성 식품이다. 오이를 많이 먹게 되면 칼륨의 작용으로 체내의 염분과 함께 노폐물이 배설되므로 몸이 맑아진다. 오이에는 이뇨작용이 있어서 껍질이나 덩굴을 달여서 마시면 부기가 빠진다. 또한 풍부한 엽록소와 비타민 C가 들어 있어 기미, 주근깨, 여드름, 피부미용에 아주 효과가 좋다. 땀띠가 났을 때 오이즙을 바르면 효과가 있으며 이 즙은 수세미와 마찬가지로 지성 피부의 화장수로 이용할 수도 있다. 주의해야 할 것은 비타민 C는 산화하는 효소가 들어 있으므로 다른 채소와 섞어서 주스를 만들지 않는 것이 유익하다. 주근깨를 없애는 또 다른 방법은 오이를 동그랗게 잘라서 매일 끈기 있게 문지르거나 붙여 놓으면 주근깨가 연해지다가 점차 없어진다. 또한 계란 흰자위에 율무가루를 섞고 오이즙으로 묽게 물크림을 만들어 얼굴에 바른다. 오이팩을 하고 꾸준히 마사지를 하면 피부가 맑아지고 기미나 주근깨, 여드름 치료에 효과가 탁월하다. 오이즙을 밀가루와 섞

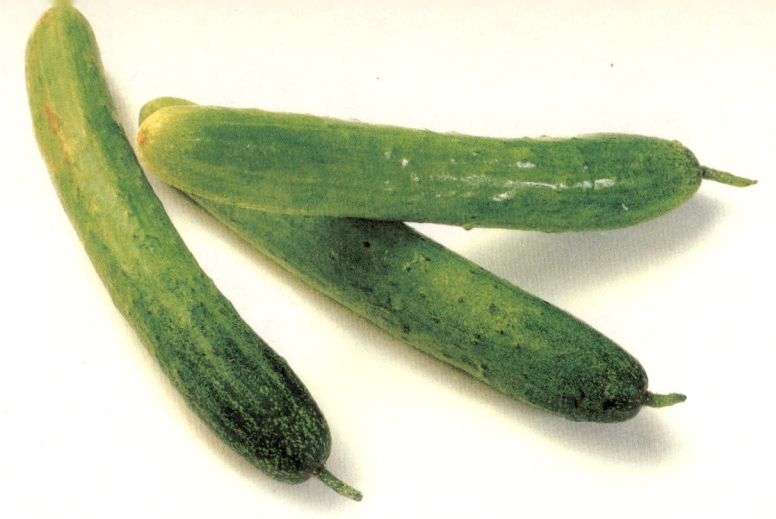

은 다음 식초를 조금 타서 걸쭉하게 만든 것을 천에 발라 얼굴에 덮어 놓았다가 떼어 내어 미지근한 물로 닦아내면 피부가 한결 깨끗하고 맑아진다. 오이뿐만이 아니라 신선한 오이꼭지도 주근깨에 큰 효험이 있다는 사실이 밝혀졌다. 사용방법은 신선한 오이꼭지의 쓴맛이 나고 진이 나오는 부위를 얼굴에 대고 아침과 저녁에 5~10분씩 문질러 두면 된다. 아울러 곶감을 가루 내어 우유에 타서 하루에 2~3번 발라도 효험이 있다.

무더운 여름철 찬물에 담갔다가 먹는 오이의 맛은 가슴까지 시원하게 한다. 또한 땀을 뻘뻘 흘리며 뙤약볕에서 일하는 농촌 사람들도 시원한 오이냉국 한 사발을 들이키면 더위마저 잠시 잊을 수 있다.

복숭아 나무 잎이 여드름을 없앤다

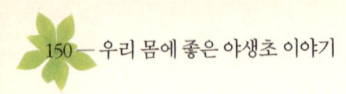
복숭아 나무진

여드름은 젊은 남녀 청년들 속에서 주로 얼굴에 생기는 피부병의 하나이다. 얼굴에 여드름이 피면 사춘기에 도달했다는 신호이기도 하다. 피부지방선의 출구나 모공에 발생하는 일종의 종기이다. 내분비선 특히 성선, 갑상선 기능장애와 일부 포도알균, 막대균, 여드름 진드기가 그 원인이다. 이 밖에 호르몬 분비 이상, 소화장애, 정신적 긴장과 피로, 스트레스, 지나친 지방섭취와 관계되는 수도 있다. 피부를 깨끗이 하지 않아도 발생한다.

여드름은 이마, 뺨, 코 부근의 얼굴 뿐 아니라 가슴, 잔등에도 생기는데 자각증상은 없다. 꼭 짜면 지방성 흰재색인 피지가 나온다. 심할 때에는 뽀루지가 되어 그것이 한데 모여 멍울이 된다. 나은 다음에는 퍼렇게 된 허물이 생기기 때문에 보기 싫게 된다. 간편한 치료는 우선 변통을 잘하고 피부를 깨끗이 하는 것이다.

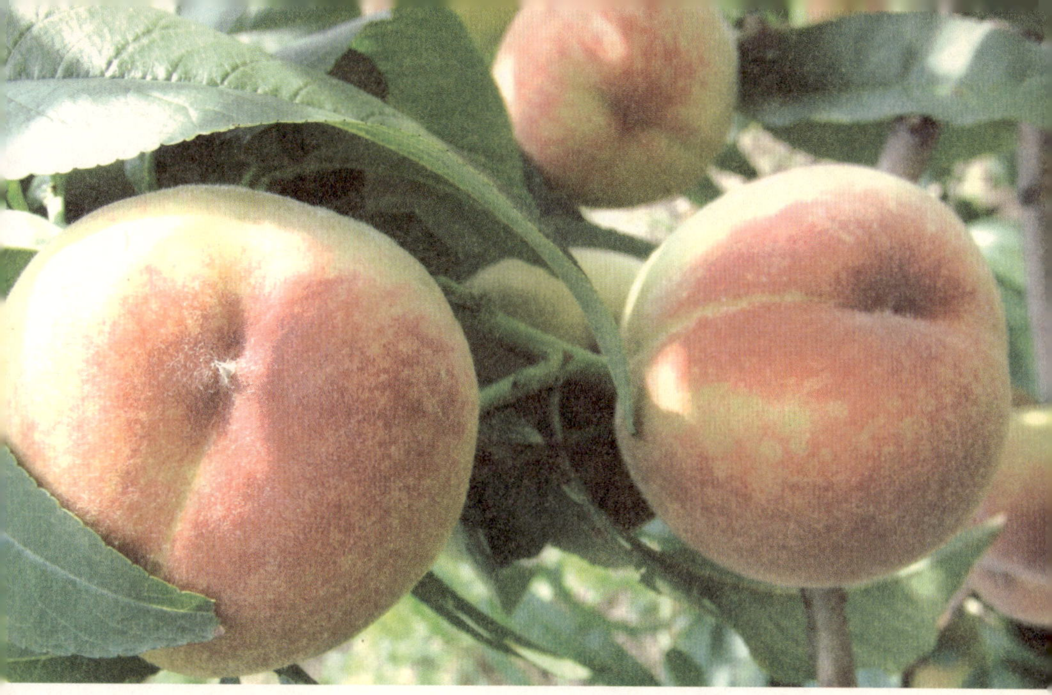

식이요법

위장의 기능을 좋게 하는 것은 여드름의 치료에서 소홀할 수 없다. 그러기 위해서는 여드름을 악화시키는 식료품을 피하여야 한다. 즉 동물성기름, 돼지고기, 고기튀김, 고기떡 등과 자극이 심한 고추, 겨자, 담배, 술 등을 삼가야 한다. 그리고 몹시 단것이나 기름진 음식, 찬 음식 등을 먹지 말아야 한다. 과일과 야채를 많이 먹고 음식의 분량을 적게 먹어 몸속에서 지방의 분비를 억제해야 한다.

주의

여드름을 너무 걱정하지 말 것이며 손으로 만지는 것은 좋지 않다. 얼굴에 약을 바른 직후에 유성 크림을 바르면 갑자기 여드름이 많아진다. 그리고 화장도 안 하는 것이 좋다.

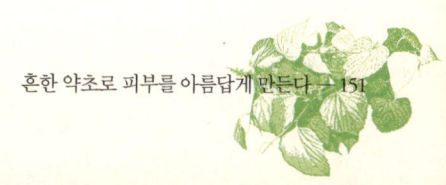

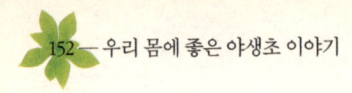

여드름에 복숭아나무 잎

복숭아 나뭇잎은 장미과로, 식물인 복숭아나무 잎과 산복숭아나무 잎이다. 맛은 쓰고 성질은 평하다. 비, 신경에 작용한다. 풍습을 없애고 열을 내리며 살충한다. 신경성 두통, 풍비, 여드름, 학질, 습진, 창양, 개창을 치료한다. 물로 달여서 먹거나 외용시 물로 달여서 씻거나 짓찧어 바른다. 잎의 성분은 glycoside(C22h24O11), naringenin, quinic acid, lycopene, 탄닌(약 100mg퍼센트)과 소량의 nitrile glycoside가 함유되어 있다. 복숭아나무 잎은 하제, 구충제 및 백일해의 치료에도 사용된다. 허준이 지은 『동의보감』에서도 "복숭아를 먹으면 피부에 윤기가 흐르고 안색이 좋아져 미인이 된다"고 기록되어 있다.

복숭아 잎을 7~8월에 따서 생잎은 1회 500g, 햇볕에 말린 것은 2~3움큼을 헝겊주머니에 넣어 목욕제로 이용하거나 달인 물로 씻으면 탄닌 등이 물에 녹아서 습진, 가려움증, 땀띠, 여드름, 피부미용 등에 효험이 있다.

복숭아나무 잎에 대하여 『묘약기방』 62면에서는 이렇게 기록하고 있다.

여드름에 복숭아나무 잎 - 복숭아나무 생잎의 즙을 발라도 좋고 말린 것의 끓인 물을 발라도 잘 듣는다. 또 꽈리의 잎, 대궁, 뿌리, 열매 전체를 말려 달인 물을 마셔도 좋다.

천문동이 피부를 곱게하고 젊어지게 한다

피부를 곱게 하고 몸이 가벼워져 무병장수하게 하는 천문동

천문동은 우리나라 남부지방의 바닷가, 산기슭과 중턱에 덩굴지게 자라는 여러해살이풀이다. 뿌리는 작은 고구마가 수십 개 달려있는 것과 같다. 비슷한 식물로 비짜루가 있는데, 확실한 구별법은 천문동 줄기에는 아래로 향한 예리한 가시가 있다. 천문동天門冬이라는 이름은 하늘의 문을 열어주는 겨울 약초라는 뜻을 담고 있다. 좀 과장하면 몸이 가벼워지고 정신이 맑아져서, 즉 신선처럼 되어서 하늘로 오를 수 있게 한다는 약초가 바로 천문동이다.

조선 세종 때 펴낸 『향약집성방鄕藥集成方』에는 '신선방神仙方'이라고 하여 사람을 신선이 되게 하는 약과 처방이 기록되어 있다. 신선방에 대한 서론을 보면 이렇게 기록하고 있다.

성혜방 - 자연은 정기가 갈라져서 어두워지기도 밝아지기도 하며 또 바람이 불거나 비가 오게 되는 것이다. 사람은 자연의 화기를 타고 났

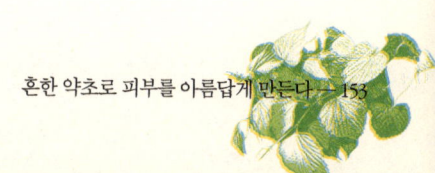

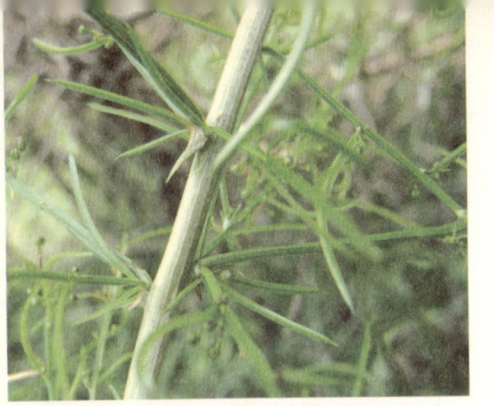
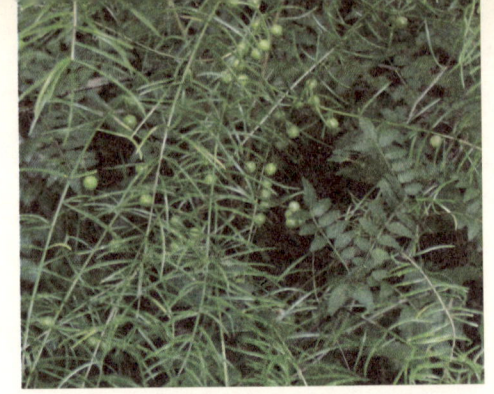
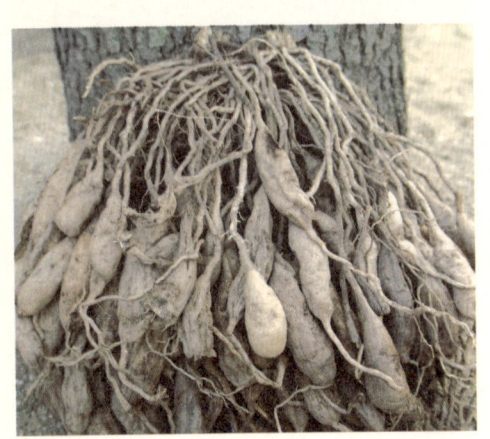
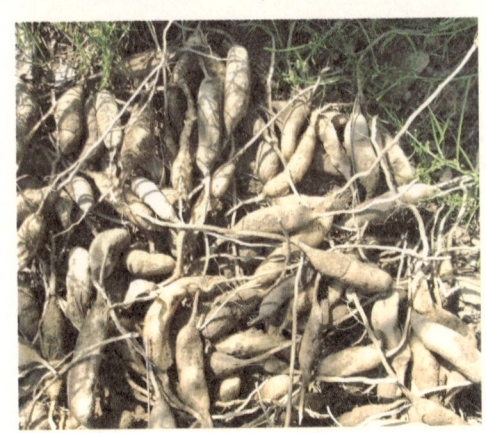

으므로 차고 덥고 자고 깨는데서 근심이 생길 수 있고 과로와 안일로부터 손해와 이익이 있는 것이다. 그러므로 진리의 기에 맞게 조절하지 않으면 타고난 건강이 상하게 된다. 자연의 법칙에 따라 건강관리를 잘하고 풀과 나무의 섬세한 물질을 받으면서 경치가 아름답고 공기가 맑은 곳에서 생활한다면 오래 살 수 있으며 또 용모가 백설같이 깨끗하고 정기가 충실해질 것이다. 여기에 적당한 보약까지 쓴다면 더 장수할 수 있다. 여기에 쓰는 여러 가지 처방은 옛날 경서와 고전을 참고하고 약품은 화타, 편작에 의하여 연구된 것을 참고 하였다. 의학적으로 볼 때 교송喬松을 찾아다니면서 장수하려고 하거나 약간의 병을 고쳤다고 하여 효과가 신기한 것이 아니라 늘 어린이 같은 동안이 변하지 않으면서 오래 살 수 있어야 신기한 효과가 있다고 할 수 있을 것이다.

『향약집성방』에 〈천문동을 먹고 살과 골수를 튼튼하게 하고 늙지 않게 하는 방법〉이라고 하여 3가지 처방이 아래와 같이 적혀 있다.

첫번째 처방

천문동 12kg을 잘게 썰어 그늘에서 말린 다음 가루 내어 한번에 12g씩 하루 대여섯 번 술에 타서 먹는다. 200일 동안 먹으면 몸이 오그라지던 것이 펴지고 여윈 것이 튼튼해지며 300일 동안 먹으면 몸이 거뜬해지고, 2년 동안 먹으면 달리는 말을 따라잡을 수 있게 된다. 법제한 송진과 꿀을 섞어 환을 지어 복용하면 더 좋은데 많이 먹을수록 좋다. 이때 잉어를 먹지 말아야 한다.

두번째 처방

신선 천문동 복용법천문동 1,200g과 숙지황 600g을 가루 내어 졸인 후 꿀로 반죽하여 달걀노른자 만하게 알약을 만든다. 이것을 한번에 3개씩 하루 3번 더운 술에 풀어서 먹는다. 산길이나 먼 길을 갈 때 곡식을 안 먹어도 배고프지 않고 10일 동안 먹으면 몸이 거뜬해지고 눈이 밝아지며, 20일 동안 먹으면 모든 병이 낫고 얼굴빛이 꽃처럼 된다. 30일 동안 먹으면 흰머리가 검어지고 빠졌던 이빨이 다시 나오며, 40일 동안 먹으면 달리는 말을 따라잡을 수 있고 100일 동안 먹으면 무병장

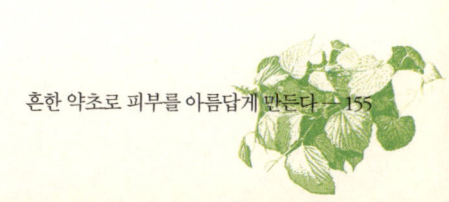

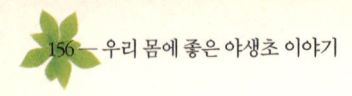

수한다. 이때 잉어를 먹지 말아야 한다.

세번째 처방

　신선 천문동 식이법으로 불로장생하게 하며 기력을 백배나 세게 한다. 병을 오랫동안 앓아 몸이 허해서 여위고 풍습으로 감각이 없을 때, 명치 밑에 적취가 있을 때 복용해도 좋고, 80세 된 노인이 복용해도 좋다. 천문동 뿌리 12kg을 음력 7~9월 사이(음력 정월에 캐도 되는데 이때가 지난 것은 약효가 없다고 한다)에 캐어 깨끗하게 씻어 햇볕에 말린 다음 가루 내어 한번에 12g씩 하루 세 번 술에 타서 먹는다. 천문동 생것으로 술을 만들어 먹으면 더 좋다. 오래 먹으면 물에 들어가도 잘 젖지 않고 오래 살며, 정신이 맑아지고 흰 머리칼이 검어지며 빠졌던 이빨이 다시 나오고 피부가 윤택해지며 귀와 눈이 밝아진다. 잉어를 먹지 말아야 한다.

　천문동 뿌리는 끈적끈적한 점액질이 많아 잘 마르지 않고 가루로 만들기가 어렵다. 가루로 만들려면 쪄서 말리기를 서너 번 반복한 다음에 가루를 내야 한다. 이렇게 만든 가루를 한번에 4~5g씩 하루 세 번 복용하면 모든 질병이 물러가고 기운이 나며 오래 살 수 있게 된다.

　천문동에 관해서 북한에서 펴낸 『동의학사전』에서는 이렇게 기록하고 있다.
　나리과에 속하는 다년생 풀인 천문동의 덩이뿌리를 말린 것이다. 우리나라 남부의 바닷가, 산기슭과 산허리에서 자라며 각지에서 심기도 한다. 가을 또는 봄에 덩이뿌리를 캐서 잔뿌리를 다듬어 버리고 증기에 찐 다음 껍질을 벗겨 버리고 건조실에서 말린다. 맛은 달고 쓰며 성질은 차다. 폐경, 신경에 작용한다. 폐, 신의 음을 보하고 열을 내리며 기침을 멈춘다. 약리실험에서 성분 아스파라긴이 거담작용, 진해작용, 항암작용, 약한 이뇨작용을 나타낸다는 것이 밝혀졌다. 또한 덩이뿌리가 폐렴쌍구균을 비롯한 그람양성균에 대한 억균작용을 나타내기도 한다.

음이 허하여 미열이 있으면서 갈증이 나는 데, 소갈병, 마른 기침, 백일해, 토혈, 변비 등에 쓴다. 탕약, 고제, 환약 형태로 먹는다. 설사하는 데는 쓰지 않는다.

황도연이 쓴 『방약합편』에서는 이렇게 기록하고 있다.

천문동은 맛이 달고 성질이 차가운데, 폐옹, 폐위 낫게 하네. 기침과 숨찬 증세 열로 생긴 담 등에 아주 좋은 약이라오. 폐경, 신경의 기분에 작용한다. 더운물에 담갔다가 심을 빼고 쓴다. 철을 금기한다. 기생충(3충)을 죽인다.

천문동국 만드는 방법

살결을 예쁘게 하는 강정약

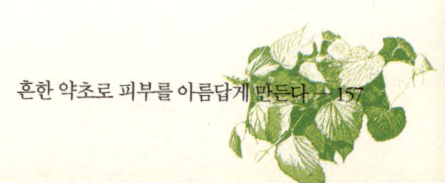

재료(5인분)

1. 조기 큰 것 한마리
2. 쑥갓 약간, 무 반 개, 파 두 뿌리
3. 고추장, 된장 각각 60g
4. 멸치 국물 5컵
5. 생약 천문동 15g

조리법

조기는 비늘을 긁어내고 내장을 빼어 버리고 잘 씻은 후 멸치 국물과 약물에 된장, 고추장을 풀어서 펄펄 끓을 때에 조기와 무를 넣는다. 거의 익어갈 때 쑥갓을 다듬어 썰어 넣고, 파를 넣는다. 불로 끓여 국물이 반으로 줄면 간을 맞추어 먹으면 된다.

참고

조기 대가리 골격 속엔 돌같이 생긴 굳은 덩어리가 두 개 들어 있다. 그래서 조기를 석수어石首魚라 하며, 조기 빛이 은황색이라 하여 중국 사람들은 황화어라고도 부른다.

또 조기 중 제일 작은 것을 '물강다리', 다음 크기의 것을 '강다리', 그보다 조금 더 큰 것을 '세레니'라고 하며, 15㎝ 이상의 것이라야 '조기'라고 부른다. 그리고 이 조기를 말린 것을 '굴비'라고 한다.

조기가 제일 맛없을 때는 알을 낳고 난 후다. 그래서 음력으로 4월초 8일을 조기의 환갑이라고 부르는 것도 이 때문이다. 이때에 잡힌 조기는 '파사리 조기'라고 해서 값이 떨어진다. 조기 요리는 이때를 유의하여 할 일이다.

여하간 조기는 한자로 助氣라 한다. 즉, 기운을 도와주는 효력이 있는 생선이라는 뜻이다.

천문동은 다년생 덩굴풀로서 이 풀의 뿌리를 채취하여 껍질을 벗기고 쪄서 말린 것이다. 쪄서 말린 천문동은 보기에는 흑갈색의 야들야들한 덩어리이지만 씹으면 맛이 달고 나중에는 조금 쓴맛이 남는다. 날것으로 먹어도 맛이 좋다. 잘게 썬 천문동 15g을 두 컵의 물에 넣어서 한 시간쯤 끓여 국물이 한컵 정도로 줄었을 때 짜서 약물을 마신다. 물론 약 건더기와 함께 먹어도 좋다. 천문동에 숙지황은 천문동 양의 절반을 넣고 물로 달여서 꾸준히 복용하면 무병장수하는 선약으로도 전해져 내려오고 있다.

천문동은 가을에 캐어 겉껍질을 벗기고 쪄서 말린다. 작용은 급성림프성 백혈병, 만성단구성 백혈병, 급성단구성 백혈병 환자의 백혈구의 탈수소효소를 억제한다. 응용은 자양강장약, 가래기침멎이약으로, 허증으로 인한 기침과 가래, 변이 굳은 때에 쓴다. 하루에 5g을 물에 달여 3번 나누어 먹는다.

천문동 덩이뿌리와 복령을 같은 양 섞어서 매일 먹으면 겨울에도 땀을 흘릴 정도로 추위를 타지 않는다는 말이 전해오고 있다. 또한 천문

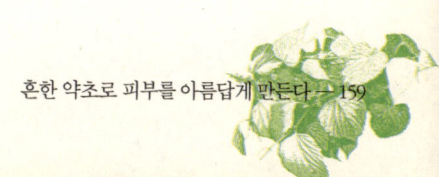

동 덩이뿌리를 꾸준히 먹으면 오래 살고 빠진 머리털이 다시 돋아난다고도 한다.

주로 우리나라 남부지방의 바닷가나 산기슭에 저절로 자라는데, 전라남도, 경상남도, 울릉도 등에 분포되어 있다. 부작용이 없고 성질이 온순한 약초로서 예부터 천연 강장제로 환영받아 왔다. 기침, 가래, 객혈, 번조 등 호흡기 강화에 사용되었고, 최근에는 피부 미용에 신효한 효험이 있다는 것이 알려지면서 여성들에게 주문이 쇄도하고 있다.

하수오가 피부를 윤택하게 하고 모발을 검게하며 젊어지게 한다

피부를 윤택하게 하며 모발을 검어지게 하는 보혈, 강장, 강정의 불로장수약.

하수오何首烏란 옛날 중국에 하씨 성을 가진 사람이 이 약초를 먹고 머리카락이 까마귀 머리처럼 까맣게 되었다고 하여 하수오라고 불렀다고 전해진다. 홍만선이 쓴 『산림경제』에서는 "하수오 뿌리를 캐어 쪄 말려서 환을 지어 먹든, 가루를 내든 마음대로 만들어 먹는다. 또 생으로 먹어도 되며 양식을 끊을 수 있다"고 기록하고 있다. 『증류본초』에서는 "하수오라는 자가 있었는데, 나면서부터 어리석고 허약하여 나이 늙도록 처자가 없었다. 하루는 술에 취해 밭 가운데 누웠다가, 따로 난 두 포기의 덩굴이 서로 엉켜서 서너 차례 떨어졌다 붙었다 하는 것을 보고 마음에 이상하게 여겼다. 그래서 그 뿌리를 캐가지고 햇볕에 말려 빻아서 가루를 만들어 술에 타서 7일을 먹었는데 성욕이 일어나

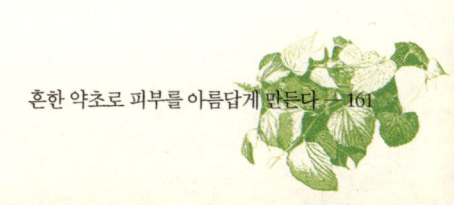

고, 1백일이 되니 오랜 병이 모두 나았으며, 10년 만에는 아들 몇을 낳았고 수명은 1백 30세까지 살았다"라고 전해진다. 황도연이 지은 『방약합편』에서는 하수오에 대해서 이렇게 기록하고 있다.

"하수오는 맛이 단데 흰 머리 검게 하고 얼굴색 좋게 하네. 그리고 정 불쿠어 자식 낳게 한다더라. 간과 신을 보하는 약이다. 백하수오는 기에 들어가고 적하수오는 혈에 들어간다."

북한에서 펴낸 『동의처방대전』 제 5권 「보양처방」에서는 하수오에 대해서 이렇게 적고 있다.

효능 및 맞음증

1. 하수오의 효능은 신장의 기운을 세게 하고 머리를 검게 하며 얼굴색을 좋게 하고 늙는 것을 막으며 오래 살게 한다.
2. 찐 것은 간장, 신장을 보하고 정혈을 보하며 힘줄과 뼈를 든든하게 하고 머리카락을 검게 한다. 생것은 대변이 잘 뚫리게 하고 상처의 독을 푼다. 오래된 기침을 낫게 한다.
3. 정과 수를 보하고 혈기를 보하며 오래 먹으면 몸이 가벼워지고 뇌력을 좋게 한다.
4. 신허로 인한 유정, 허리와 무릎이 나른한 데, 혈과 진액이 부족하여 대변이 막히는 데, 목임파절 결핵, 옹종창독, 치질, 여러 가지 산후병, 이슬 등에 쓴다.

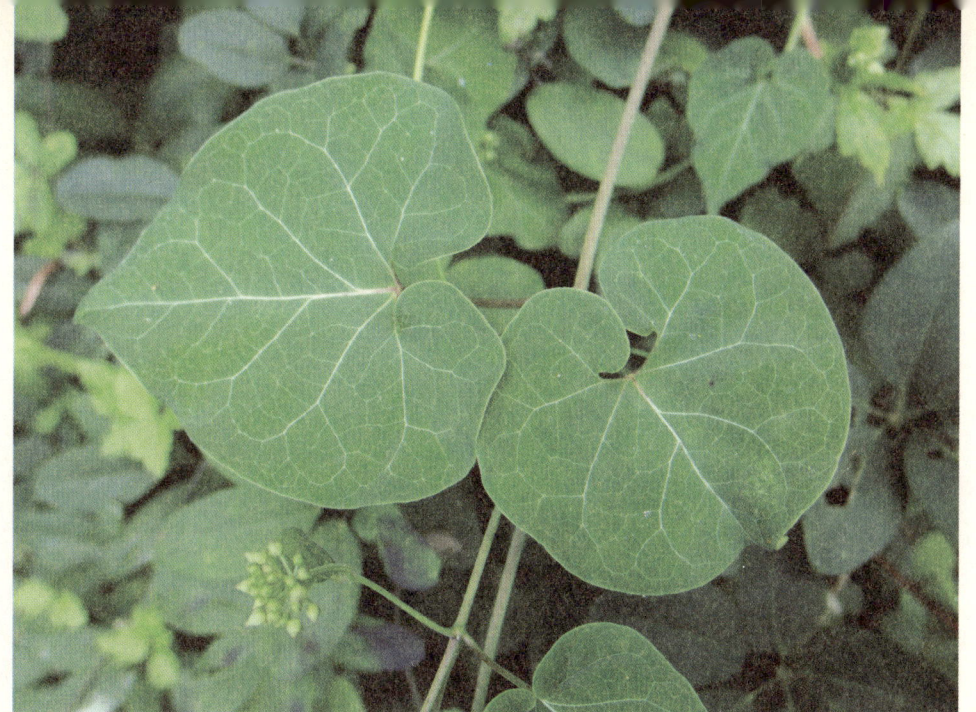

백하수오

처방

1. 하수오의 겉껍질을 버리고 가루 내어 먹는다. 병이 있는 경우에는 백복령 달인 물과 함께 먹는다. 이 약은 머리카락이 희어지는 데 쓴다. 이 약을 쓰는 동안에는 무, 돼지고기, 짐승의 피, 특히 염소의 피, 비늘 없는 물고기 등을 먹지 말아야 한다.

2. 하수오 환: 하수오(생것은 얇게 썰어 쓰고, 마른 것은 쌀뜨물에 담가 불려서 얇게 썰어 쓴다) 180g, 쇠무릎뿌리(싹을 떼고 잘게 썬 것) 60g, 검정콩 600g. 위의 약들을 콩 200g과 함께 찌고 말리는 방법으로 3번 거듭한 다음 약들을 말려 가루 내서 대추살과 함께 반죽하여 알약을 만든다. 한번에 6~8g씩 하루에 2~3번 빈속에 먹는다. 이 약을 오랫동안 먹으면 몸이 가벼워지고 걸음걸이가 빨라지며 장수한다.

3. 적, 백 하수오뿌리 각각 300g을 잘게 썰어 잘 섞은 다음 ¼은 참당귀뿌리즙에, ¼은 생지황즙에, ¼은 한련초즙에 나머지는 우유에 각각 3일 동안 담갔다가 볕에 말린 다음 다시 불에 말려 보드랍게 가루 낸다. 이것을 찐 대추살로 반죽하여 알약을 만들어 한번에 6~8g씩 하루 2~3번 끓인 물에 먹는다.

4. 적, 백 하수오뿌리의 제일 큰 것들을 8월에 캐서 겉껍질은 벗기고 잘게 썰어 쌀뜨물에 3일 동안 담갔다가 말리기를 3번 거듭한 다음 보드랍게 가루 내어 대추살과 꿀로 반죽하여 알약을 만든다. 한번에 2~3g씩 먹기 시작하여 10일 마다 1g씩 더 먹는 방법으로 10~12g까지 빈속에 심심한 소금물과 함께 먹는다.

5. 적, 백 하수오뿌리(겉껍질을 벗기고 쌀뜨물에 하룻밤 담갔다가 얇게 썬 것) 각각 600g, 검정콩(물에 불린 것) 1,800g. 하수오와 검정콩 200g을 함께 찌고 볕에 말리는 방법으로 검정콩을 매번 바꾸면서 9번 찌고 9번 말린 다음 하수오만 보드랍게 가루 내어 한번에 4~6g씩 하루 2~3번 끼니 전에 먹는다.

※ 하수오를 이렇게 법제하면 대변이 잘 풀리고 소화, 흡수가 잘되어 강정, 강장 효과가 보장된다. 위의 3개 처방은 약의 가지 수는 같으나 법제가 서로 다르다. 간장, 신장이 허하여 다리와 허리에 힘이 없고 머리카락이 일찍 희어지는데 쓰며 오래된 이질, 장출혈, 산후증에도 쓴다.

6. 적, 백 하수오뿌리 각각 300g을 쌀뜨물에 3일 동안 담갔다가 겉껍

질은 벗기고 얇게 썰어 불에 말린 다음 보드랍게 가루 내어 졸인 꿀 알약을 만들어 한번에 6~8g씩 하루 2~3번 먹거나, 가루 내어 한번에 4~6g씩 하루 2~3번 먹는다. 피가 모자라 풍사가 경맥에 침습되어 몸 절반에 땀이 나지 않는데 쓴다.

백하수오는 진정작용이 있고 적하수오는 혈당량을 정상보다 낮추며, 적하수오 뿌리에 들어 있는 레시틴(lecithin)은 심장근육을 흥분시킨다. 피로한 심장근육일수록 흥분작용이 더 세다. 레시틴(lecithin)은 신경조직 특히 뇌등골을 이루는 주요 성분인 동시에 혈액과 그밖에 세포막의 조성 원료가 되며 강심작용이 있다. 적하수오뿌리는 장의 윤동운동을 빠르게 하며 누구림작용을 나타낸다. 그밖에 항생작용도 있다. 또한 하수오 덩굴은 사마귀를 떼는 데, 노인들의 동맥경화, 고혈압, 어지럼증과 눈앞이 아찔한 것 등을 치료한다. 하수오에는 백하수오와 적하수오가 있다. 적하수오는 마디풀과에 속하고 백하수오는 박주가리과에 속하는 식물분류상 전혀 다른 종류이다. 하지만 두 가지 식물 모두 자양강장제로 사용하며 우리나라 대부분의 산에는 야생백하수오가 자라고 야생적하수오는 제주도와 중 남부지방의 비탈진 풀숲, 길가, 산비탈의 바위 틈, 관목숲 속에서 극히 드물게 자라고 있다. 적하수오는 밑동의 줄기가 나무처럼 겨울에도 죽지 않는 다년생이고 백하수오는 1년생 덩굴풀이다. 잎도 백하수오는 마주나지만 적하수오는 어긋나며, 꽃 피는 시기도 백하수오는 여름이고, 적하수오는 가을에 자잘한 꽃이 군

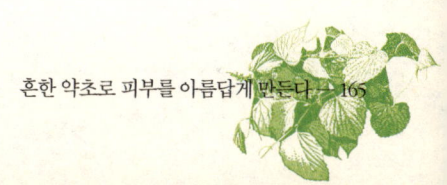

락을 이루며 핀다.

  오래된 적하수오의 뿌리는 항아리만한 크기의 덩이뿌리가 땅속에 들어앉아 있어 적하수오를 캘 때 신묘막측(神妙莫測: 신기하고 오묘하다는 뜻)하고 희열감을 느낄 수 있다. 하지만 산삼보다 희귀해서 야생적하수오를 본 사람은 거의 없어 대부분 어림잡아 추측을 하고 있을 뿐이며 일부 식물도감들의 사진들도 박주가리나 백하수오의 사진으로 잘못 올려놓고 있다. 산삼보다 더 희귀한 야생적하수오는 사람을 늙지 않고 오래 살게 하는 약초의 황제이다. 단지 사람이 발견하기가 쉽지 않을 따름이다.

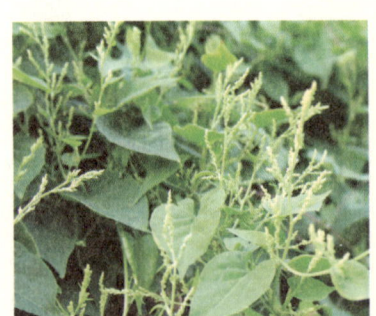
적하수오 꽃대

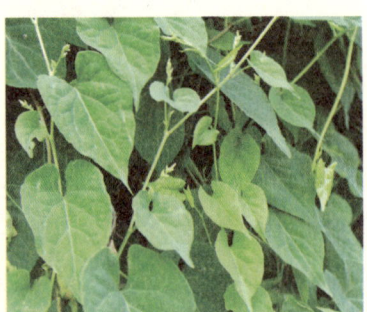
적하수오 잎

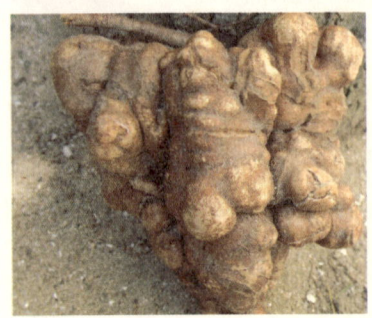
적하수오 뿌리

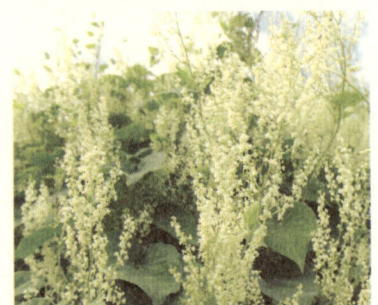
적하수오 줄기

3

여성의 건강에 좋은 약초

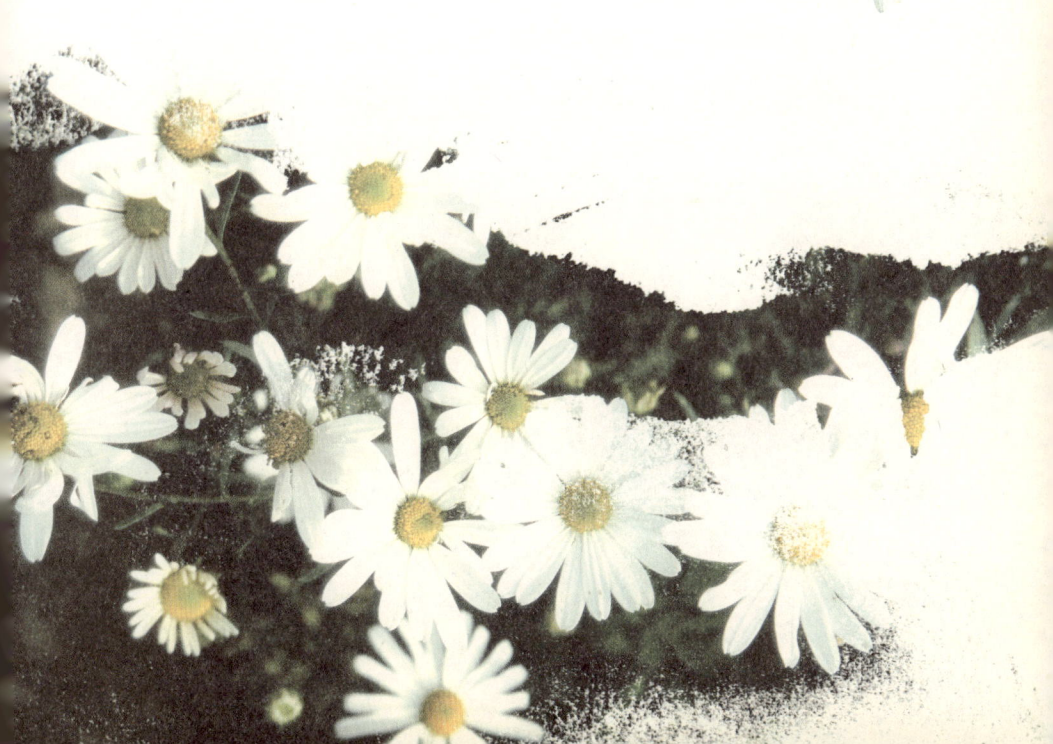

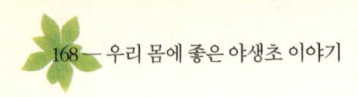

여성의 생리통에 좋은 약초

월경통이란 월경직전이나 월경동안에 발생하는 하복부의 통증이나 불편함을 말한다. ¾의 여성이 때때로 경험한다. 그중 약 ½은 통증이 심하여 정상생활을 영위하기 힘들다. 대개 월경통은 월경 시작 24시간 전부터 시작되어 첫날부터 1~2일까지 지속된다. 원인이 없는 원발성 월경통과 생식계의 이상으로 발생한 속발성 월경통의 두 가지가 있다. 전통의학적으로는 증상에 따라 통경通經, 경통經痛, 월신통月信痛, 혈행복통血行腹痛, 경행복통經行腹痛, 경행요통經行腰痛이라고 한다. 나타나는 시기와 아픈 부위에 따라서 경전복통經前腹痛, 경기복통經期腹痛 등으로 나눈다.

원인
원발성 생리통은 성호르몬 장애에 의하여 생기는 것이 기본이다. 속발성 생리통은 자궁내막증(생리통 환자의 60~70%), 자궁근종, 내자궁구협

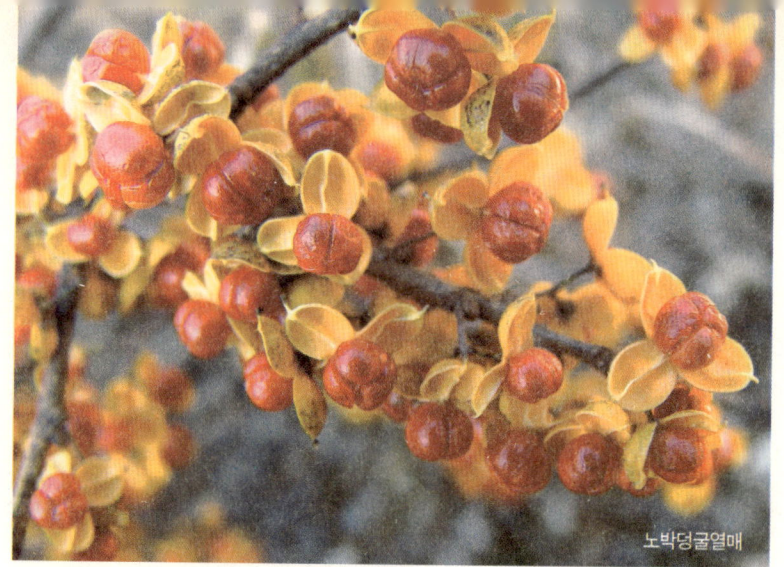

노박덩굴열매

착, 자궁피임고리 등 성기의 기질적 이상 등에 의하여 생긴다. 전통의학에서는 한사의 침입, 기체, 어혈, 혈허 등에 의하여 생긴다고 본다.

증상

생리통은 월경 직전이나 월경을 시작할 때에 시작되어 출혈이 많을 때에 가장 통증이 심하다. 통증의 양상은 하복부의 파도처럼 오는 쥐어짜는 듯한 통증으로 등이나 하지로 방사되며, 골반 내에 지루하게 끄는 듯한 통증이 있다. 생리 때마다 심한 아랫배 아픔, 허리 아픔, 때로 식물신경장애증상이 나타난다. 국소 증상이 심하고 온몸 증상은 가볍다. 원발성 생리통은 아이를 낳은 다음 없어지는 경우가 많다.

약초요법 및 민간요법

1. **노박덩굴열매** : 생리통에는 노박덩굴 열매가 큰 효험이 있는데 민간에서는 씨 1~2개를 월경이 없거나 허리가 아픈 생리통이 있을

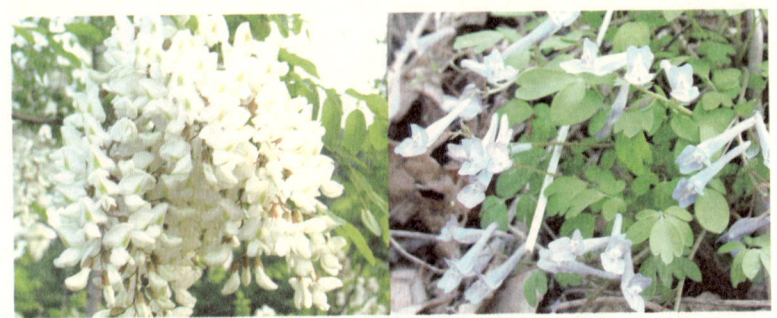

아카시아나무　　　　　　　　현호색

때 가루 내어 먹거나 물로 달여 마신다.

2. **아카시아나무** : 꽃과 뿌리를 각각 같은 양의 물 1 *l* 에 넣고 진하게 달여서 한번에 한 숟가락씩 먹는다. 꽃의 성분 로비닌은 이뇨작용, 해독작용이 있으며 성분 아카세틴은 소염작용과 이뇨작용 및 이담작용, 가드라지는 것을 풀어주는 작용 등이 있다. 월경통, 달거리가 고르지 못하고 아랫배가 차거나 아플 때 쓴다.

3. **현호색** : 현호색을 깨끗이 씻어서 식초에 하룻밤(6~8시간) 담갔다가 볶아서 가루 내어 한번에 2g씩 하루 3번 먹는다. 피를 잘 돌게 하고 아픔을 멈추며 월경을 고르게 하는 작용이 있다. 월경이 있기 며칠 전부터 배가 아프고 어지러우면서 머리가 아프거나 월경이 고르지 않을 때 쓰면 효과가 있다.

변비, 숙변을 고칠 수 있는 약초

변비便秘란 건강한 때에 비하여 대변횟수와 대변량이 적어지고 대변이 굳어서 3~4일 이상 보지 못하는 것을 말한다. 전통의학적으로는 대변비결大便秘結, 대변불통大便不通, 대변난大便難의 범주에 속한다.

원인

식사 및 생활 섭생 부주의(식사시간 불규칙, 식사량이 적거나 섬유질이 적은 식품을 편식, 운동부족, 변의 억제 등), 장의 기질적 변화(협착, 결장암, 복막염, 복막유착, 직장결핵, 매독, 임질 등), 장의 기능장애(전신쇠약, 뇌막염, 척추질병, 아디슨병, 비만, 각기, 장관의 기형 등), 중독(모르핀, 니코틴, 연 등), 정신신경장애(흥분 및 우울)에 의하여 생긴다. 전통의학에서는 열, 기체, 기혈부족 등에 의하여 생긴다고 본다. 열이 직접 진액을 마르게 하며 대장의 진액부족증을 일으키는 것, 기부족으로 비나 대장의 기능저하를 가져오게 하는 것, 혈이나 진액부족이 대장에 직접적으로 영향을 주어 윤장시키지 못

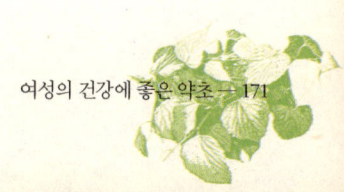

하는 것 등은 대장의 전도기능을 장애하므로 변비가 생긴다고 본다.

증상

대변이 굳고 양이 적으며 횟수가 적으면서 배 아픔, 가스차기, 불쾌감 등을 동반하는 것이다. 경련성 변비와 단순성 변비를 분리해야 한다.

1. 경련성 변비 : 대변의 성상은 토끼 똥 모양 또는 무른 변, 작고 가늘고 양이 적다. 곱똥은 있을 때가 많다. 변비의 상태는 간헐적이고 자발적인 설사경향이 있을 때가 많다. 변의가 많으나 배변 곤란을 호소하고 배변 후 잔변감이 있는 것이 많다. 배증상은 배 아픔과 불쾌감이 있다. 위대장반사는 먹은 다음 배 아픔이나 변의가 있는 것이 많다.
2. 단순성 변비 : 대변의 성상은 정 굳지 않고 굵다. 곱똥은 있을 때가 적다. 변비의 상태는 오랫동안 걸치는 지속성, 진행성이다. 변의가 오지 않는다. 배증상은 배 아픔이 적다. 위대장반사는 적다.

예방

매일 한번씩 변을 보는 습관을 붙여야 한다. 냉수마찰, 치료운동, 산보 등을 정상적으로 하여 몸을 잘 단련하여야 한다. 배추나 무와 같은 야채 또는 산나물로 만든 생채를 늘 먹도록 한다. 아침 빈속에 찬물 또는 약수, 탄산수 등을 한컵씩 마시도록 한다.

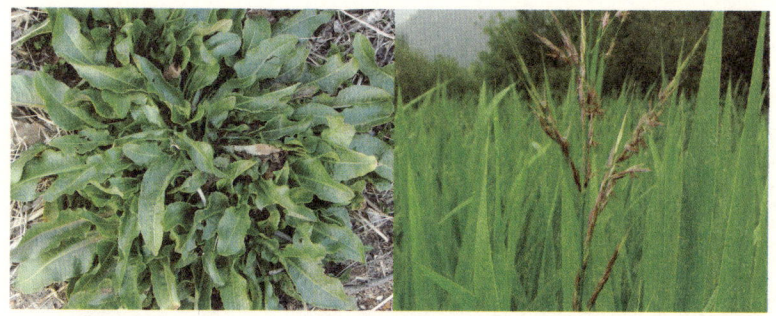

소루쟁이　　　　　　　　　　　　줄풀

약초요법 및 민간요법

1. **소루쟁이 뿌리** : 소루쟁이는 대황처럼 센 사하작용이 있는 것이 아니라 완만하고 지속적인 완하작용이 있으므로 아무런 부작용 없이 변비를 낫게 한다. 소루쟁이는 가장 이상적인 변비 치료제라고 할 수 있다. 오래 먹으면 장이 깨끗해지고 피가 맑아져 살결이 고와지며 피부병이 생기지 않는다. 잘게 썬 소루쟁이 뿌리 및 잎 40g에 물 한대접을 붓고 반이 되게 달여서 한번에 마시면 곧 대변을 볼 수 있게 된다.

2. **줄풀** : 변비는 영양의 흡수를 나쁘게 하고 살결이 거칠어지게 한다. 식욕부진, 고혈압, 요통 등을 일으키며 여성에게는 미용과 건강에 큰 적이기도 하다. 줄풀에는 항균성抗菌性 외에, 항염증 작용과 항궤양 작용의 2차적인 작용도 있다. 그중에서도 풍부한 식물섬유의 작용에 의한 장 점막의 자극과 연동운동을 활발하게 하여 변비를 해소하는데 가장 효과적이다. 따라서 줄풀에 함유하고 있

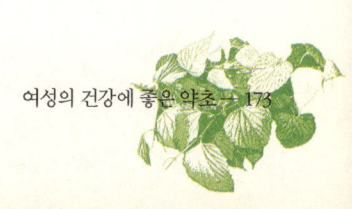

는 비타민 등에 의한 고혈압이나 당뇨병을 해소한다. 또한 줄풀의 피부를 죄는 작용 즉, 수렴작용收斂作用과 보수작용保水作用은 세포의 신진대사를 높이고 피부에 싱싱한 윤기를 더해준다. 하루 12~20g을 물로 달여서 복용한다. 악질적인 변비도 용이하게 해소할 수 있다.

3. **함초** : 함초 100㎎에는 칼슘 670㎎, 요오드 70㎎이 들어 있다. 또한 함초에는 나트륨 6.5%, 소금기 16%, 섬유질이 50% 들어 있다. 칼슘은 우유보다 7배나 많고 철은 김이나 다시마보다 40배나 많으며 칼륨은 굴보다 3배나 많다. 함초를 먹으면 빠른 사람은 15~30일, 늦은 사람은 3~6개월 사이에 숙변이 분해되어 나온다. 많이 나오는 사람은 한 광주리 될 만큼 엄청난 양이 나오며 대체로는 보통 변보다 2~3배 정도 많이 나온다. 숙변을 보고 나면 머리가 맑아지고 배도 시원해지며 몸에서 생기가 나는 것을 느낄 수 있다. 함초는 숙변 외에도 여러 가지 암, 축농증, 관절염, 고혈압, 저혈압, 요통, 비대증, 치질, 당뇨병, 갑상선염, 천식, 기관지염, 간질환 등에 뛰어난 효과가 있다. 함초는 장을 깨끗하게 하고 피를 맑게 하며 인체의 자연치유력을 높여 스스로 질병을 치료하게 하는 것이다. 하루에 10~12g씩 물로 달여 먹거나, 생으로 먹거나, 가루를 내거나, 환으로 지어 빈속에 먹으면 된다.

산후조리에 좋은 약초

해산할 때는 기혈이 많이 소모되고 음혈이 허해지며 혈실이 열려 있다. 그러므로 여러 가지 병에 쉽게 걸릴 수 있다. 산후기 때는 충분한 안정으로 혈붕과 성기탈출을 막아야 한다. 또한 운동을 적당히 하여 산후 복고를 촉진시켜야 한다. 해산 후 3일 동안은 머리 부분을 좀 높이고 명치끝에서부터 배꼽까지 수시로 쓸어 주어 자궁복고를 돕고 오로惡露가 잘 나가게 해야 한다. 해산한 후에는 자주 엎드려 있거나 모로 특히 오른쪽으로 누워 산후 자궁후경후굴을 막는 것이 중요하다. 숯불에 식초를 자주 쳐서 거기서 나오는 김을 쏘인다. 식사는 영양가가 풍부하고 만문하여 소화되기 쉬운 음식을 먹는다. 차거나 날 음식, 맵고 뜨거운 것, 기름기 많은 음식을 피해야 한다. 돼지족발, 양고기, 닭고기를 푹 삶아 먹는 것이 좋다. 젖몸과 젖꼭지를 깨끗하게 간수하며 아기에게 3~4시간 간격으로 젖을 먹이며 밤에는 먹이지 않도록 버릇을 붙인다. 외음부를 깨끗이 관리하고 몸에 땀이 많이 나므로 목욕을 자주

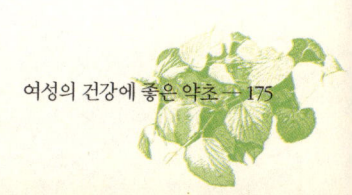

하고 깨끗한 속옷을 입어야 한다. 기혈을 보하는 것을 위주로 한다.

약초요법 및 민간요법
산후풍 때
생강나무 : 산후풍에는 생강나무를 달여 먹는 것이 특효약이다. 하루에 생강나무 30~50g에 물 한되를 붓고 물이 절반이 되게 약한 불로 달여서 수시로 물 대신 복용하도록 한다.

산후출혈 및 합병증 때
1. **측백잎** : 측백잎 볶은 것 20~40g을 물에 달여 하루 2~3번에 나누어 식간에 먹는다.
2. **익모초** : 익모초 10~20g을 물에 달여 하루 2~3번에 나누어 식간에 먹는다.
3. **연꽃잎, 연뿌리** : 출혈을 계속하면서 빈혈증상이 있으면 마른 연꽃잎을 거멓게 볶아서 보드랍게 가루 내어 한번에 4g씩 하루 3번 데운 술 한잔에 타서 먹거나 연뿌리 생것 30~60g을 짓찧어서 짜낸 즙을 하루 3번에 나누어 식전에 먹는다.

산후열
1. **돼지족발, 문어** : 돼지족발 한개를 쪼개어 잘 익힌 다음 문어 200g을 썰어 넣고 물 1 ℓ 를 부어 센 불에 푹 익혀 식기 전에 먹는다.

2. 시금치 : 시금치 500g에 물을 붓고 끓여서 하루 한번 또는 하루 건너 한번씩 몇 번 먹는다.

3. 서리 맞은 감 : 한번에 3개 정도씩 하루 3번 먹는다. 이 약은 몸 푼 뒤 춥고 떨리면서 열이 계속 나고 팔다리와 머리가 아플 때 효과가 있다.

산후 배 아픔

1. 말린 가지 : 말린 가지 300g에 물 1 l 를 붓고 500ml 되게 달여 한번에 40ml씩 하루 3번 먹는다.

2. 대추, 감초 : 대추 200g, 감초 50g에 물 1 l 정도 붓고 500ml가 될 때까지 천천히 달여 한번에 100ml씩 하루 5~6번 먹는다.

3. 들깨 : 들깨 100g을 볶아서 보드랍게 가루낸 것으로 죽을 쑤어 한번에 먹는다.

산후 설사

1. 익모초, 약쑥 : 각각 같은 양을 가루 내어 한번에 4g씩 하루 3번 식전 30분에 더운물에 타서 먹는다.

2. 질경이씨 : 질경이씨를 볶아 가루 내어 한번에 3~4g씩 하루 2번 물에 타서 식간에 먹는다.

3. 고백반, 부자(법제한 것) : 각각 같은 양을 보드랍게 가루 내어 졸인 꿀로 알약을 만든 것을 한번에 3~4g씩 하루 3번 식전에 먹는다.

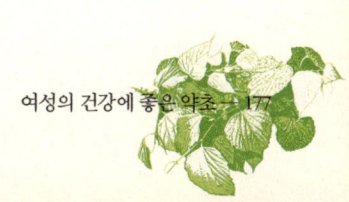

산후 소변장애

1. 귤껍질 : 흰 속을 긁어 버린 귤껍질을 가루 내어 한번에 4g씩 하루 3번 식전에 더운물에 타서 먹는다.
2. 파흰밑 : 파뿌리 위쪽 흰 부분을 덥혀서 주머니에 넣어 배꼽에 대고 찜질한다. 식으면 다시 바꾸어 배꼽으로 더운 기운이 들어가는 느낌이 있을 때까지 한다. 일반적으로 2~3번 하면 효과가 나타난다.

산후 젖부족

1. 잉어 : 잉어국을 끓여 먹는다.
2. 참깨 : 참깨 볶은 것 15g에 소금을 조금 넣고 보드랍게 가루 내어 하루 한번씩 며칠 먹는다.
3. 돼지족발 : 돼지족발 2개를 푹 삶은 물에 흰쌀이나 찹쌀을 넣고 죽을 쑤어 하루 3번에 나누어 먹고 삶은 족발도 먹는다. 4~5일 동안 쓴다.
4. 갖풀 : 단묵을 만들어 한번에 20g씩 하루 3번 식간에 먹는다.
5. 계란흰자위, 꿀 : 계란흰자위 4개에 같은 양의 꿀을 넣고 잘 섞어서 먹는다.
6. 파, 귤껍질 : 파, 귤껍질 달인 물로 젖몸을 찜질하여 기혈을 통하게 한다.
7. 견족 : 개족발 4개를 푹 삶아서 그 삶은 물과 같이 먹는다.

골다공증에 좋은 약초

뼈는 단단하고 탄력성 있는 단백질에 칼슘과 인이 침착되어 이루어져 있다. 흔히 뼈를 생명이 없고 변하지 않는 것으로 생각하지만, 실제로 뼈는 계속적으로 흡수되고 재생되며, 신경과 혈관의 공급을 받는 살아 있는 조직이다. 뼈는 영양학적 요인, 내분비적인 요인에 의해서 영향을 받으며 특정 질환에 의해 약해질 수 있다. 골다공증이란 골 조직의 소실로 뼈가 부서지기 쉬운 상태를 말한다. 여성에게 더 많이 발생한다. 골량이 감소되고 뼈 조직의 미세 구조가 파괴되어 뼈가 취약해져서 생긴 병이다. 골다공증은 크게 원발성과 속발성으로 나눈다. 나이가 들어감에 따라 뼈는 점점 얇아지고 가벼워져, 70세에 이르면 40세에 비하여 $\frac{1}{3}$ 정도로 가벼워진다. 골다공증으로 알려진 골밀도의 손실은 뼈의 자연적인 파괴가 재생보다 빨리 일어나서 생긴다. 결과적으로 모든 노인들은 골다공증이 있지만 그 심한 정도는 사람에 따라서 다양하다. 여위고 운동을 거의 하지 않으며 친척이 골다공증을 가지고 있는

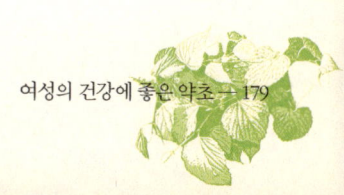

사람들은 다른 사람들보다 골다공증을 앓을 가능성이 높다.

원인

뼈의 재생에는 성호르몬이 필요한데, 남녀 모두에서 나이가 들면서 성호르몬이 감소함에 따라 골다공증이 발생한다. 여성은 성호르몬인 에스트로겐의 생산이 폐경기 때 급격하게 감소하며, 흡연 여성들에게 잘 생기는 조기 폐경은 골다공증의 위험을 높인다. 남성의 성선 기능저하증은 성호르몬인 테스토스테론이 일찍 감소되어 골밀도가 감소된다. 골다공증은 코티코스테로이드제의 장기 치료 후에도 발생하며 류머티스성 관절염 환자, 갑상선기능 항진증 환자나 만성 신부전 환자들도 골다공증의 위험이 높다. 뼈의 건강에는 운동이 필수적이므로 침대에 누워만 있거나 관절염 또는 다발성 경화증과 같은 질환으로 일상 활동이 줄어든 사람의 골밀도는 급격히 감소한다. 가까운 친척에서 골다공증이 있는 여성, 백인과 아시아 여성, 특히 날씬한 몸매를 가진 여성들도 골다공증이 생길 위험이 높다. 전통의학에서는 신음허와 신양허로 생긴다고 본다.

증상

노화 과정에서 발생하는 다음과 같은 신체 변화는 골다공증과 관련이 있다. 점진적으로 키가 줄어들거나 등이 굽는 것, 척추변형, 골절, 요배부의 통증 등이다. 폐경후에 골다공증에는 척추골절, 요골원위단골

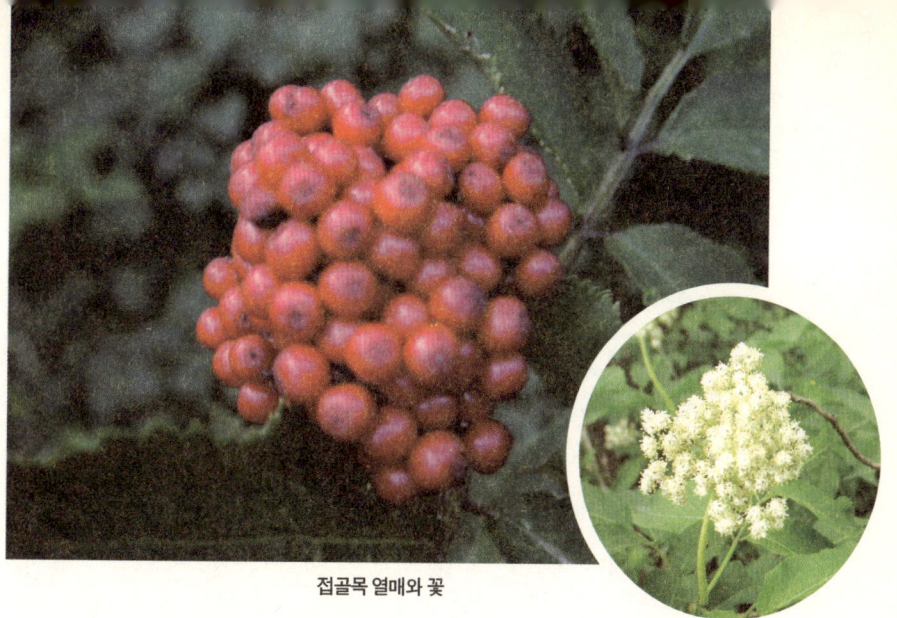

접골목 열매와 꽃

절이며, 노인성 골다공증에는 대퇴골두골절, 다발성 척추 골절이 있다.

예방

비만증 환자는 지나치게 살이 찌는 것을 미리 예방해야 하며 지나치게 여윈 사람도 정상 체중이 되기 위해서 체력을 강화하여야 한다. 칼슘과 비타민 D가 풍부한 균형 잡힌 식사를 섭취하고 일생 동안 적정 체중을 유지해야 한다. 칼슘은 뼈의 강도를 유지하는데 필수적이고 비타민 D는 몸에서 칼슘을 흡수하는 것을 돕는다. 걷는 운동을 포함하여 체중 부하 운동은 골밀도를 증가시키는데 도움이 된다. 금연과 술을 줄이는 것 또한 골다공증의 위험을 줄여준다.

약초요법 및 민간요법

1. 접골목 : 타박상, 뼈가 부러진 데, 골다공증, 류머티스성 관절염,

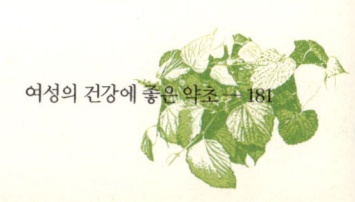

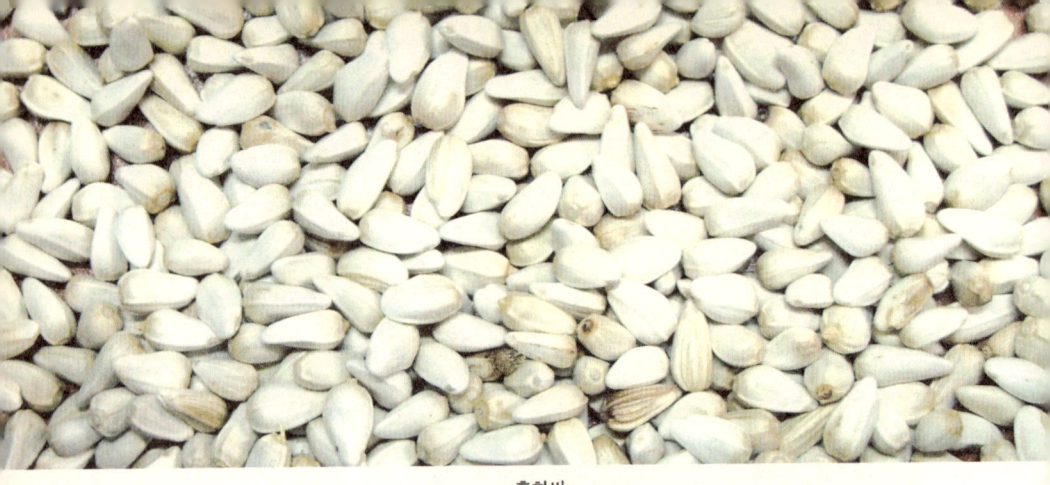

홍화씨

배에 물이 고이는 데, 신장염, 통풍, 목안이 아픈 데, 여러 가지 출혈 등에 쓴다. 하루 5~10g을 물에 달여 3번에 나누어 먹는다.

2. 홍화씨 : 뼈가 약한 것을 치료하는 약초이다. 홍화씨에는 백금 성분이 들어 있어 뼈를 빨리 붙게 한다. 홍화씨를 하루 3~6g을 가루로 만들어 빈속에 복용하면 골절상에 잘 듣는다. 또한 골수의 밀도를 증가시켜 골다공증의 예방 및 치료에도 효과가 있다.

3. 산골자연동 : 민간에서 뼈를 붙이는 약으로 쓴다. 맛은 맵고 성질은 평하다. 간경에 작용하며, 부러진 뼈를 붙게 하고 어혈을 없애며 통증을 멈춘다. 약리실험에서 뼈가 붙는 기일을 앞당겼다는 보고가 있다. 골절, 타박상, 잘 놀라고 가슴이 두근거리는 데, 골다공증, 영류(癭瘤:혹), 창양(瘡瘍:부스럼과 종기), 화상 등에 쓴다. 하루 4~10g을 탕약으로 먹거나 가루 내어 한번에 0.1~0.3g씩 하루 3번 먹는다.

주근깨에 좋은 약초

주근깨란 주로 얼굴에 때로는 노출 부위에 좁쌀알 크기의 둥근형 또는 부정형의 밤색반점이 생기는 피부병을 말한다. 피부에 있는 무해하고 작은 다수의 갈색 점이다. 주근깨는 멜라닌 색소의 과잉 생성에 의해 생긴다. 두가지 흔한 형태가 있는데, 햇빛에 주로 노출되는 부위에 생기는 작은 갈색 반점과 나이가 들면서 몸의 어느 곳에나 생길 수 있는 편평하고 약간 옅은 갈색 반점이다. 햇빛에 노출되는 부위에 생기는 주근깨는 유전적인 소인이 많으며, 흰 피부와 빨강 머리를 가진 사람에게서 많다. 점들은 무해하고 겨울이면 색이 좀 흐려지는 경향이 있다. 이 점들은 피부가 햇빛에 예민하다는 표시로, 이런 사람에게서 피부암의 발생 빈도가 높다. 나이가 들면서 생기는 노화성반, 흑자, 검버섯이라고도 하며 대개 40대 후반에 생기기 시작한다. 몸 어느 부위나 생길 수 있고 겨울에 흐려지지 않는다. 흑자는 대개 미용 상의 문제일 경우가 많으나 얼굴에 있을 때에는 드물게는 악성 흑색종이 생기기도

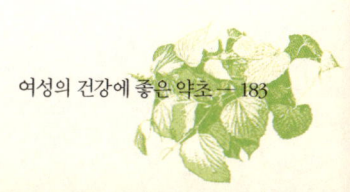

한다. 전통의학에서는 작란반雀卵斑, 작자반雀子斑, 면간포面奸皰에 해당한다.

원인

가족력으로 생기는 경우가 있으므로 유전 관계를 살펴 보아야 한다. 햇빛에 대한 감수성이 높은 사람에게 잘 생긴다. 전통의학에서는 신음 부족이나 간혈이 허하여 생긴다고 본다.

증상

5~6살 때부터 증상이 나타나 성 성숙기에 뚜렷해진다. 바늘귀, 좁쌀알, 입쌀크기의 연한 밤색 또는 검은색의 반점이 얼굴을 비롯한 손등, 팔, 잔등 등에 대칭성으로 생긴다. 봄부터 시작하여 여름철에 수가 많아지고 색도 진해지며 겨울철에는 연해진다. 여성들에게 많다.

약초요법 및 민간요법

1. 오이꼭지 : 신선한 오이꼭지의 쓴 맛이 나고 진이 나오는 부위를 얼굴에 대고 아침과 저녁에 5~10분씩 문질러 준다.
2. 계란노른자위, 살구씨 : 계란노른자위 한개에 살구씨 기름 20㎖를 넣고 섞어서 자기 전에 바르고 다음날 아침 씻어 낸다.
3. 곶감 : 곶감을 가루 내어 우유에 타서 하루에 2~3번 바른다.
4. 팥꽃나무꽃(원화) : 팥꽃나무꽃을 비비면 즙이 나오는데 그것을 하

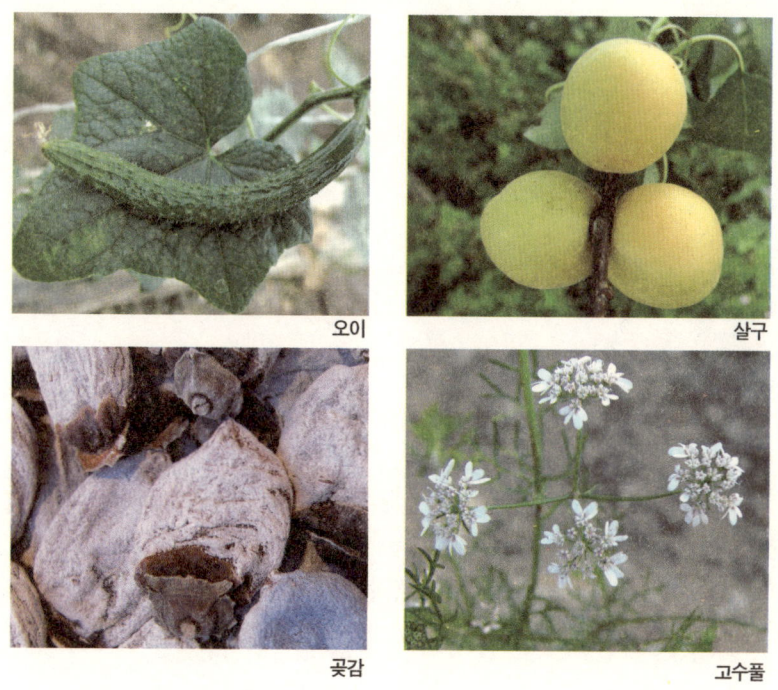

오이 살구
곶감 고수풀

루에 2~3번 바른다.

5. **고수풀(호유)** : 고수풀 달인 물로 하루 3~4번씩 씻는다.

냉(대하, 이슬)에 좋은 약초

여성 성기 및 온몸의 질병으로 정상 때와 다른 많은 분비물이 흘러내리는 병증을 말한다. 건강한 여성들의 경우에도 적은 양의 분비물은 있다. 이때의 분비물은 맑고 묽은 액체이다. 그러나 병적으로 자궁에서 분비가 항진되거나 만성 염증이 있을 때에는 희끄무레한 이슬이 생기며, 트리코모나스질염이 있을 때에는 흰색의 거품이 생긴다. 또한 자궁에 세균 또는 이물이 있을 때에는 고름이 섞인 붉은 이슬이 흐른다. 붉은 이슬은 주로 자궁과 질에 피가 나오는 질병이 있을 때 생긴다. 이와 같은 병으로 생기는 이슬은 양이 많을 뿐 아니라 그 냄새가 아주 역하다. 이슬은 빛깔에 따라 다섯 가지로 나누는데, 흰 이슬(백대하: 폐장의 빛은 희다. 이슬이 흰 것은 폐장이 허약해진 것이다. 그러므로 흰빛을 띠게 된 것이다: 의방류취), 누런 이슬(황대하: 비장의 빛은 누렇다. 이슬이 누런 것은 비장이 허손된 탓이다. 그러므로 이슬이 누런빛을 띠게 된다: 의방류취), **붉은 이슬**(적대하: 심장의 빛은 붉다. 이슬이 붉은 것은 심장이 허약해진 탓이다. 그러므로 붉은빛을 띠게 된다: 의

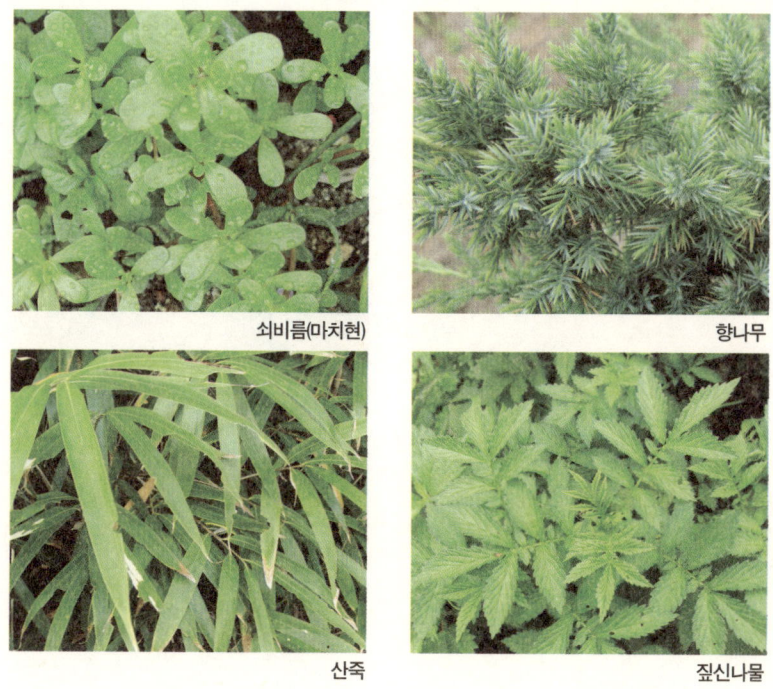

쇠비름(마치현)　　　　　　향나무
산죽　　　　　　짚신나물

방류취), 푸른 이슬(청대하: 간장의 빛은 푸르다. 이슬이 푸른것은 간장이 허손된 탓이다. 그러므로 이슬이 푸른빛을 띠게 된다: 의방류취), 검은 이슬(흑대하: 신장의 빛은 검다. 이슬이 검은 것은 신장이 허약한 탓이다. 그러므로 검은빛을 띠게 되는 것이다: 의방류취)라고 한다.

약초요법 및 민간요법

1. **쇠비름**(마치현): 신선한 것 100g을 물에 달여 한번에 30ml씩 하루 3번 먹는다. 아랫배가 아프면서 이슬이 많을 때 먹으면 효과가 있

다. 설사를 하거나 고혈압 환자에게는 쓰지 않는다.

2. 향나무 : 잘게 썬 것 500g에 물 2 *l* 를 넣고 약 30분 동안 달여서 찌꺼기를 짜버리고 그 물로 질강을 하루에 한번씩 며칠간 세척해준다. 그러면 염증이 나아지면서 이슬이 줄어든다.

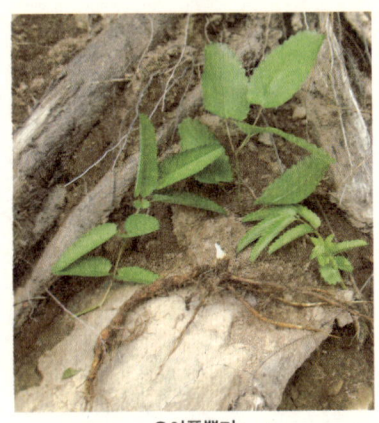
오이풀뿌리

3. 산죽 : 산죽 1kg에 물 5 *l* 를 넣고 달여서 찌꺼기를 짜버리고 다시 전체 양이 1 *l* 가 되게 졸인 것을 솜뭉치에 적셔 질강에 하루 한번씩 8시간 동안 넣어둔다. 흰 이슬 특히 트리코모나스질염으로 이슬이 많이 흐르는 때에 쓰면 효과가 있다.

4. 짚신나물(용아초) : 짚신나물 옹근풀 200g을 물에 달여 찌꺼기를 짜버리고 100ml가 되게 졸인 것을 약솜에 묻혀 질강 안에 하루 3번씩 밀어 넣는다. 1주일 정도 치료하면 가려움이 멎고 이슬이 뚜렷하게 줄어든다. 여러 번 치료하면 완전히 낫는다.

5. 오이풀뿌리(지유) : 오이풀뿌리120g을 식초 1 *l* 에 넣고 10여 번 끓여서 끼니 전에 50ml씩 먹는다. 5색 이슬에 쓴다.

두통에 좋은 약초

두통은 머리의 통증으로 원인과 정도가 다양하다. 대부분의 두통은 몇 시간 정도만 지속되지만 어떤 것은 수 주 동안 지속되기도 한다. 두통의 위치와 성질을 결정하는 원인은 다양하다. 전체 두통 중 ¾은 두피 쪽 목 근육의 긴장으로 인해 발생한다. 긴장성 두통(우측)은 재발되기 쉽고 머리 양쪽에 통증을 유발한다. 이외에 편두통(우측)과 군발성 두통(수일 동안 짧게 반복되는 극심한 두통)도 그 원인이 다양하다. 매우 드문 경우지만, 두통의 원인이 뇌수막염, 지주막하 출혈, 측두동맥염에 기인한 경우도 있다. 때로는 강력한 진통제를 장기간 사용한 경우에도 두통이 유발할 수 있다.

머리아픔은 신경계통 질병을 비롯한 여러 가지 질병 때 발생하는 증상을 말한다. 전통의학에서는 두통頭痛, 두풍頭風이라고 한다.

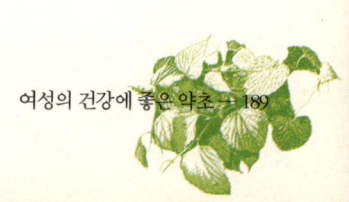

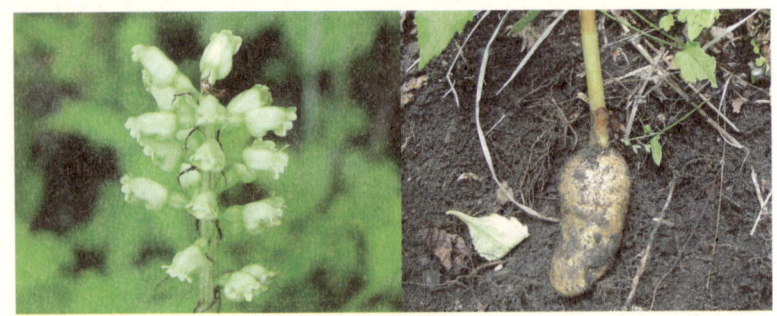

천마꽃과 뿌리

약초요법 및 민간요법

1. 천마술 : 반신불수, 사지마비, 고혈압 두뇌질환에 효험있는 천마술은 일반소주(알콜25%이상, 30도 이상이면 더욱 좋다)에 천마를 넣고 3개월이상(6개월이상 숙성시키면 더욱좋다) 지나면 복용할 수 있다. 다 먹고 나서 천마를 얇게 썰어서 다시 술로 담가도 된다. 천마는 부작용없는 신경안정 효과뿐 아니라 신경성 위장장애, 성인병 같은 만성질환에 효과가 있다. 1일 작은 잔으로 2~3회 복용한다. 술취한 사람이 천마술을 한잔 마시면 술이 금방깬다. 간의 기능이 안 좋거나 고혈압 환자는 지나친 복용은 삼가해야 한다. 그외에도 생천마, 천마분말, 건천마, 천마발효, 천마차 등으로 응용할 수 있다.

2. 버드나무 : 버드나무를 물로 진하게 달여 걸쭉한 시럽 형태로 만든다. 위장기능이 약한 사람은 맥아를 넣는다. 이것을 50ml씩 하루 3번 식전에 먹는다. 협심증, 가슴 두근거림, 두통, 사지마비, 숨

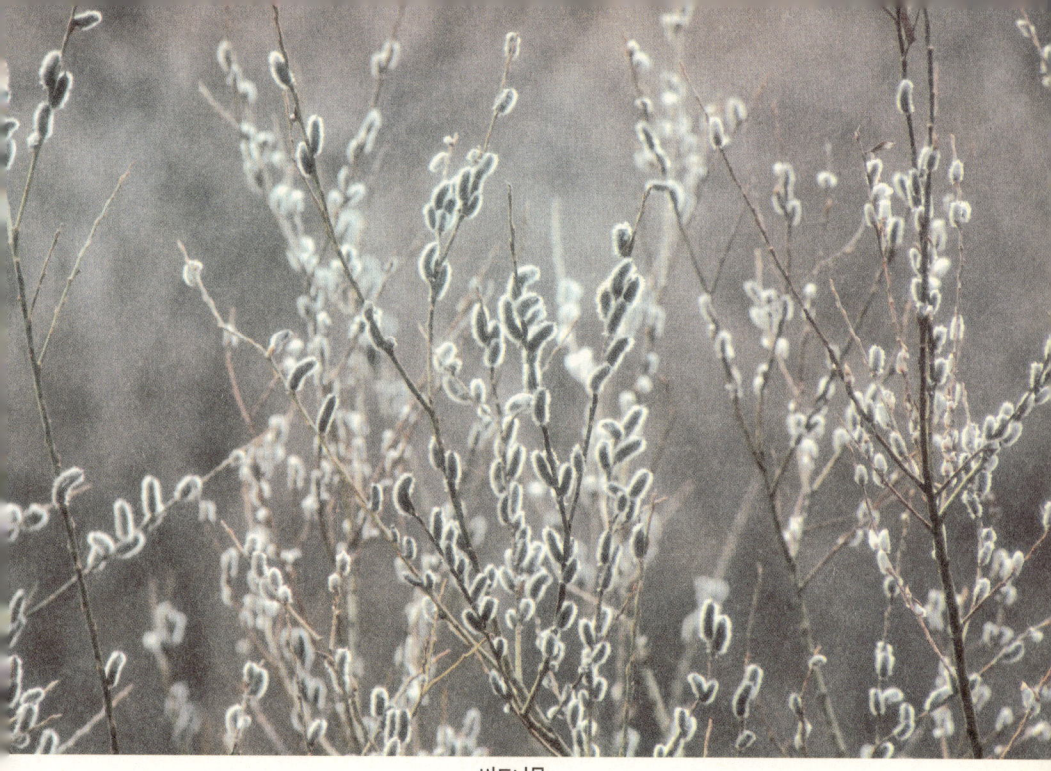

버드나무

가뿜 등이 없어지거나 가벼워진다. 2~3개월 복용하면 뚜렷한 효과가 있다. 설사, 피부가려움증, 피부가 시퍼렇게 되는 등의 부작용이 있을 수 있으나 얼마 지나면 대개 저절로 없어진다.

3. **비단풀** : 애기땅빈대라고 부르는 비단풀을 채취하기 위해서는 한여름철 잎이 가장 무성할 때 채취한다. 씻은 다음 그늘에서 말려 달여 먹으면 된다. 갖가지 암, 두통, 장염, 이질, 설사, 기침, 인후염 등에 효과가 좋은 약초이다.

비단풀

불면증에 좋은 약초

불면증(잠못자기) 여러 가지 원인에 의해 잠을 원만히 자지 못하는 증상을 말한다. 사람이 살면서 평생동안 3분의 1은 두통을 체험한다. 잠들기가 어렵기도 하고 자다 깨서 다시 잠들기가 어려운 경우도 있다. 수면 장애는 여성에게 더 흔하고 노인의 경우 남녀 모두에게 생긴다. 수면 장애는 근심이 있거나 불안한 상태에서 흔히 시작된다. 카페인이나 알코올을 많이 섭취한 경우 잠이 안 올 수 있다. 잠을 잘 자지 못하면 좋은 수면 습관이 없어져서 이런 증상이 계속되기도 한다. 불면증은 밤에 증상이 생기는 천식이나 갑상선 기능항진증과 같은 질환이나 정신 질환인 우울증이나 불안 장애와 동반되는 경우도 흔히 있다. 전통의학에서는 불면증과 함께 실면失眠, 불매不寐, 불수不睡 등 여러 가지로 전해져 왔다. 신정부족, 심담허, 비허 등으로 심신이 안정상태에 있지 못하여 생긴다고 본다.

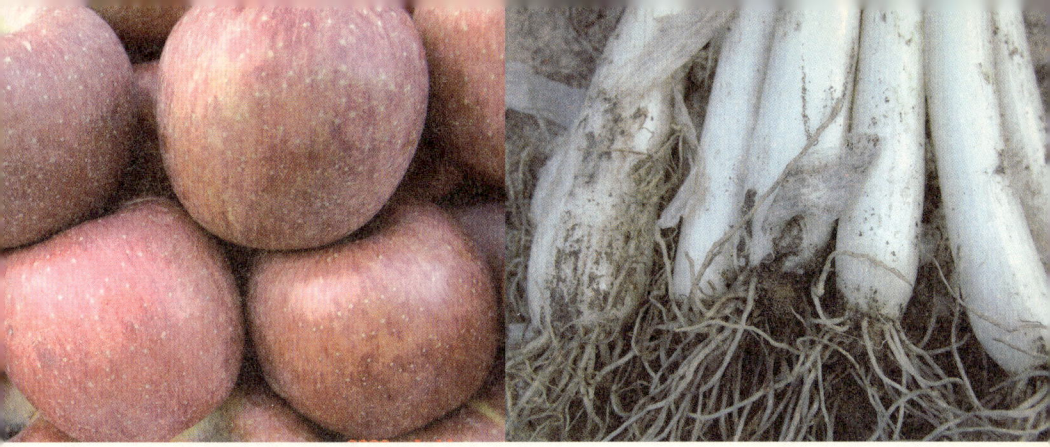

사과　　　　　　　　　　　　　　　　파밑뿌리

약초요법 및 민간요법

1. **사과** : 껍질이 포함된 사과는 잠이 잘 오게 하는 명약으로 식후에 사과 한개를 식초에 담가 농약 성분을 제거 후 껍질째 먹는다. 또는 잘 익은 사과 3~5개를 그릇에 담아 잠을 잘 못자는 사람(또는 환자)의 베개 옆에 놓아 두면 5~10분 후에 잠이 든다. 그것은 사과 향기 속에 들어 있는 정향물질 즉 사과의 향기에 의해 즉시 잠이 들기 때문이다. 잠든 다음에는 사과의 냄새가 더 나가지 않도록 뚜껑을 꼭 닫아 밀봉해 두었다가 다음번에 잠 잘때 뚜껑을 열어 이용한다.

2. **대추, 파밑** : 대추 25~30개를 파흰밑 7개를 같이 넣고 달여 하루 한번씩 잠자기 전에 먹는다.

3. **솔잎, 박하잎** : 솔잎과 박하잎을 9 : 1로 만든 베개를 베고 잔다.

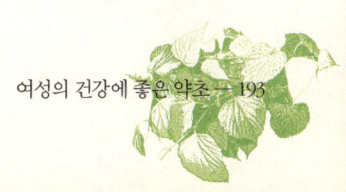

박하잎

신장병에 좋은 약초

인체에 노폐물을 처리하고 수분을 조절하는 화학공장 콩팥

　신장 즉, 콩팥의 색깔은 적갈색이고 모양은 마치 콩이나 팥처럼 생겼다. 동종요법의 원칙으로 콩과 팥을 먹으면 콩팥에 유익하고 튼튼해진다. 주먹만한 크기의 140g 정도 나가는 콩팥은 두 개가 양쪽에 있으면서 소변을 생산하며 피를 끊임없이 정화하고 여과하며 적혈구 생산을 촉진시키고 혈액 속에 들어 있는 칼륨, 소금기인 염화나트륨 등을 감시하는 주요한 비뇨기관이다. 인체에 수분을 조절하고 네프론이란 여과작용을 하는 세뇨관을 100만개 이상 가지고 있다. 신장 즉 콩팥은 뇌 밑에 자리한 뇌하수체의 호르몬에 의해서 조절되는 신비한 기관이다. 소변 즉 칼슘, 염분, 요산이 지나치게 농축되었을 때 신장결석이 생기는데 이 돌들이 점점 커지면 수뇨관을 통과할 때 심한 통증을 일으킬 수 있다. 이러한 신장결석을 막기 위해서 운동과 충분한 양의 물을 하루에 9컵 정도 섭취하면 충분하다.

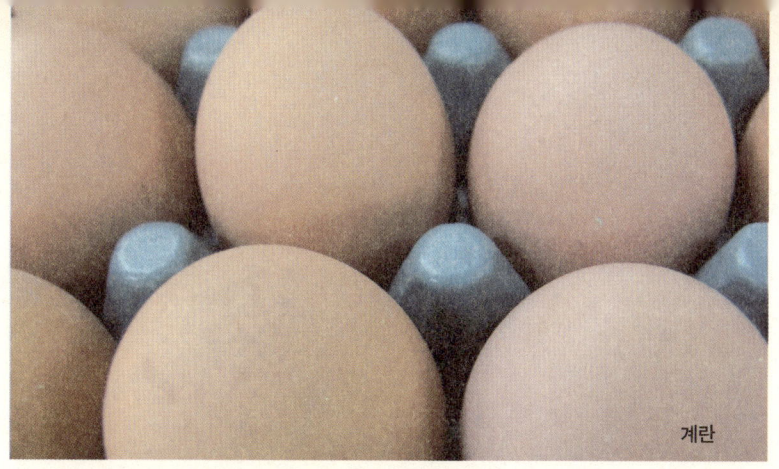

계란

　신장의 여과조직인 네프론이 손상을 받으면 동맥도 굳어지고 좁아지며 탄력을 잃고 혈액공급도 줄어들며 심장은 펌프질하는 힘이 약해지게 된다. 지나친 체중과 혈압을 조절하고 적당한 운동과 충분한 물 섭취를 해주면 신장에 도움을 준다. 얼굴이 붓거나, 속이 메스껍거나, 시력이 흐려지거나, 피로감이 느껴지면 신장이 병들었을 가능성이 높다.

약초요법 및 민간요법

1. **후추, 계란** : 계란 한쪽 끝에 구멍을 내고 후추 7알을 넣은 다음 구멍을 봉하고 증기에 쪄서 어른은 하루에 2알, 어린이는 한알씩 먹는다. 10일 동안 먹고 3~4일 쉬였다가 다시 10일 먹는다.
2. **콩** : 콩 30g에 물 200㎖를 넣고 3시간 동안 불구었다가 갈거나 절구에 짓찧은 것을 얇은 약천에 받아서 100㎖를 얻는다. 이것을 한번에 30㎖씩 하루 3번 먹는다.
3. **뽕나무, 붉은팥** : 뽕나무 500g을 태운 가루에 물 2ℓ를 붓고 3시간 동안 두었다가 약천에 받은 물에 붉은 팥 600g을 넣어 삶다가 600

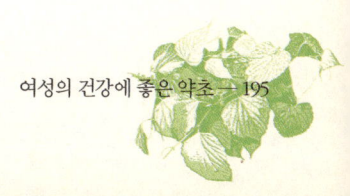

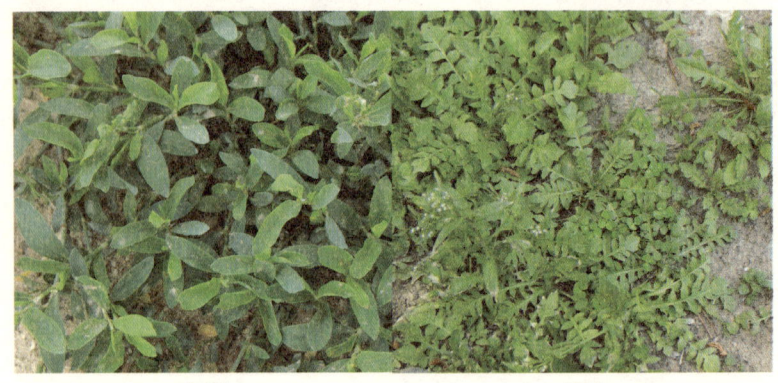

마디풀　　　　　　　　　냉이

　　ml 정도로 되면 그것을 하루 양으로 3번에 나누어 먹는다.
　4. 계란껍질, 패랭이꽃 : 계란껍질을 약성이 남도록 태운 것과 패랭이꽃을 보드랍게 가루 내어 섞어서 빈속에 4g씩 하루 3번 먹는다.
　5. 마디풀 : 마디풀 건조 700g에 물 3 *l* 를 붓고 1.5 *l* 되게 달여 한번에 150*ml*씩 2시간 마다 먹는다.
　6. 냉이, 흰쌀 : 신선한 냉이 200g 또는 마른 것 100g을 잘게 썰어 흰쌀 100~150g을 넣고 죽을 쑤어 아침, 저녁에 먹는다.
　　7. 곶감 : 곶감을 약간 태워서 한번에 2~3개씩 여러 번 먹는다.
　8. 닭, 팥 : 손질한 생닭의 뱃속에 물에 불군 팥을 적당량 넣고 푹 고아 곰국을 만들어 먹는다.

곶감

허리통증(腰痛)에 좋은 약초

요통, 허리아픔, 허리통증

　요통은 허리의 갑작스런 통증이다. 허리아픔은 12늑골로부터 미추와 둔부에 이르기까지의 범위에서 생기는 심한 아픔으로부터 불쾌감에 이르기까지 각이한 정도의 아픔을 호소하는 것을 말한다. 허리통증은 1년 동안 10명 중 약 6명에게 발생하는 질병이다. 다른 어떤 질환보다도 일상생활에 방해를 준다. 대부분의 경우에 통증은 한두 주간 지속되지만 많은 경우에 조심하지 않으면 재발된다. 아주 드물게 지속적인 하부 요통은 만성적인 장애를 일으킨다. 하부 요통은 일반적으로 인대와 근육의 사소한 손상에 의해 유발된다. 허리는 대부분의 체중을 지지하고 구부러지거나 비트는 동작으로 계속적인 자극을 받기 때문에 손상에 취약하다. 드물게는 하부 요통이 추간판 탈출증 같은 기저 질환으로 유발될 수 있다.

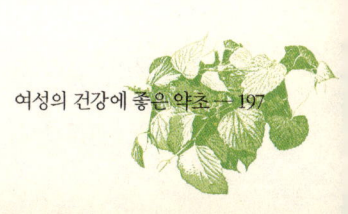

인생을 살다보면 누구나 어느 정도 허리아픔을 경험하게 된다. 하지만 많은 경우에는 이러한 문제를 피할 수 있다. 요통은 잘못된 자세, 약한 배복근력과 배근력, 또는 갑작스러운 근염좌로 인해서 생길 수 있다. 편한 신발을 신고 척추가 적절히 배열되는 자세를 취하고 침대에 적합한 매트리스를 깔아서 자세를 개선할 수 있으며, 규칙적인 운동은 복근과 배근을 강화하고 체중 감량은 관절과 근육에 미치는 긴장을 완화시킨다. 물건을 들고 옮길 때 허리를 사용하기 보다는 다리를 구부려 몸을 일으키면 허리에 충격이 덜 가고 컴퓨터나 운전습관을 올바른 자세로 함으로 허리 염좌를 예방할 수 있다.

원인

허리통증은 주로 요추퇴행성변화(추간판의 퇴행성변성과 서로 다른 정도의 추간판 탈출)로 생기는 것이 대부분이고 그밖에 외상, 골절, 결핵, 염증, 종양 등에 의하여 생긴다. 허리통증은 임상경과에 따라서 급성 요통, 만성 요통으로 나눈다. 급성 요통은 흔히 외상(연부조직 추간판, 척추관절, 척추골부위)에 의해 생기고, 만성 요통은 급성 요통을 제때에 치료하지 못하였을 때, 근막성요통, 추간판손상, 추간판관절증, 척추분리증, 척추분리미끄럼증, 변성척주미끄럼증, 변형성척주증, 요추관협착증, 척주골다공증, 척주골연화증, 황인대비후증, 허리연부조직의 만성손상에 의한 요통증, 자세불량성 요통증, 척주종양, 기형, 내장장기 장애로 인한 허리아픔(부인과질병, 비뇨기계통질병, 소화기계통질병 등) 등이 있다. 급

성요통은 많은 경우가 척주의 퇴행성변
화를 바탕으로 하여 서로 다른 정도의 추
간판의 손상에 의하여 생기는 것이 많다.
전통의학에서는 한습열사를 받았을 때, 노인,
허리외상 등에 의해서 생긴다고 본다.

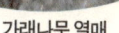
가래나무 열매

증상

허리아픔, 둔부의 방산통, 4요추~1천추 사이 압통 등이 있다. 요통은 서로 다른 원인으로 생기므로 정확한 진단을 하여야 옳은 치료법을 적용할 수 있다. 구체적인 병력청취와 운동범위, 허리근육 긴장 정도, 신경반사 등, 렌트겐 촬영이나 CT, MRI를 통해서 감별할 수 있다.

약초요법 및 민간요법

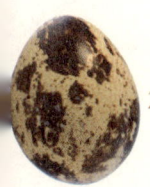

1. **가래나무 잔가지** : 가래나무 잔가지를 적당히 자른 것 10kg에 물 30ℓ를 붓고 달여 1.2~1.5kg의 진한 고를 만들고 3~4겹의 약천에 0.5~0.8㎜ 두께로 발라 아픈 부위에 하루 건너 한번씩 5~10번 붙인다.

2. **메추리알** : 메추리알 생것을 3알씩 끼니 사이에 하루 3번 30일 동안 먹는다.

3. **광나무** : 1~2개월 쯤 잘 마른 광나무 열매를 믹서에 넣고, 거칠게 가루 내어 하루 10~15g 달여서 마신다. 너무 많이 마시면 약성이

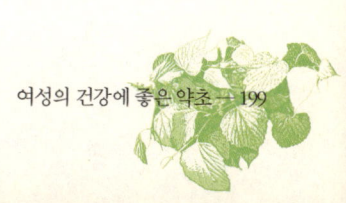

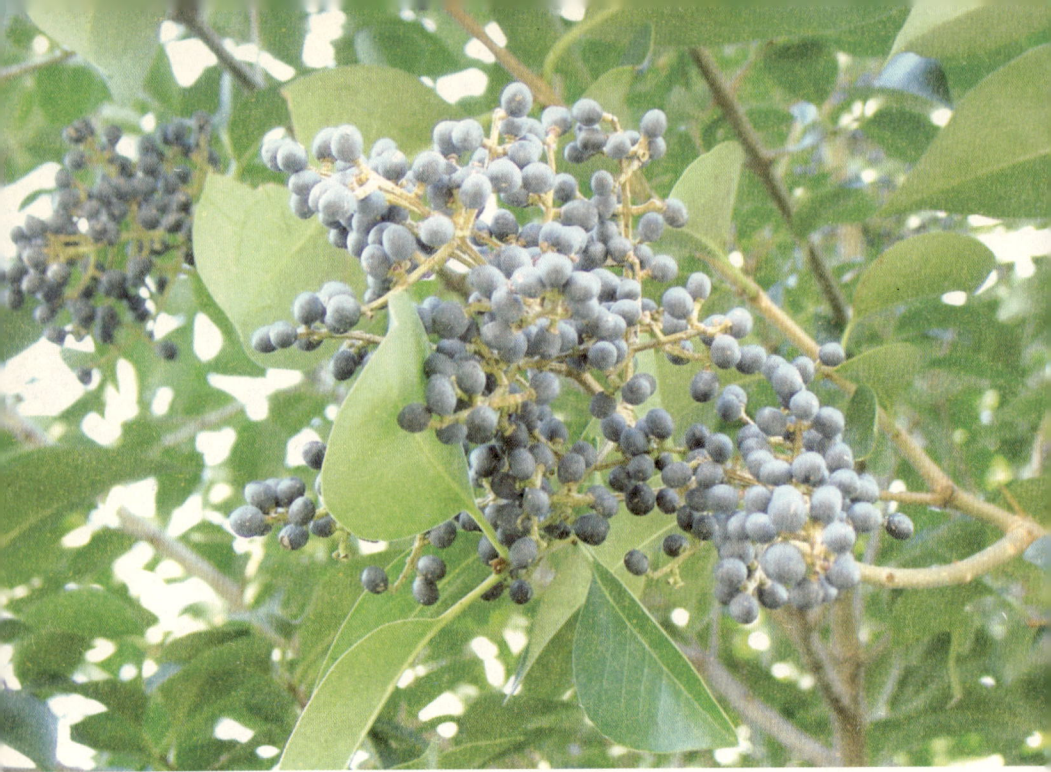

광나무 열매

지나쳐 오히려 부작용이 나타날 수 있다. 이명증이나 정력증강 노화를 방지하는 데에는 광나무 엑기스를 만들어 먹어도 좋다. 열매, 잎, 가지 등을 채취하여 깨끗하게 씻어 잘게 썬 것을 솥에 넣고 물을 적당히 넣어 고약처럼 될 때까지 오래 달인다. 24~48시간쯤 약한 불로 오래 달일수록 좋다. 숟가락으로 떠서 물엿처럼 길게 늘어지면 엑기스가 다 만들어진 것이다. 이것을 깨끗한 통에 담아 두고 ½티스푼씩 더운 물에 풀어서 마신다. 광나무 엑기스는 오래 두어도 상하지 않는다. 광나무 엑기스를 먹고 잘 낫지 않던 이명증, 간염, 위장병, 어지럼증, 요통, 허약체질 등이 개선된 사례가 많다.

피임에 좋은 약초

인간은 가임 기간이 아닐 때나 임신이 불가능한 노년에도 성적인 욕망을 갖는다는 점에서 다른 동물들과는 다른 특성을 가지고 있다. 성생활은 배우자와의 관계를 유지하는데 도움이 되기도 하고, 규칙적인 성관계는 심장의 건강과 장수에 도움이 된다고도 한다. 일반적으로 안정적인 성관계를 가지는 사람들이 그렇지 않은 사람들보다 오래 산다. 피임은 임신을 조절하기 위한 인공적 자연적 방법이다. 출산 여부를 결정하고 출산 시기를 선택하기 위한 피임에는 각기 서로 다르게 작용하는 여러 가지 방법이 있다. 남성용 콘돔, 여성용 콘돔, 호르몬 요법, 복합정제, 프로게스테론, 기초 체온표를 이용한 자연 피임법, 수술법, 응급피임법, 코일이라고 하는 자궁 내 기계적 장치 등이 있다.

임신조절에는 여성들의 건강과 어린이의 건강관리를 위하여 임신이 되지 않도록 하는 것을 말한다. 병이 있는 여성의 임신이나 건강하다

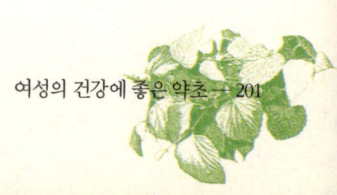

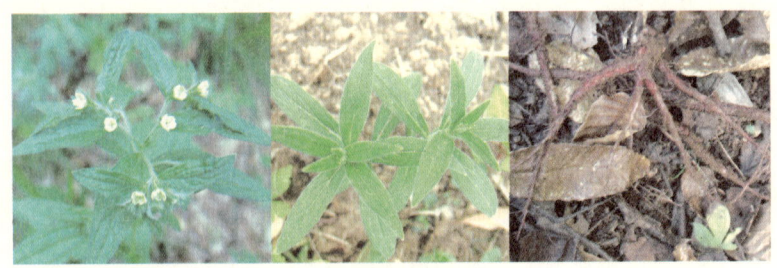

지치꽃잎과 뿌리

하더라도 잦은 임신은 건강에 나쁜 영향을 미치게 할 뿐 아니라 병을 더욱 악화시킬 수 있다. 또한 건강이 나쁠 때의 임신은 아이의 양육과 건강에도 지장을 받게 된다. 임신 조절에는 생리적 방법, 물리적 방법, 화학적 방법 등 여러 가지 방법이 있다. 여기에서는 약초요법과 민간요법으로 할 수 있는 것만을 기록한다.

약초요법 및 민간요법

1. 지치 : 지치의 약리작용은 황색포도상구균, 대장균, 인플루엔자균, 이질균, 피부진균의 억제 작용이 있고, 면역 반응의 억제 작용을 나타낸다. 항염증 작용과 가벼운 해열 작용을 보이며, 자궁의 생리 주기 및 발육을 현저하게 억제시키므로 피임 작용을 한다. 임상보고에서 피임 효과를 보였다. 민간에서는 생지치뿌리 12g에 녹두 5g을 섞어서 가루 내어 한번에 2g씩 하루 3번 월경이 있은 다음부터 9일 동안 먹으면 거의 임신하지 않는다고 한다. 지치의 잎, 꽃, 씨, 뿌리의 에탄올 추출물은 흰 생쥐의 성기관, 가슴샘, 항체생

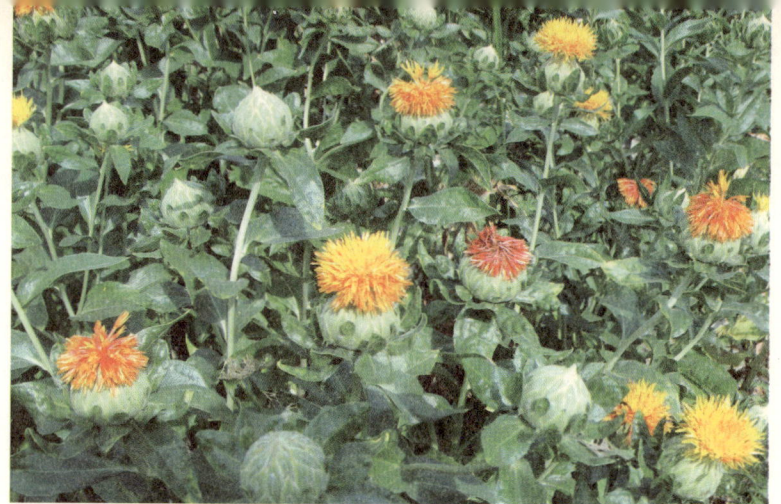

잇꽃

성호르몬의 형성을 억제하고 뇌하수체의 무게를 줄이며 성장 발육을 느리게 하는 성분이 들어 있다. 이것이 피임 효과의 원인이 될 뿐 아니라 갱년기 질병 치료에 지치를 쓰게 되는 근거가 된다.

2. 복숭아씨 : 익은 복숭아씨 9g을 물에 달여 월경이 끝난 다음부터 5일 동안 수시로 차대신 마신다. 자궁의 긴장도를 높이고 수축을 빠르게 하며 배란을 억제하고 난소를 위축시켜 피임작용을 한다.

3. 후박, 복숭아씨, 잇꽃 : 후박 5g, 복숭아씨, 잇꽃 각각 3g을 300㎖의 물에 넣고 절반 양으로 될 때까지 달여서 하루 3번에 나누어 빈 속에 먹는다.

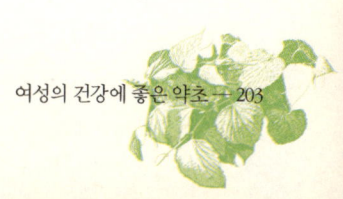

자궁병에 좋은 약초

신비로운 여성의 생식기관인 자궁이 튼튼해야 무병장수할 수 있다.

여성의 아랫배 인대에 매달려 있는 무게 약 60g의 연분홍빛 근육질 주머니를 가리켜 흔히 자궁 또는 아기집이라고 부른다. 여성은 사춘기부터 폐경기에 이르기까지 난자를 약 400번 생산하는 독특한 의식을 치르고 있다. 월 1회에 난소에서 나오는 에스트로겐 호르몬의 자극으로 자궁의 속살은 두꺼워지고 분비선들은 새 생명에게 필수적인 영양분을 공급하기 위해 확장된다. 속이 빈 자궁근육은 규칙적으로 수축한다. 난소는 주기 중 프로게스테론 호르몬을 생산하는데, 이 호르몬은 자궁내막에 수정란이 착상할 수 있도록 돕고 자궁 분비선들은 수정란에 필요한 영양분을 분비해 공급하도록 한다. 자궁에는 세 개의 통로가 있는데, 두 개의 나팔관이 윗부분에 연결되어 있고 이곳에서 매달 한 개씩 배출되는 난자가 들어온다. 또 하나의 통로는 자궁경부 즉, 목을 통과하는 밀짚 모양의 터널이다. 이곳이 남성의 정자를 받아들이는 입구이며 아기를 내보내는 출구이기도 하다. 자궁 경부는 남성의 정자가 난자를 향해 헤엄쳐 올 수 있는 호수를 만들어 내기 위해 점액의 분비를 촉진시킨다. 이렇게 해서 수정란을 받으면 새 생명을 양육할 모든 준비를 갖추게 된다. 남성의 정자와 여성의 난자가 만나 10개월 동안 자궁 속에서 2조 개의 세포를 가진 아기가 태어나는 중요하고 신비롭기도 한 기적의 산물이다. 하지만 남성의 정자가 들어오지 않을 경우, 자궁이 마련해 놓은 새로운 조직, 분비선, 혈관 등은 모두 폐기처분되어야 한다. 이것이 바로 월경, 달거리, 생리를 하게 되는 원리이다. 이렇게 월경을 하고 나면 모든 것이 정상 상태로 돌아가게 된다.

여성의 자궁은 이처럼 대단히 복잡하고 정교한 생식기관이기 때문에 평생 살아가면서 갖가지 말썽을 일으킬 소지도 많이 가지고 있다.

여성에게 찾아오는 불청객인 자궁암이 있다. 자궁암은 두 가지로 나뉘는데, 자궁체부암과 자궁경부암으로 구분한다. 자궁체부암은 자궁 몸체에 생기는 암을 말하고 자궁경부암은 자궁의 입구에 생기는 암을 말한다. 자궁체부암은 자궁내막암과 자궁육종으로 분류되는데, 자궁육종은 혈관을 따라 퍼져서 전신으로 암이 전이되기도 한다. 전세계 여성의 약 15%를 차지하는 자궁경부암이 찾아올 수도 있는데, 원인은 흡연, 17세 이전의 이른 성관계를 가진 여성, 여러 남성과 성관계를 가진 여성, 배우자가 여러 명의 여성과 성관계를 가진 경우, 남성의 포경이나 음경암을 통해서 인두유종바이러스, 인체면역결핍바이러스에 의해 감염된다고 현대의학은 밝히고 있다.

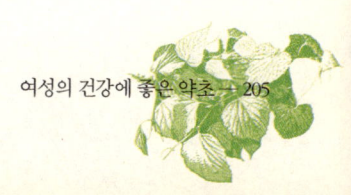

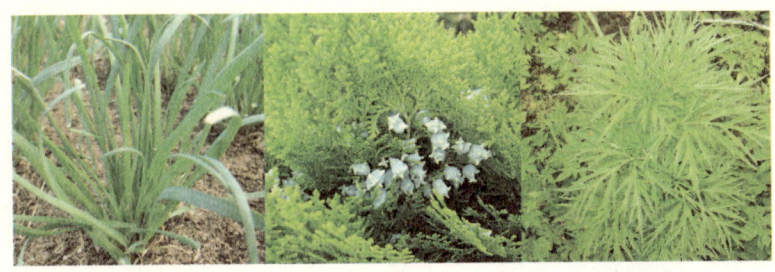

부추　　　　　　　측백씨　　　　　　　익모초

　자궁근종은 자궁에 생긴 양성인 활평근섬유종으로서 원인은 에스트로겐자극, 비만, 면역기능장애, 유전 등으로 보고 있다. 자궁근종은 자궁근육 벽에 종종 생기는 여러 가지 형태의 희끄무레한 종양으로서 많은 여성들이 암이 아닌가 걱정하는데, 자궁근종이 암으로 발전할 확률은 1/200도 되지 않는다고 한다. 그러므로 여성들은 자궁에 병을 일으키는 여러 가지 질병의 원인에서 멀리 떨어져 있으므로 사전에 예방할 수 있을 것이다.

　우리 옛 조상들로부터 내려오는 여성들의 자궁을 튼튼하게 하는 약초는 없을까? 그리고 자궁질병을 다스리는 약초는 무엇인가?

　여성들의 자궁병에 좋은 토종약초는 많이 있다. 그중에서 가장 우수하고 효험 있는 약초를 소개하면 아래와 같다.

약초요법 및 민간요법

1. 생부추 : 생부추를 뿌리째 뽑아 깨끗이 씻어 짓찧어 낸 즙을 한번에 50g씩 하루 2번 식간에 먹는다. 보통 20일간 복용한다. 자궁근

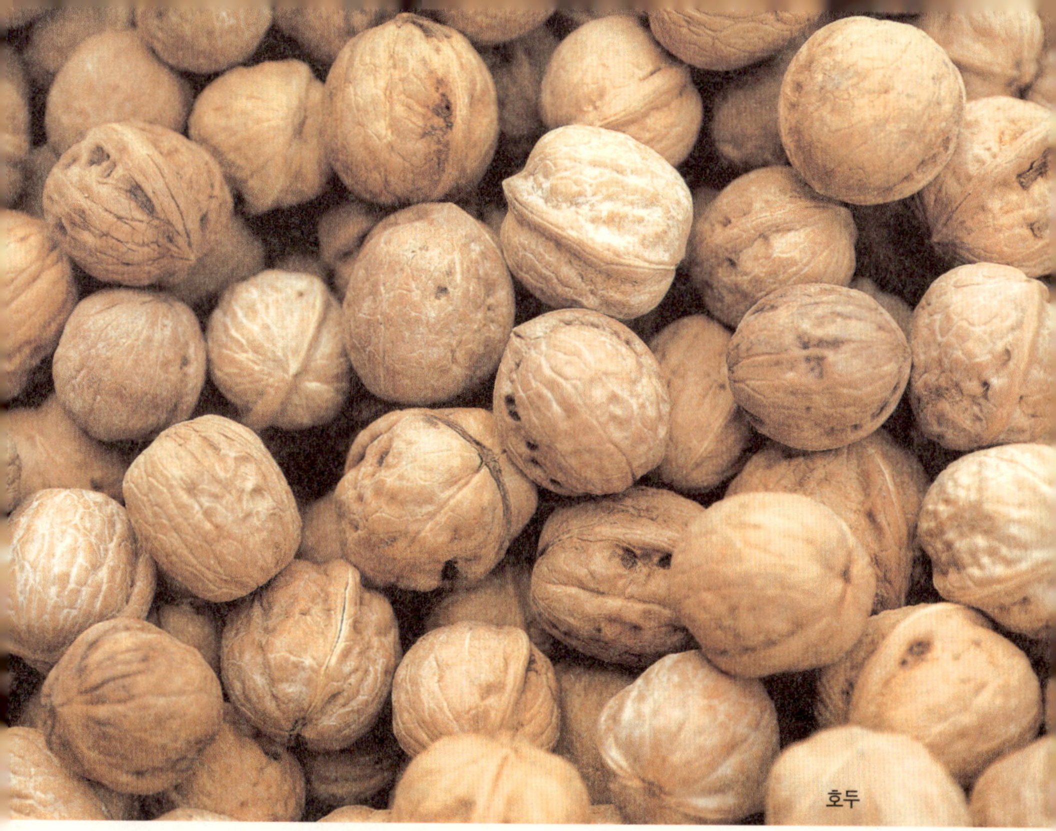

호두

종 및 여러 가지 자궁병에 효험이 있다. 아울러 생부추 뿌리를 물에 달이면서 음부에 하루에 2번, 김을 쏘이거나 한번에 20~30분씩 쏘이면 자궁하수 및 자궁탈출증에 효험이 있다.

2. 호두 : 호두 50알을 까서 약성이 남게 태워 한번에 술 한잔과 함께 하루 3번 식간에 먹는다. 자궁출혈이 있을 때 효험이 있다.

3. 측백나무잎 : 측백잎을 거멓게 볶아서 보드랍게 가루낸 것을 한번에 4~6g씩 하루 3번 식후에 먹는다. 또한 10~12g을 물에 달여 하루 2번에 나누어 먹기도 한다. 월경과다에 효험이 있으며, 월경 전 7~10일 동안 쓴다. 자궁출혈에는 측백잎 10~12g을 물에 달여 찌꺼

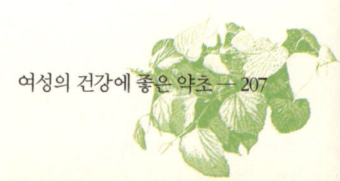

여성의 건강에 좋은 약초 207

기를 버리고 흑설탕을 넣은 것을 하루 2~3번에 나누어 식간에 먹는다.

4. **익모초** : 예로부터 어머니에게 유익한 약초라는 뜻을 가진 익모초를 물에 달여 찌꺼기를 버리고 다시 진하게 졸여 고를 만들어 한번에 10~15g씩 하루 3번 식전에 먹는다. 월경주기가 짧아지는 때에도 익모초 15g과 계란 2개를 넣고 물로 달이다가 계란이 익으면 껍질을 벗겨내고 다시 약간 끓인다. 월경 전에 하루 한번 연속하여 며칠 먹는다. 여러 가지 부인병을 다스리며 불임증에도 효험이 있다.

5. **냉초** : 냉초 20~25g을 물에 달여 하루 2~3번에 나누어 식후에 먹는다. 15일 동안 쓰는데, 여성들의 아랫배, 손발, 잔등, 엉덩이, 아랫다리, 머리가 차고 냉한 일체의 냉병을 치료하는 효험이 있다.

6. **마늘, 알로에, 선인장** : 마늘, 알로에, 선인장, 증류수를 각각 같은 양으로 섞어 짓찧어 즙을 낸다. 이것을 약솜에 묻혀 질강에 하루 한번씩 넣는 방법으로 7일 동안 쓰는데, 트리코모나스질염에 효험이 있다.

7. **약쑥잎** : 약쑥잎을 몇 시간 식초에 담갔다가 우러난 물로 하루 2~3번 음부를 씻는데, 음양陰痒이라고 하는 외음부의 가려움증에 효험이 있다. 월경통에는 약쑥잎 30g을 물에 달여 찌꺼기를 버리고 계란 흰자위 한 개를 풀어 넣은 것을 하루 3번 식전에 먹는다. 월경시작 3~5일 전부터 3~5일 동안 먹는다.

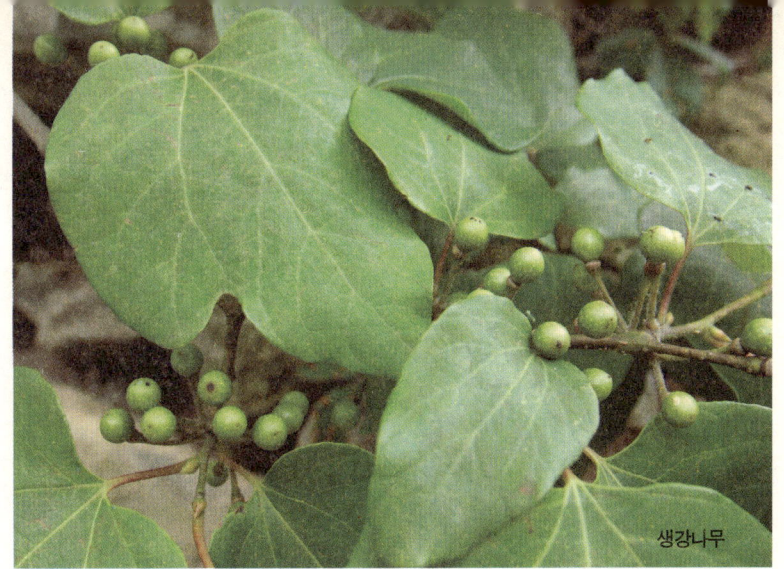
생강나무

8. **꿀, 파** : 산후 변비에는 꿀 한컵 약 500g 정도에 파 7~10대를 뿌리째로 깨끗이 씻어 썰어 넣고 파가 익도록 끓인 것을 아침 식전에 2~3숟가락, 점심과 저녁에는 각각 한 숟가락씩 먹는다.

9. **겨우살이** : 겨우살이는 여성의 자궁을 튼튼하게 해주며 임산부가 복용하면 태아가 잘 자라고 근육과 뼈를 튼튼하게 해주며 항암작용까지 하는 천연무공해 기생식물이다. 하루 20~40g을 감초 2편, 대추 서너 개를 가미하여 물로 달여서 수시로 마시면 효험이 있다.

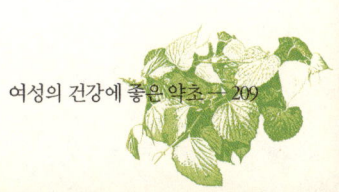
겨우살이

10. **생강나무** : 생강나무는 혈액순환을 활발하게 해주어 여성들의 손발이 얼음장처럼 차가운 산후풍에 특효가 있다. 말린 생강나무 가지 30~50g에 200cc의 물을 붓고 반으로 줄어들도록 달여서 하루 3번 식후에 복용한다.

생활습관병(성인병) 예방에 좋은 약초

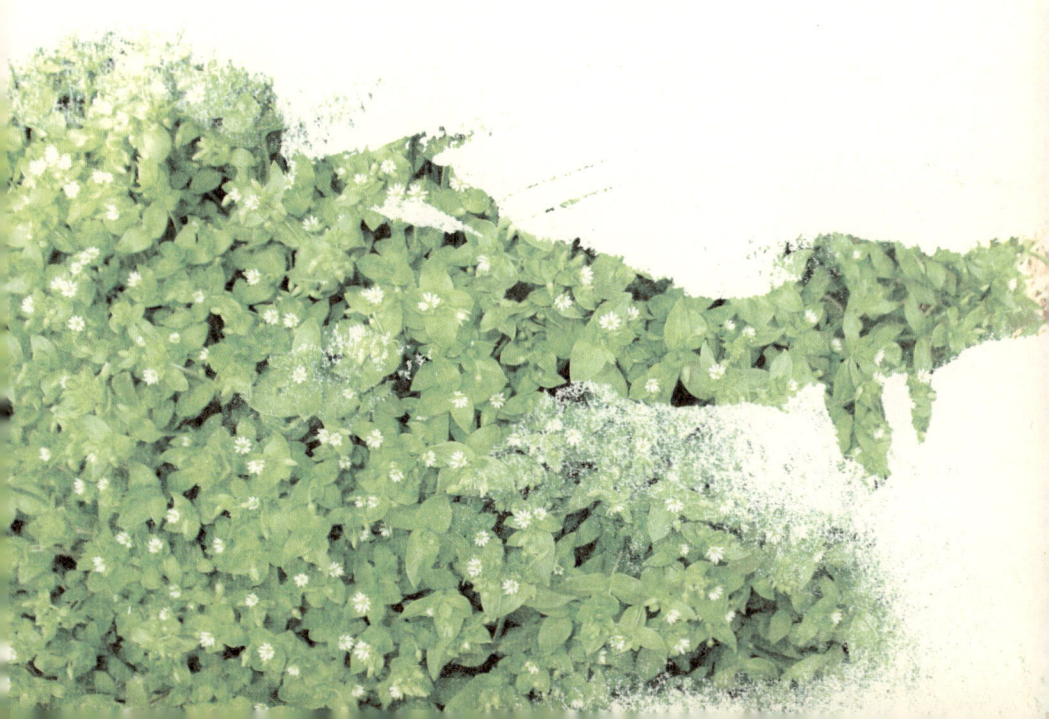

급·만성 간염에 좋은 약초

급성간염이란 다양한 원인에 의해 갑자기 발생하여 짧은 기간 지속되는 간의 염증 상태를 말한다. 급성간염을 앓는 경우 1~2개월 이내에 회복되지만, 어떤 경우에는 수개월 또는 수년 동안 간의 염증이 지속(만성간염)되거나 간 기능 부전으로 진행한다. 만성간염은 여러 가지 원인으로 인해 6개월 이상 지속되는 간의 염증 상태이다. 어떤 경우에는 수년 이상 지속되기도 한다. 만성간염은 증상없이 경미할 수 있지만, 서서히 간에 손상을 입혀서 정상 간 조직이 섬유화된 반흔조직으로 대치되는 간경변증의 원인이 되고, 결국에는 간 기능 부전으로 진행하며 간암 발생 위험이 높아진다. 전통의학적으로는 협통脇痛, 적취積聚, 황달黃疸의 범주에 속한다.

원인

급성간염의 원인은 A형 간염, B형 간염, C형 간염, D형 간염, E형 간염을 포함하여 다른 종류의 간염 바이러스 및 어떤 기생충에 의하여 급성 간염을 일으킨다. 또한 알코올을 포함한 약물과 독소같은 비감염성 원인에 의하여도 급성간염이 발생할 수 있다. 만성간염의 원인은 B형, C형, D형, G형의 간염 바이러스가 만성 염증을 일으키는 것이다. 전통의학에서는 급성기에 침습한 습열사기가 아직 남아 있으면서 간의 소설기능과 비위의 운화기능 장애로 생긴다고 본다.

증상

급성간염의 증상은 쉽게 피로를 느끼고 기운이 없으며 식욕감퇴, 구역감과 구토, 발열, 우상복부의 불편감, 황달, 경련발작, 혼수 등을 가져온다.

만성간염의 증상은 식욕감퇴, 체중감소, 피로감, GPT 및 GOT 상승, 혈청 빌리루빈양 증가, 손바닥 홍반, 별모양 모세혈관종, 출혈성 소인, 맥없기, 소화장애, 간부위 불쾌감 및 둔한 아픔, 피부와 눈의 흰자위가 노랗게 변하는 황달, 복부 팽만, 복부 불편감이 있으며 간경변증으로 진행하기도 한다.

예방

술을 금하며 간 장애를 일으킬 수 있는 약을 함부로 쓰지 말아야 한다. 급성기에 치료를 잘하여 안정과 식사 섭생을 잘 지켜 만성화되지 않도록 하여야 한다.

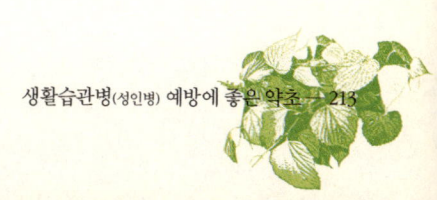

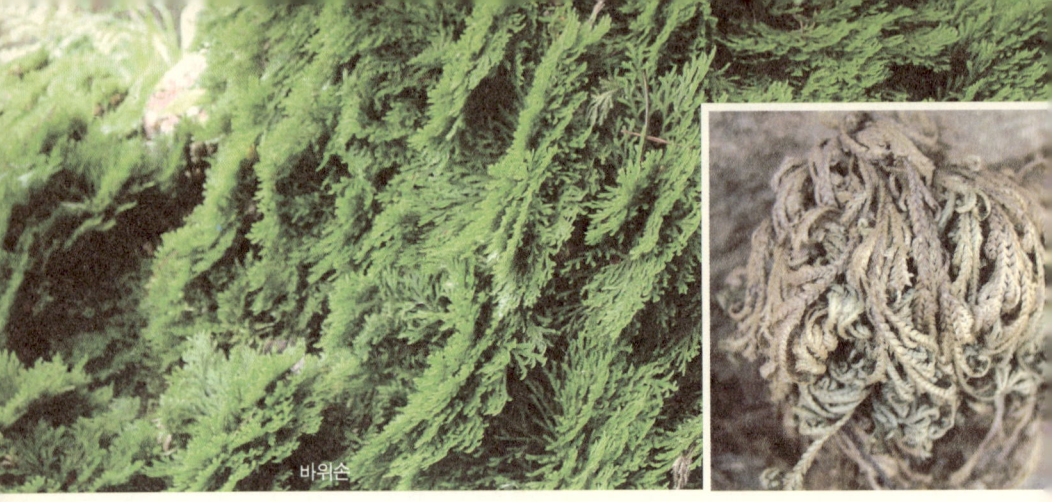

바위손

약초요법 및 민간요법

1. **벌나무** : 급·만성간염 및 간경화, 간암에는 하루에 벌나무 30~40g에 물을 한되 붓고 약한 불로 10시간 이상 달여서 그 물을 물 대신 수시로 마시도록 한다. 3개월~1년 동안 꾸준히 복용해야 하며 식이요법을 겸하면 효과가 더욱 빠르다. 벌나무는 간질환에 가장 좋은 약초이다.

2. **바위손(부처손)** : 만성 간염, 간경화중, 황달, 기침, 신장결석, 정신분열증, 갖가지 암, 기관지염, 폐렴, 편도선염에도 효험이 있으며 노인들이 힘이 없고 몸이 나른할 때 부처손을 달여 먹으면 기운이 난다고 한다. 또한 그늘에서 말린 부처손 20~80g과 비계가 섞이지 않은 돼지고기 40~80g, 대추 10개에 물 2되를 붓고 물이 $\frac{1}{3}$이 될 때까지 약한 불로 6시간쯤 달여서 그 물을 하루에 여러 번 나누어 마신다. 1개월 이상 오래 복용하도록 한다. 또는 바위손 20~40g에 물을 넣고 달여서 하루 서너 번 수시로 복용한다.

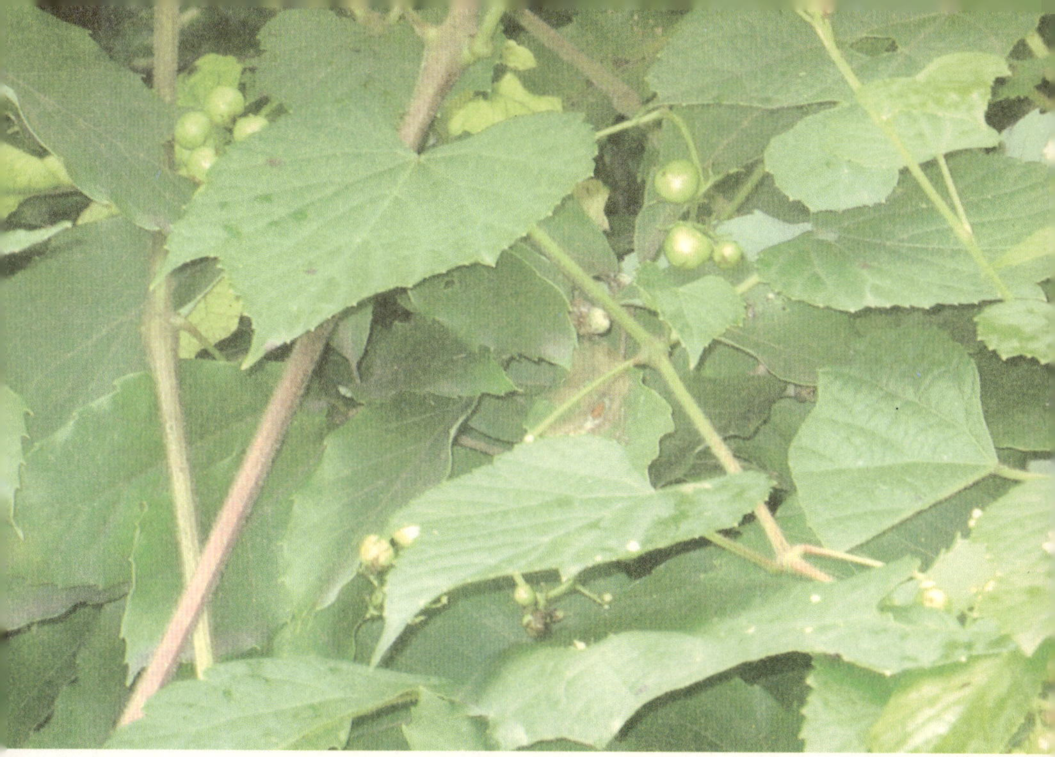

개머루덩굴과 열매

3. **개머루덩굴과 뿌리 및 수액** : 급·만성 간염 및 간경화도 1~3개월 꾸준히 마시면 완치가 가능하다. 수액은 4월부터 8월까지 받을 수 있다. 수액을 받을 수 없을 때에는 가을철 잎이 지고 난 뒤에 뿌리를 채취하여 잘 씻어 그늘에서 말려 두었다가 약으로 쓴다. 잘게 썬 것 50~60g을 물 2ℓ에 넣고 물이 반쯤 되게 달여서 건더기는 버리고 냉장고에 넣어 두고 수시로 마신다. 이는 하루 분량이다.

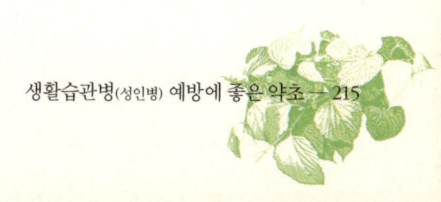

비만증에 좋은 약초

비만증이란 몸에 지방 조직의 비율이 뚜렷하게 많아진 상태를 말한다. 즉 지방세포의 크기 또는 수가 많아지면서 건강에 위협을 주는 과잉의 지방 축적, 침착 상태를 비만증이라고 한다. 비만증에는 과식과 운동부족으로 생기는 단순성 비만과 기초질병에 의하여 2차적으로 생기는 증후성 비만이 있는데 임상에서 보는 비만증의 90% 이상은 단순성 비만이다. 전통의학적으로는 비인肥人, 대습大濕의 범주에 속한다.

원인

단순성 비만은 주로 유전적 소인과 과식, 운동제한이 기본 원인으로 되어 생긴다. 그리고 정신적, 사회적, 유전적 인자들 역시 음식물 섭취에 영향을 준다. 중년기에 오는 몸무게 증가는 육체적 활동의 감소와 직접적인 관련이 있다. 증후성 비만은 여러 가지 질병과 대사 이상과 연관되어 온다. 즉 갑상선기능저하증, 고지혈증, 당뇨병(인슐린 저항성),

췌장섬세포종과 쿠싱병, 성기능저하증 등에 의하여 생긴다. 전통의학에서는 기름지고 단 음식, 술 등을 과도하게 먹거나 운동부족으로 비의 운화 기능에 장애가 생겨 습담이 피부 및 근육에 쌓이는 데서 생긴다고 본다.

증상

1. 원인에 따라 단순성비만(비대성 비만, 중식성 비만), 증후성 비만(시구하부성 비만, 유전성 비만, 내분비성 비만, 약재성 비만).
2. 지방 조직의 분포에 따라 몸형태에 의하여(상반신 비만, 하반신 비만, 남성형 비만, 여성형 비만), 내장 지방을 고려하여(내장 지방형 비만, 혼합형 비만).
3. 지방세포의 성질에 따라 지방세포 증식형 비만, 지방세포 비대형 비만, 혼합형 비만증상은 몸이 무거운 감, 입맛항진, 숨찬감, 심장 불쾌감, 졸리기, 맥없기, 땀나기, 머리 아픔, 성기능저하, 어지럼증 등이다. 피하지방 침착은 배, 가슴, 잔등, 목, 대퇴부위, 웃팔 등에 더욱 뚜렷하다.

예방

일상적으로 필요한 열량 이상은 먹지 말아야 한다. 평상시 달리기, 걷기, 수영 등 여러 가지 운동을 해야 한다. 환자들의 비만증에 대한 생활섭생을 정확히 지키도록 식사와 운동에 대한 상식을 알게 하여야 한

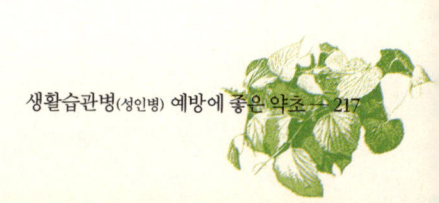

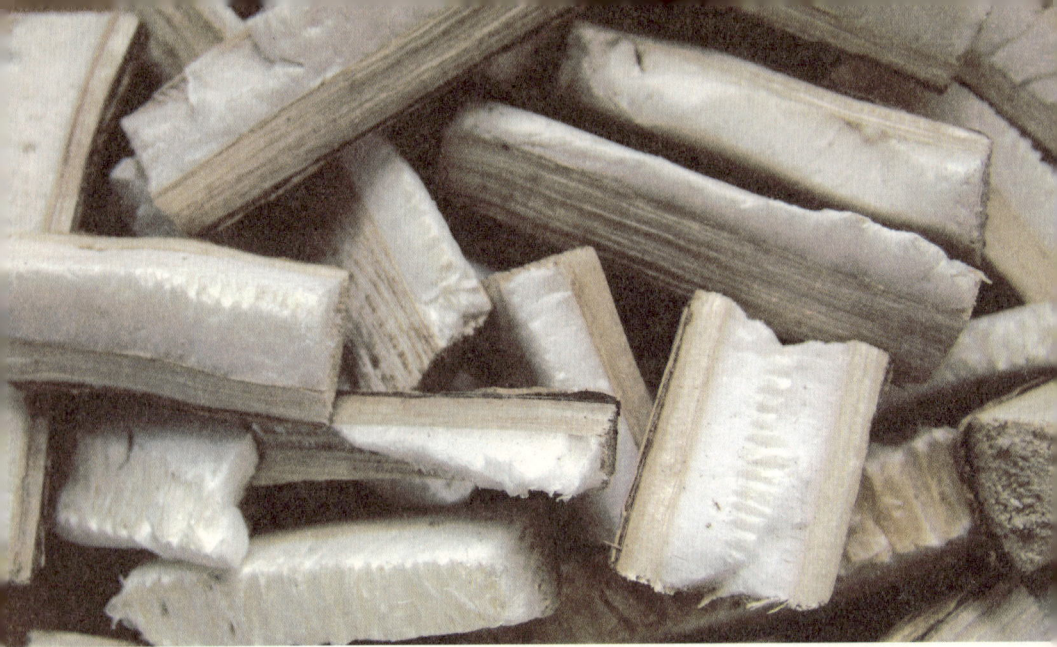

신선목 자른 것

다.

약초요법 및 민간요법

1. 신선목 : 우리나라 남부지방에 드물게 자라는 신선목은 대소변을 잘 나가게 하고 오래 복용하면 눈이 밝아지며 이뇨작용과 체지방 분해에 탁월한 효험이 있다. 하루 신선목 30~40g을 물로 달여서 차처럼 수시로 마신다.

2. 달맞이꽃씨기름 : 달맞이꽃씨기름을 한번에 2ml씩 하루 3번 40일 동안 먹는다.

3. 꽃다지씨 : 꽃다지씨를 가루 내어 3~4g씩 하루 3번 식간에 먹는다.

4. 잣 : 잣 9~12g을 하루 3번에 나누어 식전에 먹거나 잣죽을 쑤어 먹

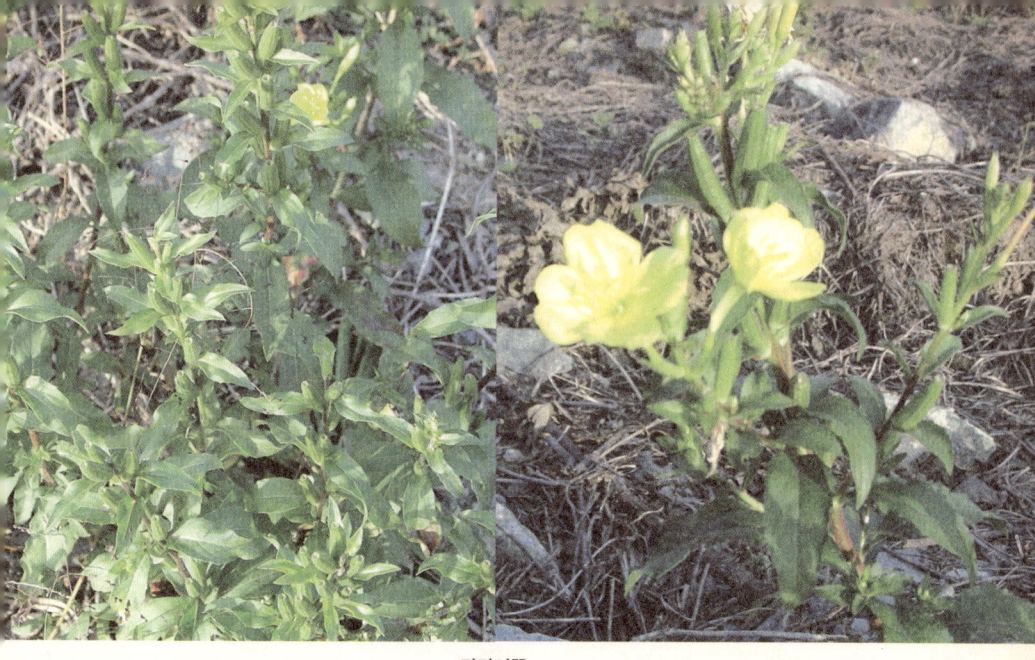

달맞이꽃

는다. 잣씨에는 리놀산을 비롯한 식물성 지방이 대단히 많이 들어 있다. 이와 같은 성분들은 중성 지방을 비롯한 콜레스테롤을 녹이는 작용이 있다. 그러므로 비만한 사람들이 먹으면 몸무게를 줄일 수 있다. 잣에는 단백질이 일정한 정도 있으므로 몸이 허약해지지 않으면서 몸무게를 줄일 수 있다.

잣

담석증에 좋은 약초

담석증(膽石症: Cholelithiasis)이란 담도 또는 담낭 안에 형성되는 다양한 크기와 성분의 돌이 생겨 심한 아픔발작과 황달을 비롯한 여러 가지 증상을 나타내는 질병을 말한다. 담석이 있으면서도 아무런 증상이 없는 경우(무증후성 담석)도 있다. 40세 이후에 흔하며 어린이에게서도 드물게 나타나며 여성에게서는 2배가량 흔하게 나타난다. 생활습관병으로는 고지방식사와 비만 때문이며, 이유는 확실하지 않지만 동양인과 유럽계 백인에게 발병률이 높다. 전통의학적으로는 협통脇痛, 황달黃疸의 범주에 속한다.

원인

담도의 염증, 담즙울체, 물질대사장애, 기름기 많은 음식을 지나치게 먹거나 술, 한랭, 과로, 회충미입 등 콜레스테롤 담석은 비만한 사람에게 더 흔히 발견되며 고지방 식사를 하는 사람에게서 담석 형성의 위험이 더 크다. 색소성 담석은 용혈성 빈혈과 겸상적혈구 빈혈같은 질환에서 적혈구가 다량으로 파괴될 경우 생기며 담도가 좁아져서 담낭에서의 배출이 충분하지 않은 것도 담석 형성의 위험을 높이는 원인이 된다. 전통의학적으로는 간기울체, 습열의 저류, 기혈의 정체, 음식내상, 내상 7정, 한랭 등에 의하여 생긴다고 본다.

식사요법

급성 발작기에는 처음 1~2일 동안 음식물을 먹지 않고 소화기를 안정시키는 것이 좋으며, 이때에는 설탕물, 채소즙, 과일즙, 미음 등을 따뜻하게 덥혀 조금씩 5~6번 먹고 물을 많이 마시는 것이 좋다. 급성기에는 지방이 많이 들어 있는 돼지고기, 달걀 같은 것을 금하고, 급성기가 지난 다음에 차츰 정상량까지 높이는 것이 원칙이다. 급성기에는 식물성 단백질, 탈지우유, 달걀 흰자위, 기름기가 적은 물고기, 닭고기 등이 좋으며, 술, 맥주, 양념, 사이다, 소다수, 식초 등은 아픔발작을 유발할 수 있기 때문에 주의해야 한다.

예방

편안한 마음을 가지며 정신적으로 흥분하는 것을 자제하고 비만을 사전에 예방해야 한다. 지방식을 절제하고 현미 오곡밥과 같은 전통 곡채식과 제철에 나오는 무공해의 신선한 야채와 과일, 산나물, 들나물 등을 섭취하고 토종된장, 고추장, 간장, 청국장과 같은 전통음식을 즐

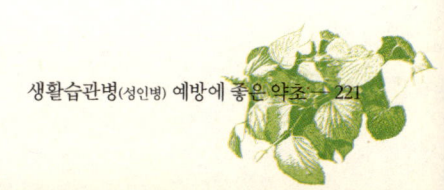

기며 지나친 운동을 제한하고 합리적인 식사 섭생을 지켜야 한다.

약초요법 및 민간요법

1. **참가시나무** : 담낭결석이나 신장결석, 요로결석 등에는 참가시나무를 하루 50~70g에 물 한되(1.8 *l*)를 붓고 물이 절반이 되게 달여서 하루 서너 번 내지 수시로 물 대신 마시도록 하면 좋은 효과를 볼 수 있다.

2. **긴병꽃풀(금전초), 옥수수수염** : 긴병꽃풀 건조 30g, 옥수수염 15g에 물 1.5 *l* 를 붓고 천천히 달여 600*ml* 된 다음 찌꺼기를 버리고 한번에 200*ml*씩 하루 3번 식전 30분에 먹는 방법으로 하되 10~15일을 한 치료주기로 한다. 또는 옥수수수염 30g을 물에 달여 자주 마셔도 좋다.

3. **복숭아나무진, 뽕나무잿물** : 복숭아 나무진을 대추알 만한 크기로 만들어 뽕나무 재를 푼 물에 3~5시간 담갔다가 꺼내 말려 봄, 여름에는 찬물에 가을, 겨울에는 따뜻한 물에 복용한다. 요로결석에도 효험이 있다.

참가시나무

옥수수 수염

복숭아나무진

위·십이지장궤양에 좋은 약초

소화성 궤양

위·십이지장궤양이란 위와 십이지장의 벽이 위액에 의한 자기 소화로 점막 근판을 넘는 국한성 조직 결손(궤양)이 생긴 것을 말한다. 흔히 계절성으로 반복 재연, 재발하면서 만성적으로 경과하며 천공, 출혈, 협착 등 엄중한 합병증을 일으키기도 한다. 위벽 혹은 십이지장에 생기는 궤양이다. 위벽과 십이지장에는 산성 소화액으로부터 자신을 보호하는 점액층이 있다. 만일 점액층이 손상되면 산은 염증을 유발하고 미란을 일으켜 소화성 궤양을 유발한다. 소화성 궤양에는 십이지장 궤양과 위궤양 두 종류가 있다. 십이지장궤양은 위궤양보다 더 흔하며 주로 20세와 45세 사이의 사람들, 특히 남성에게서 발생한다. 위궤양은 50세 이상인 사람들에게 더 흔하다. 전통의학적으로는 위완통胃脘痛, 탄산呑酸의 범주에 속한다.

원인

여러 가지 학설이 제기되고 있으나 공격인자(염산과 펩신의 분비촉진, 미주신경긴장, 벽세포수의 증가, 점막의 기계적 손상 등)와 방어인자(점막 저항력, 점액, 국소 점막 혈류, 십이지장성 위액 산도 억제 등)의 균형이 파괴되어 공격인자가 방어인자보다 셀 때 궤양이 생긴다고 본다. 또한 유문라선균의 감염으로 생긴다는 견해가 최근에 제기되고 있다. 소화성 궤양은 헬리코박터균 감염과 가장 흔히 관련되어 있다. 이 세균은 비위생적인 생활환경에서 가장 잘 전염되며 점액층의 효과를 감소시키는 물질을 방출하는 것으로 판단되고 있다. 그러면 산성 소화액은 위나 십이지장의 내벽을 부식시킬 수 있게 되고 소화성 궤양을 진전시킨다. 또한 위벽을 손상시키는 이부프로펜, 아스피린 같은 비스테로이드 소염제를 장기간 사용한 결과로도 오며, 흡연, 음주, 카페인, 가족력, 정신적인 스트레스 등으로 인해 궤양을 악화시킬 수 있다. 전통의학에서는 음식섭생 부주의, 7정 등으로 비위가 손상되고 허한해지거나 위의 락맥이 좁아져 기혈순환이 장애되어 생긴다고 본다.

증상

명치끝이 아픈 것이 기본이다. 명치끝이 아픈 것은 국한성이며 식사와의 관계에서 주기성을 띤다. 위궤양 때에는 식후 30분~1시간 이내, 십이지장궤양 때에는 식후 1시간 30분~4시간 또는 빈속 아픔, 야간 아픔으로 나타나는 경우가 많다. 음식을 먹거나 제산제를 먹으면 아픔은

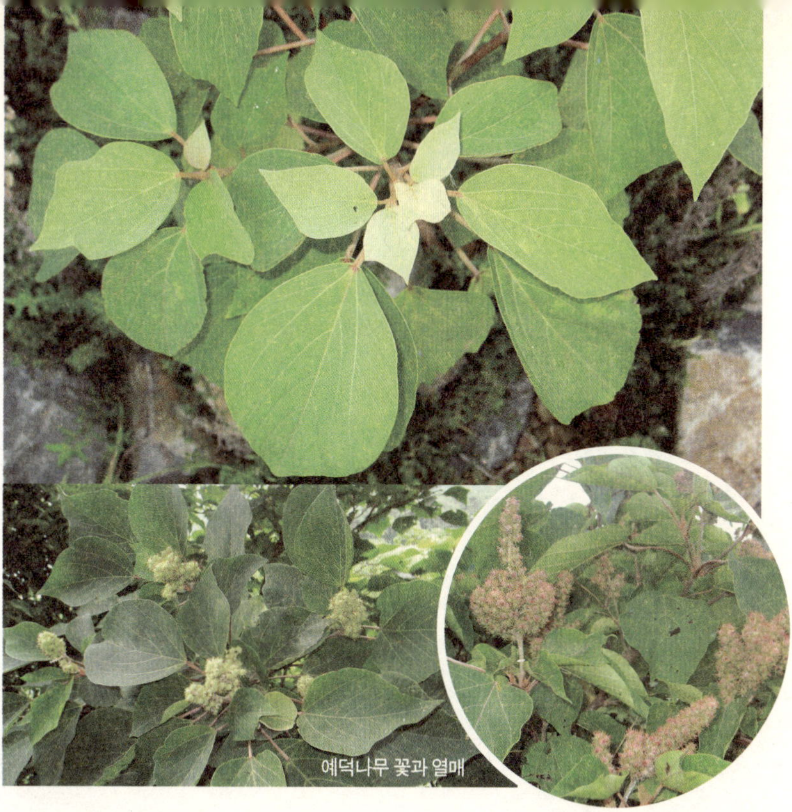

예덕나무 꽃과 열매

가벼워지거나 멎는다. 아픔과 함께 신트림, 가슴쓰리기, 구토, 상복부 통증 혹은 불편감, 식욕감소와 체중감소, 복부팽만감, 오심, 변비, 손발차기, 땀나기 등 증상이 있다. 봄과 가을에 자주 재연, 재발한다. 궤양이 생긴 부위에 일치하여 국한성인 명치끝 아픔이 있고 압통점이 자주 나타난다.

예방

자극성 음식을 먹지 말고 과식하지 말며 식사를 제때에 해야 한다. 딱딱한 음식이나 소화가 잘 되지 않는 음식을 먹지 말아야 하며 술과 담배를 금해야 한다. 생활을 낙천적으로 하고 일과 휴식을 잘 조절하여

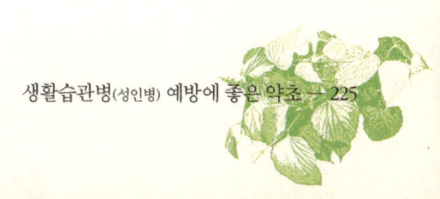

야 한다. 주로 찰밥, 찰떡, 밀가루 빵, 그리고 채소로는 양배추, 시금치, 당근 등을 많이 먹는 것이 좋다. 고기나 생선은 기름기가 적은 것으로 먹는 것이 좋다.

약초요법 및 민간요법

1. 예덕나무 : 잘 체하고 위장이 좋지 않은 데에는 예덕나무 잎을 가루 내어 먹거나 물로 달여서 먹도록 한다. 위·십이장궤양에는 예덕나무를 하루 30~40g에 물 한되를 붓고 절반이 되게 달여 마시는 것이 좋다.

2. 삽주뿌리 : 우선은 소식을 하고 꼭꼭 씹어서 먹어야 하며 제때에 식사를 하는 것이 바람직하다. 삽주뿌리(백출)를 분말하여 하루 3회 식후에 4~10g을 먹거나 물에 달여 차처럼 수시로 마시면 좋다.

3. 느릅나무뿌리껍질(유근피)+마늘 : 느릅나무뿌리껍질(유근피) 2, 마늘 1의 비율로 환을 만들어서 1일 3회 30~40알 정도 먹는다. 또는 위암, 위궤양에 느릅나무뿌리껍질 12~30g에 물 300㎖를 넣고 달여서 하루 3번 나누어 먹는다.

통풍에 좋은 약초

통풍이란 고요산혈증(요산 대사 이상)에 기인하는 독특한 관절염 발작을 기본 증상으로 하고 콩팥장애(통풍콩팥), 콩팥결석, 고혈압, 고지혈증, 허혈성심장병, 당뇨병, 비만증 등을 합병하는 대사 이상성 질병을 말한다. 요산 결정이 관절 안, 특히 엄지발가락의 기저부에 침착되는 관절염이다. 30~60세 사이에 가장 많이 발생한다. 여성보다는 남성에게 20배가 높게 발병한다. 전통의학적으로 역절풍역歷節風, 풍습비중風濕痺症의 범주에 속한다.

원인

통풍의 발증에는 유전적 소인(체질적 소인)과 환경인자, 특히 식사성 인자가 밀접하게 관계한다. 통풍 발작은 일반적으로 세포와 단백질의 분해 산물인 요산이 피 속에 과도하게 증가하여 관절에 요산결정이 침착되어 발생한다. 통풍이 있는 환자에게서 과도한 요산에 의해 신장에

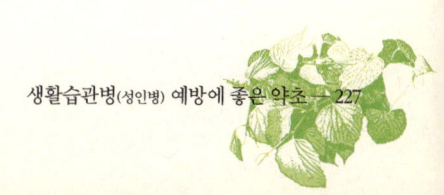

결석이 생길 수도 있다. 통풍은 저절로 생기거나 수술, 과체중, 음주, 이뇨제 치료, 또는 항암 화학요법과 관련된 심한 세포 파괴에 의해 유발될 수 있다. 일부는 유전될 수도 있다. 전통의학에서는 풍, 한, 습, 열의 사기를 받아 혈맥이나 경맥이 막혀서 생긴다고 본다.

증상

통풍 발작은 중년기 이후 남자에게 자주 생긴다. 성별로는 30대 1로서 남자에게 압도적으로 많으며 여자에게서는 대체로 폐경기 후에 생긴다. 주로 한쪽 발의 엄지발가락 중족지 관절에 생기는데, 이른 새벽 또는 밤중에 갑자기 발적, 종창, 열감이 동반된 격심한 아픔발작이 시작되어 24시간 안에 절정에 이른다. 초기에는 한쪽 관절에 침습하는데 그대로 두어도 1~2주일 후에는 저절로 없어진다. 병의 경과 기간이 길어지면 동시에 여러 관절에 침습하며 발작 간격도 짧아지고 아픔기간도 길어진다. 귓바퀴, 팔굽, 발목, 손가락과 발가락 관절의 피하에 동통성 결절이 생긴다. 증상들은 보통 갑자기 악화되는데 이환된 부위의 발적, 압통, 종창과 발열, 이환된 관절의 심한 통증, 경미한 발열 증상이 나타나며 만성 통풍은 요산 결정의 침착물이 귓불과 손발의 연부 조직에 모여 통풍 결절이라는 작은 덩어리를 형성한다. 칼슘 파이로포스페이트 또는 다른 화합물의 결정이 관절에 침착되는 관절염을 가성 통풍이라고 한다.

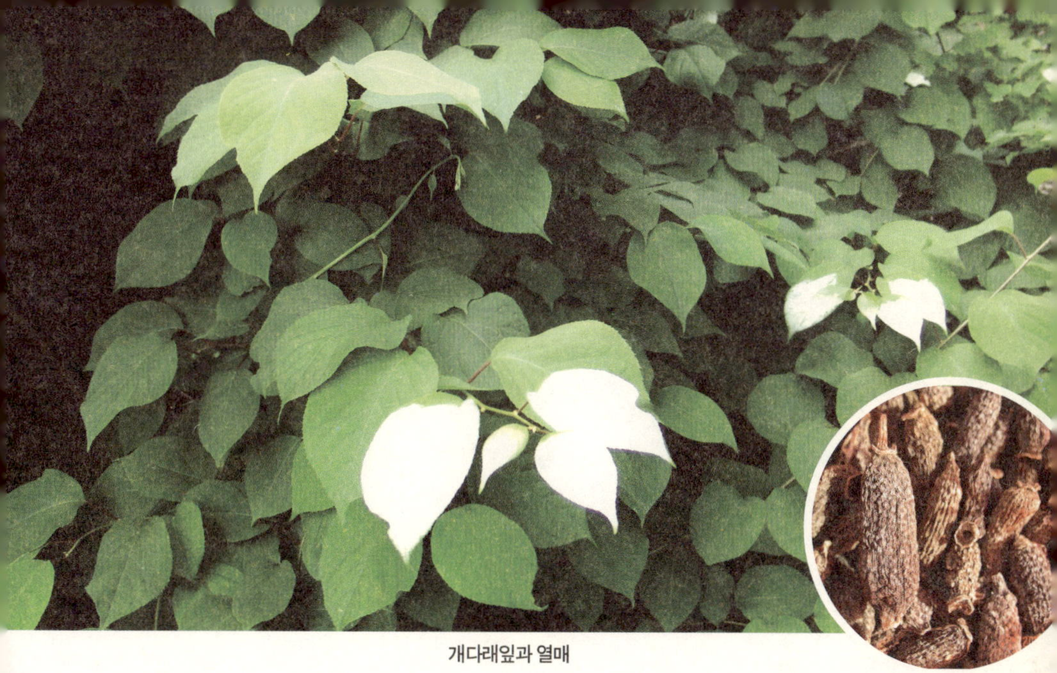

개다래잎과 열매

예방

비만과 고요산혈증을 예방해야 한다. 식사조절과 운동요법을 잘해야 한다. 식사에서 기본은 푸린(Purine)이 적은 음식물을 먹도록 하며 오줌이 농축되지 않도록 물을 하루 2ℓ 이상 마셔야 한다. 오줌이 중성, 알칼리성으로 되도록 알칼리성 음식물(황록색 식물)을 잘 섞는 것이 좋다. 요산이 배설되지 못하게 하는 약물을 주의하여 써야 한다.

약초요법 및 민간요법

1. **개다래열매(목천료자)** : 통풍은 매우 고통스럽고 현대의학으로 치료 방법이 없는 질병이다. 그러나 개다래열매로 통풍이 치유되기도 한다. 긴 열매도 좋지만 둥근 공처럼 생긴 벌레집이 더 효과가 있다. 목천료자를 술에 담가 3개월쯤 우려내어 소주잔으로 한잔씩

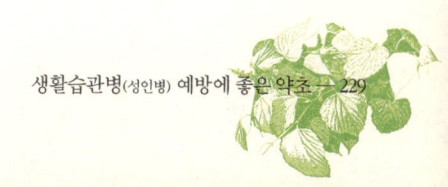

마시거나 가루 내어 한 숟갈씩 하루 3번 복용한다. 목천료자는 요산을 몸 밖으로 빼내어 주고 콩팥의 기능을 튼튼하게 하여 통풍을 근본적으로 다스린다. 통증의 발작을 멎게 하는 것이 아니라 근본적으로 통풍을 잠재우게 하는 약초라고 할 수 있다. 목천료자로 통풍을 고친 사례가 많이 있다. 가루를 복용할 경우 한번에 3~5g씩 하루 3번 식사 후 30분에 먹는다. 목천료자 즉 개다래 열매 10g을 물 500cc의 물이 반이 되게 달여 하루 3~4회로 나누어 마셔도 효과가 있다.

2. 두송실(노간주나무 열매 기름) : 드라이진의 원료로까지 이용되는 두송실은 풍을 몰아내고 습기를 제거하며, 위를 튼튼하게 하는 작용 및 흥분작용을 한다. 심장병이나 간장질환으로 생기는 수종, 진통, 요도생식기 질환, 통풍을 치료하고, 땀을 내게하며 소변을 잘 나가게 한다. 또한 건위작용, 거담작용, 억균작용, 류마티스성 관절염, 콩팥질환, 감기, 부종, 위장병, 방광염에는 건조한 열매 1~4g을 물로 달여 하루에 복용하거나 외용시 짓찧어 바른다.

두송실

3. 물푸레나무 : 물푸레나무 잔가지 10~20g을 물로 달여서 하루 3번 나누어 먹는다. 염증약으로 소대장염, 설사, 류머티스성 관절염, 통풍에 사용한다. 또는 물푸레나무 가지를 잘게 썰어서 오래 끓여

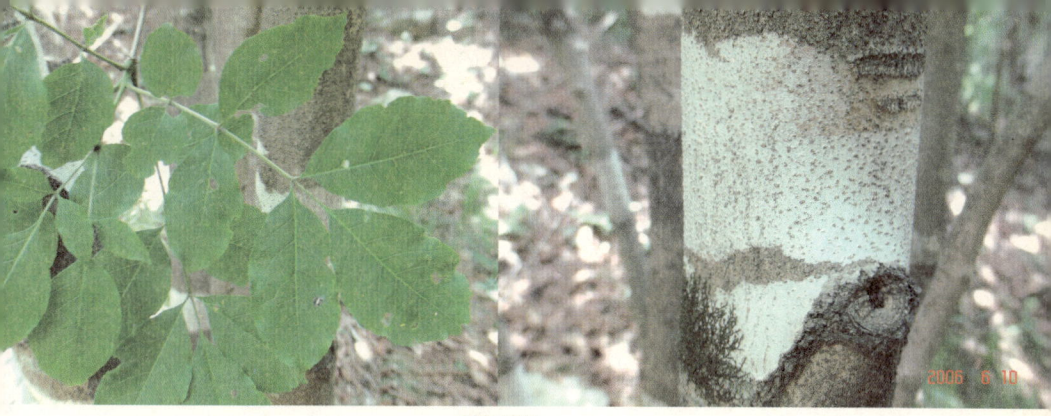

물푸레나무

그 물로 찜질한다. 이 물을 마시면서 찜질을 하면 효력이 더욱 빠르며, 단, 치료를 하는 동안 술, 생선, 담배를 금해야 한다. 일주일 정도면 효과를 볼 수도 있다.

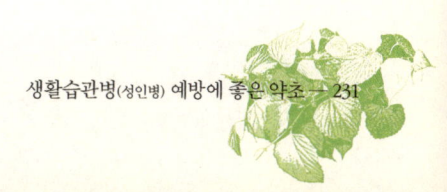

협심증에 좋은 약초

협심증이란 심근이 일과성으로 허혈 즉 산소결핍에 빠져 생기는 특유한 가슴불쾌감(협심통)을 주 증상으로 하는 임상증후군을 말한다. 운동 중에 생기고 휴식으로 없어지는 흉통이다. 협심증은 직업, 운동 등에 의하여 발생하는 노력협심증(운동협심증, 긴장협심증)과 안정 때 나타나는 안정협심증으로 나눈다. 그 가운데 발작 때 S-T단이 올라가는 것을 이형협심증이라고 한다. 임상에서는 노력협심증과 안정협심증이 혼합된 것이 많다. 전통의학적으로는 진심통眞心痛, 궐비통厥痺痛, 흉비통胸痺痛의 범주에 속한다.

원인

기본 원인은 큰 광상동맥의 동맥경화증에 의한 내강협착 또는 연축이며 그밖에 혈소판응집능력이 높아질 때, 관상동맥의 염증, 동맥류, 관상동맥해리 등이 있을 때에도 생길 수 있다. 고혈압, 고콜레스테롤

혈증, 당뇨병, 고지혈증, 과다체중인 비만이 있는 사람에게서 자주 생기며 한랭, 흥분, 흡연, 술, 고지방식이, 과격한 운동 및 운동부족, 심한 정신적 부하 등이 원인이 될 수 있다. 협심증은 관상동맥이 일시적으로 수축되어 짧은 시간 동안이라도 동맥이 좁아지면서 발생할 수 있다. 또한 손상된 판막 때문에 심근으로 가는 혈류가 감소되어서도 생긴다. 드물게 빈혈로 산소를 운반하는 혈액 능력이 감소하고 이 때문에 심장으로의 산소 공급이 감소함으로써 협심증이 유발된다. 전통의학에서는 중노년기에 심기가 허해지고 혈액순환 장애로 생긴다고 본다. 이밖에 내상 7정, 식사섭생을 잘 지키지 못하여 심기가 몰리고 어혈이 생기거나 습담이 생겨 혈맥을 막는 것, 한사가 심경맥에 침범하여 피가 잘 돌지 못하여 발생한다고 본다.

증상

발작적인 가슴 아픔으로 심장을 조이는 듯하기도 하며 짓누르면서 조이는 듯한 아픔이 갑자기 생기며 3~5분(15분 미만) 정도 지속되다가 멎는다. 아픔은 가슴 중앙에 무디고, 무겁게 짜는 듯한 통증, 왼쪽 어깨, 팔, 왼쪽 네 번째와 다섯 번째 손가락으로 방산하며 턱, 목으로 퍼진다. 아픔 발작은 육체적 부하, 한랭, 감정적 충격, 혈압상승, 빠른 맥, 담배, 대소변 볼 때, 성생활 등에 의하여 유발되며 안정형에서는 잘 때나 깨어날 때(주로 새벽), 칫솔질할 때도 나타난다. 니트로글리세린 알약(0.5mg)을 혀 밑에 넣으면 아픔은 곧 멎는다.

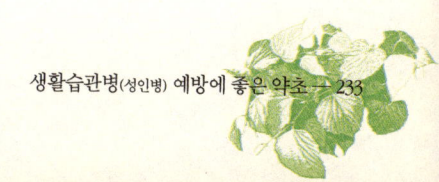

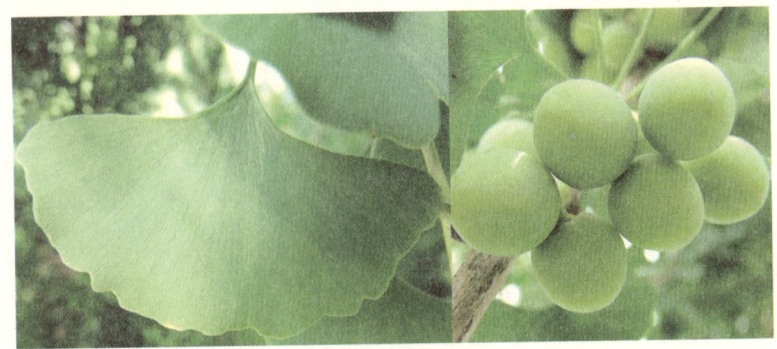

은행나무 잎과 은행

예방

　기본은 동맥경화증을 예방해야 한다. 고혈압, 빈혈, 폐성심, 심장판막증, 갑상선기능항진증 등 협심증발작의 원인으로 될 수 있는 질병들을 제때에 치료하여 협심증이 발작하지 않도록 해야 한다. 협심증발작의 원인이 되는 과식, 한랭, 정신적 흥분 등을 미리 막으며 일상생활을 규칙적으로 해야 한다. 담배를 피우지 말며 충분한 휴식을 보장하면서 체계적인 몸 단련을 해야 한다. 침대의 머리부위를 적당히 높여 준다.

약초요법 및 민간요법

1. 은행잎 : 은행잎을 보드랍게 가루 내어 한번에 3~4g씩 하루 3번 식후에 먹는다. 또한 은행잎 10~20g을 물에 달여 하루 3~4번 나누어 먹어도 좋다.

2. 냉이씨(협심증) : 협심증에는 냉이씨를 부드럽게 가루 내어 한번에 1~2g씩 하루 3번, 식후 30분에 복용한다. 3~4일 뒤부터 차츰 좋

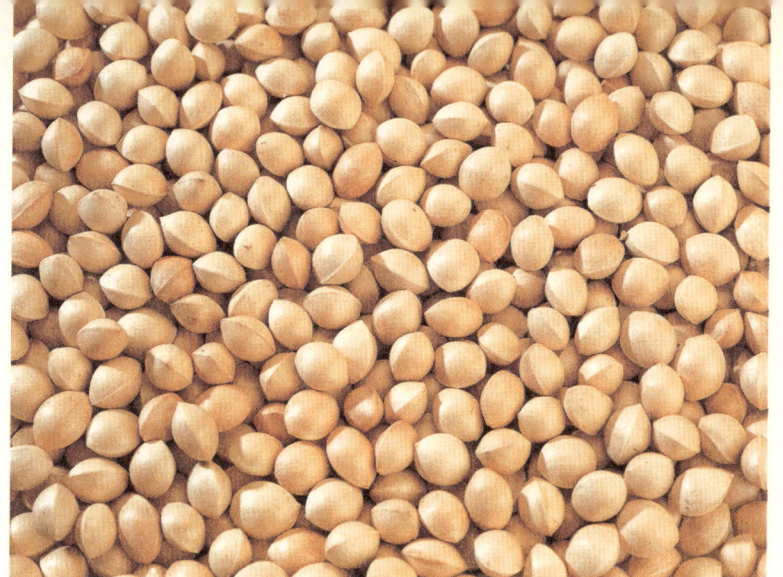

은행

아지기 시작하여 3~4개월 복용하면 효험을 볼 수 있다.
3. 잣 : 잣을 까서 한번에 10~15알씩 정상적으로 먹으면 리놀산, 리놀레인산을 비롯한 지방산으로 핏줄이 좁아지는 것을 막으며 피를 잘 돌게 한다.

고혈압에 좋은 약초

동맥압이 계속 정상치보다 높은 상태를 말한다. 나이에 따라 다르지만 보통 최고혈압이 20kPa(150mmHg) 이상이고 최저혈압이 12kPa(90mmHg) 이상일 때를 고혈압이라고 한다.

원발적으로 혈압이 높아져 독자적인 질병단위로 되는 병을 원발성 고혈압병(본태성 고혈압병: 원인이 아직 밝혀지지 않은 것)이라고 하며 이러저러한 병을 경과하는 과정에 혈압이 높아지는 상태를 속발성 고혈압병(증후성 고혈압병)이라고 한다. 고혈압병은 3기로 나눈다. 제1기는 심장핏줄계통의 변화가 특별히 없는 시기이다. 이때에는 혈압이 정상한계를 넘어 오르내리며, 제2기에는 심장 비대와 혈관벽의 변화가 생기며, 제3기에는 다른 장기와 계통들에 병적 변화가 생긴다. 제1기와 제2기가 민간의료의 대상으로 된다. 전통의학적으로는 두통頭痛, 현훈眩暈, 간풍肝風의 범주에 속한다.

원인

본태성 고혈압은 유전성 소인과 환경인지들의 바탕에서 혈압조절기구와 그에 영향을 주는 여러 가지 인자들과 장애에 의하여 심박출량과 순환피의 양이 증가하고 말초 핏줄 저항이 높아지기 때문에 생긴다. 고혈압은 유전적 소인이 비교적 많은 질병이다. 고혈압의 원인으로는 과도한 소금섭취, 비만, 고지혈증, 당뇨병, 운동부족, 스트레스, 담배, 계절의 온도변화 등이다. 전통의학에서는 간, 신, 비장의 기혈음양의 실조 혹은 부족과 관련하여 생긴다고 본다. 7정에 의한 손상, 정신과 육체적 과로 등으로 음양의 균형장애, 기혈쇠약, 노인들의 체질허약 등은 모두 음혈을 손상시켜 간양(화) 상승을 가져 오고 간풍이 생긴다고 보며 또한 비허습담으로 생긴다고도 본다.

증상

일반적으로 자각증상은 적으나 합병증이 동반되었을 때는 그에 따르는 여러 가지 장애 증상들이 나타난다. 두통, 머리가 무거운 느낌, 어지럼증, 목이 뻣뻣한 감, 귀울이, 손발저림, 불면증, 꿈많기, 가슴 두근거림 등 여러 가지 증상들이 나타나며 대동맥판구 2음강성, 혈압이 정상 이상으로 높아지는 것이고 진행되면 좌심실비대, 관동맥경화, 심부전, 고혈압성 뇌증, 단백뇨, 오줌침사 이상, 콩팥기능부전, 고혈압성 망막증 등 장기 장애 증상들이 나타난다.

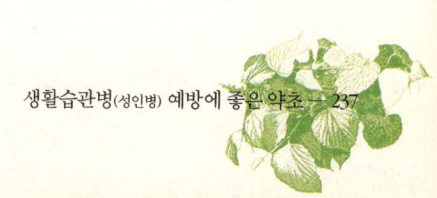

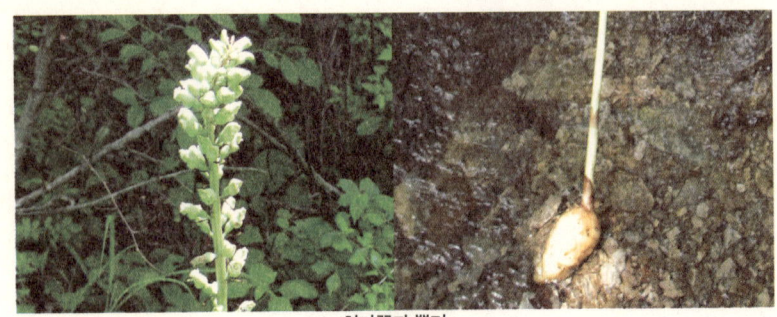

천마꽃과 뿌리

예방

소금의 양을 하루 8~10g으로 제한하며, 알코올 섭취량을 줄이고, 비만증과 고지혈증이 생기지 않도록 해야 한다. 식사 및 생활섭생을 철저히 지켜야 한다. 기름기가 많은 음식과 탄수화물을 제한하며 야채, 과일을 많이 먹도록 한다. 육체 및 정신적 안정과 적당한 운동을 해야 하며, 담배를 피우지 말아야 한다.

약초요법 및 민간요법

1. 천마 : 천마는 뇌질환 계통의 질병에 최고의 신약(神藥)이다. 두통, 중풍, 불면증, 고혈압, 우울증 같은 두뇌의 질환에 불가사의하다 할 만큼 효력을 발휘할 뿐만 아니라 위궤양, 간질, 간경화증, 당뇨병, 식중독, 디스크, 백혈병, 암에 이르기까지 광범위한 질병에 두루두루 뛰어난 효력을 발휘한다. 천마는 두통과 고혈압, 어지럼증에 특효약이라 할 만하다. 하루 6~9g을 물로 달이거나 가루 내거나 환을 지어 먹거나 술에 담가 복용한다.

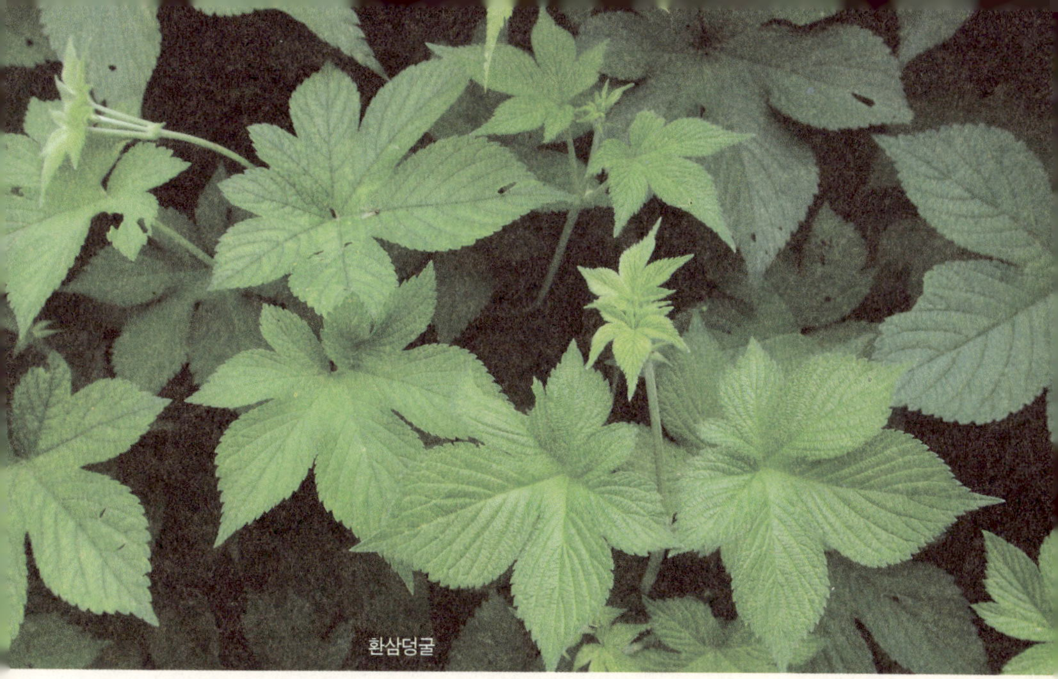

환삼덩굴

2. **환삼덩굴** : 환삼덩굴은 실험 결과 최고혈압도 내리고 최저혈압에도 효험이 있다는 것이 증명되었다. 환삼덩굴 잘게 썬 것 10~20g을 물에 달여 하루 2~3번에 나눠 식후에 먹는다. 보드랍게 가루 내어 한번에 3~4g씩 하루 3번 먹어도 된다.

3. **누리장나무** : 누리장나무는 동물실험 및 임상연구에서 혈압을 내리는 작용이 증명되었다. 이 작용은 누리장나무가 핏줄운동중추의 흥분성을 낮추며 핏줄을 넓히고 식물 신경절을 차단하는 것과 관련된다. 혈압을 내리는 작용이 오래가는 것이 특징이다. 잎과 줄기를 보드랍게 가루 내어 한번에 2~4g씩 하루 3번 식후에 먹는다.

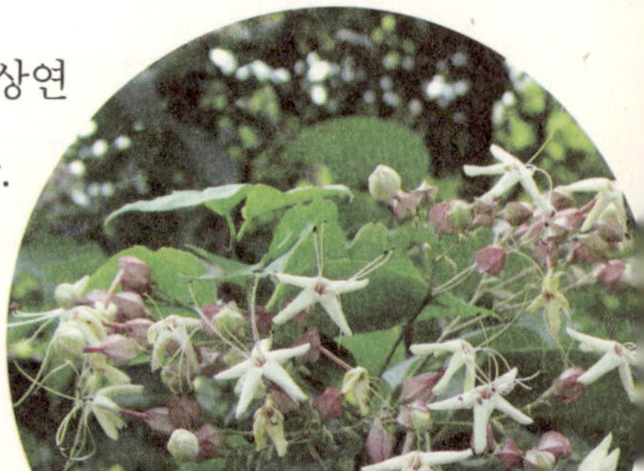

누리장나무

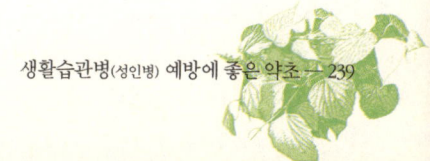

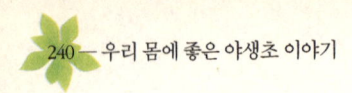

류머티스성 관절염에 좋은 약초

**관절통과 관절의 종창 경직이나 변형을 유발할 수 있는
만성 자가면역성 질환**

　류머티스성 관절염이란 보통 팔다리의 작은 관절로부터 아픔, 종창을 일으키며 점차로 전신의 여러 관절을 장애하는 염증성 질병을 말하는데 일명 '만성관절류머티스'라고도 부른다. 관절통과 관절의 종창이다. 또한 경직이나 변형을 유발할 수 있는 만성 질환이다. 관절을 덮고 있는 활막에 염증이 생겨 이환된 관절이 경직되고 붓는다. 염증이 지속되면 뼈의 양쪽 말단과 연골을 손상시키며 건과 관절을 지지하는 인대들도 마모되고 느슨해져 관절의 변형이 생긴다. 전통의학에서는 착비着痺, 역절풍歷節風의 범주에 속한다.

원인 및 증상

　원인은 아직 정확하게 밝혀지지 않았다. 몸을 차게 하거나 습한 데 있는 것이 요인으로 될 수 있다. 류머티스성 관절염은 관절의 활막과 기타 조직을 공격하는 항체에 의해 유발되는 자가면역 질환으로 특정 가계에서 빈발하므로 유전적 요인도 관여한다. 전통의학에서는 풍, 한, 습의 3가지 외상에 의해서 생긴다고 보는데 주로 습사에 의해 생기는 것이 많다. 40살 전후의 여성들에게 자주 생긴다. 전신증상으로는 열이 나고 체중감소, 식은땀이 나며 피로해진다. 초기에는 손가락 관절 아픔과 함께 붓는다. 아침에 일어나면 관절의 뻣뻣한 감(발가락 관절부터 시작될 수 있다)과 함께 관절 주위 피부와 근육의 쪼들기로 관절이 두드러진다. 아침에 걷기 불편하고 관절통과 관절의 종창이 있다. 팔꿈치 같이 압력을 받는 부위의 무통성 작은 혹인 소결절이 있다. 임신한 여성은 임신 중에 호전될 수 있지만 출산 후 다시 악화된다. 나중에는 섬유조직이 불어나 관절이 곧아지고 기능장애가 있다. 앓는 관절 가까이에 피하결정(류마토이드결정)이 생기는데 피부와 맞붙지 않고 움직이며 누르면 아프다.

예방

일반적으로 몸을 단련하며 몸을 차게 하거나 습한 것을 피해야 한다. 외상을 막고 국소 감염을 예방하며 조기에 철저히 치료해야 한다.

약초요법 및 민간요법

1. **위령선(으아리)** : 거칠게 가루 내어 한번에 15~20ml씩 하루 3번 먹어

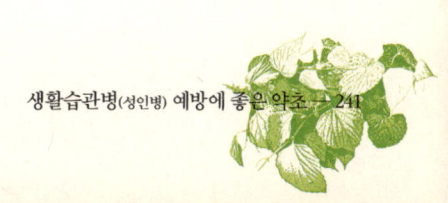

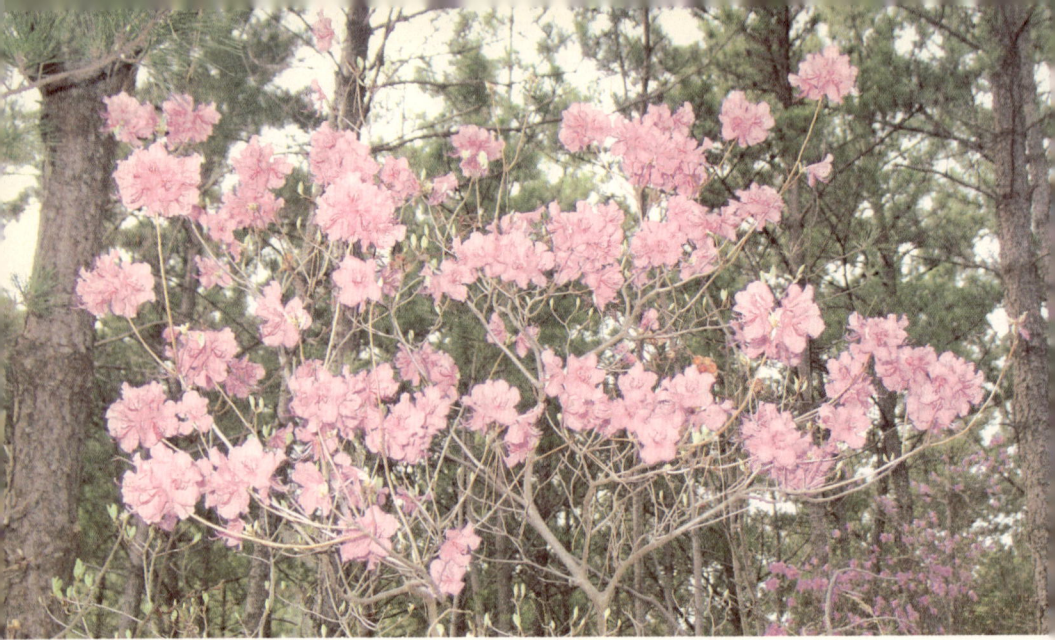

진달래

도 좋다. 또는 잘게 썬 으아리가 잠기게 술을 부어서 마개를 막고 6~7일 동안 두어 술이 다 잦아든 다음 꺼내어 말린다. 이것을 가루 내어 밀가루 풀로 반죽해서 알약을 만들어 한번에 6~8g씩 하루 3번 끼니 뒤에 먹는다. 또한 잘 건조된 위령선 100g, 설탕 200g, 30도 이상의 소주 500cc의 순서로 병에 넣어 마개를 밀폐하고 1개월간 저장하면 약의 성분이 전부 침출되는데, 그 술을 체로 거르면 색깔은 별로 없으면서 맛이 좋은 약주가 된다. 이때에 병마개를 밀봉하여 보존하면 언제까지라도 맛이 결코 변하지 않는다. 약효가 맹렬히 나타나는 약임으로 우선 분량을 초과하지 않는 것이 가장 중요하다. 처음에는 1일에 20cc를 시험적으로 복용하며 몸에 이상을 느끼면 10cc를 감하는 것이 좋다. 별 이상이 없으면 7일간을 계속하여 20cc를 먹는다. 그래서 2~3일간 쉬었다가 다시 1주일 정도 복용

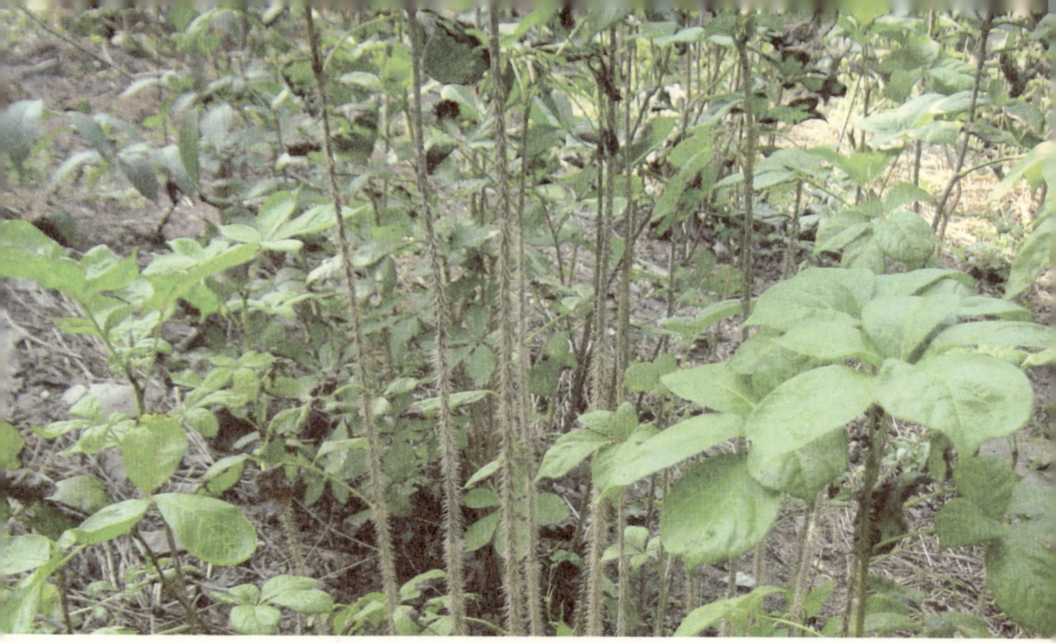

가시오갈피

한다. 이와 같은 방법으로 몇 차례 복용하면 효과가 있다. 이 약은 신경통, 류머티즘, 근육통 등에 효과가 매우 좋다.

2. 진달래 : 봄이나 가을에 진달래의 연한 줄기를 잘라 15~20g을 물로 달여서 마시든지 진하게 졸여서 하루 세 번에 나누어 마시도록 한다. 진달래꽃을 쓰면 효력이 더 좋다. 옹기항아리에 신선하고 깨끗한 꽃 1kg에 설탕이나 꿀 1kg을 넣고 서늘한 지하실 같은 곳에 두거나 땅 속 1m깊이에 파묻어 30~90일 동안 두었다가 즙을 짜서 한번에 30㎖씩 하루 세 번 식전 30분에 복용한다. 류머티스성 관절염과 편도선염, 치아, 잇몸염증 등에 좋은 효과가 있다.

3. 가시오갈피 : 가시오갈피 40g을 잘게 썰어 25도 술 0.5 ℓ 에 담근 것을 어두운 곳에 7~10일 두었다가 찌꺼기를 버리고 한번에 10~15㎖씩 하루 3번 식전에 먹는 방법으로 30일 동안 쓴다.

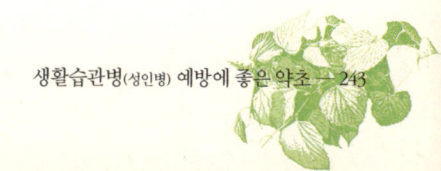

피가 잘 통하지 않을 때 좋은 약초

어혈, 혈액순환촉진, 동맥경화

핏줄은 도시의 수도 파이프 시설과 같아서, 피가 맑고 깨끗해야 장수할 수 있다. 성인의 혈액량은 5ℓ 정도이다. 크게 세포 성분과 혈장이라고 불리는 액체 성분으로 구분된다. 혈액에 가장 많은 세포는 적혈구로 이는 산소를 운반한다. 백혈구는 세균을 파괴하며 바이러스에 감염된 세포를 제거하고 종양 세포도 파괴한다. 가장 작은 세포인 혈소판은 혈관이 상처를 입으면 재빨리 서로 뭉쳐 그 혈관을 막아 버린다. 혈장의 주성분은 물이며 여기에 다양한 성분들이 녹아 있다. 혈장은 물과 영양분, 염류, 호르몬과 피브리노겐 같은 다양한 단백질로 이루어져 있다. 피브리노겐은 혈액 응고에 중요한 역할을 한다. 적혈구의 색 때문에 피가 붉은 색으로 보인다. 폐에서 산소를 흡수하기 위해서 표면적이 넓고 작은 혈관들을 통과해야 하므로 유연성도 갖추고 있다. 백혈구에는 중성구, 호산구, 림프구, 단핵구, 호염구의 다섯 가지가 백혈구의 주요 종류이고 이들은 각각 다른 기능을 수행한다. 백혈구의 식세포들은 세균 등 외래 인자를 제거하는 역할을 한다. 혈소판이 상처를 입으면 이 작은 세포들이 모여서 찢어진 혈관을 막고, 여러 가지 혈액 응고에 관련된 화합물을 분비함으로써 지혈시킨다. 혈액은 우리 몸 안의 운반시스템으로 끊임없이 몸을 돌면서 산소와 영양소를 포함한 여러 물질을 조직에 공급해 주고, 노폐물을 조직에서 제거해 주는 기능을 한다. 림프계는 혈액 순환과 거의 평행으로 주행하면서 조직에서 여분의 체액을 모아 혈액으로 되돌려 주는 역할을 한다. 혈액과 림프계는 둘 다 체내의 면역 계통을 구성한다.

근육, 뇌, 심장 등 여러 장기를 구성하는 조직들에는 꾸준히 에너지가 공급되어야 그 기능이 유지될 수 있다. 에너지는 포도당과 산소를 통해 얻게 되는데 혈액은 휴식 때에는 대략 1분에 한번 정도, 심한 운동 중에는 20초에 한번 정도 전신을 순환한다. 섭취한 음식물은 포도당으로 분해된 후 혈액 속에 용해되어 체내 구석구석 모든 세포에 전달된다. 이 포도당에서 에너지를 얻기 위해서 세포는 포도당을 연소시켜야 하는데, 이 과정엔 산소가 필요하다. 이 과정을 산화라고 한다. 산소는 적혈구에 의해서 폐로부터 말단 세포들까지 운반되어 이용된다. 포도당 외에도 인체를 구성하는 세포들은 단백질, 지방, 무기질, 비타민과 콜레스테롤과 같은 여러 가지 물질들을 필요로 한다. 이런 물질들은 혈액의 액체 성분인 혈장을 통해 운반되어 진다. 세포들이 여러 기능을 수행하고 복제와 성장 과정을 진행하며 손상을 복구하는 동안에 발생

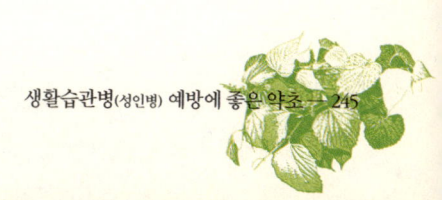

되는 노폐물 역시 혈류 속으로 방출된다. 이 노폐물들에는 포도당의 산화 과정의 산물인 이산화탄소, 단백질의 분해 산물인 요소, 헤모글로빈이 분해되어 나오는 빌리루빈 등이 있다. 이중 이산화탄소는 폐를 통해 체외로 배출되나, 다른 물질들은 대개 간에서 처리되어 대변이나 소변으로 배설된다.

전통의학에서 말하는 심心은 심장을 의미할 뿐 아니라 그 기능에서는 생리학에서 말하는 것과 서로 다른 측면들이 있다. 즉 심을 오장육부 가운데서 가장 중요한 위치에 놓여 있는 장기로 보면서 그 중요한 기능은 혈과 혈맥을 주관한다고 보아 왔다.

원인

피가 통하지 않는 주요 원인은 노화, 유전적 소인, 감염 및 중독, 고혈압, 지질대사장애, 운동부족, 비만, 담배, 당뇨병 등이다. 전통의학에서는 장부의 기혈순환이 고르지 못하여 기혈이 몰리거나 습담이 경락을 막아서 생긴다고 본다.

예방

항상 웃고 스트레스에 잘 대처하며 동물성 기름보다는 식물성 기름을 먹는다. 현미 오곡밥인 곡채식을 많이 먹고 토종음식인 된장, 고추장, 간장, 청국장을 먹으며 비타민이 많은 제철과일과 무공해 신선한 야채 등을 섭취하도록 노력한다. 걷기, 체조, 등산, 수영, 줄넘기, 냉수

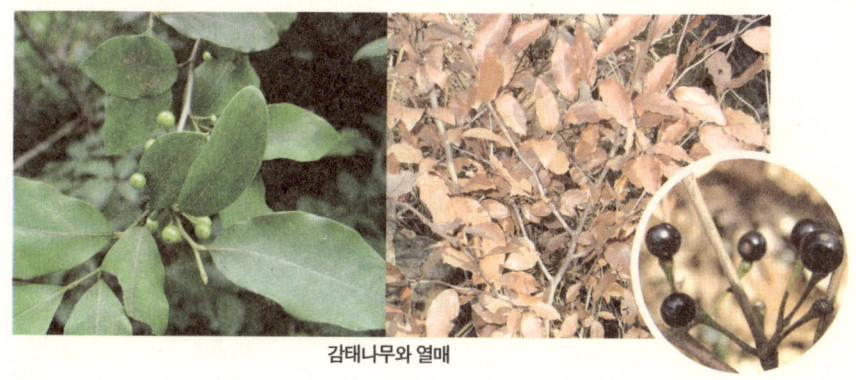

감태나무와 열매

마찰 등으로 몸을 단련해야 하며, 담배와 술을 제한해야 한다.

약초요법 및 민간요법

1. 감태나무 : 감태나무는 혈액순환을 촉진하고 어혈과 마비를 풀며 뼈를 튼튼하게 하고 몸을 따뜻하게 한다. 맛이 순하고 독성이 없어 누구나 차처럼 달여 마실 수 있으며 항암작용도 세다. 풍습이나 혈액순환이 제대로 되지 않아 손발이 저리고 시릴 때에는 감태나무 40~80g, 돼지 무릎 1개, 좋은 소주 200㎖에 물 1ℓ를 붓고 약한 불로 오래 달여서 그 물을 하루 두 번 밥 먹기 전에 마신다. 감태나무의 잎, 잔가지, 열매, 뿌리, 어느 부위든 12~30g을 감초 2편과 대추 서너 개를 넣고 물로 달여서 수시로 마실 수 있다.

2. 익모초 : 몹시 무더운 여름철에 더위를 먹고 토하면서 설사할 때는 익모초를 짓찧어 즙을 내서 한번에 한두 숟가락씩 자주 먹는다. 6~7월에 신선한 익모초를 채취하여 깨끗하게 씻어서 말려 두

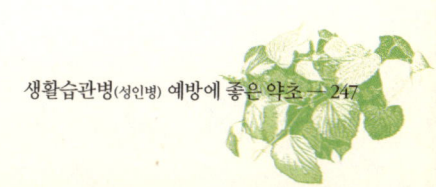

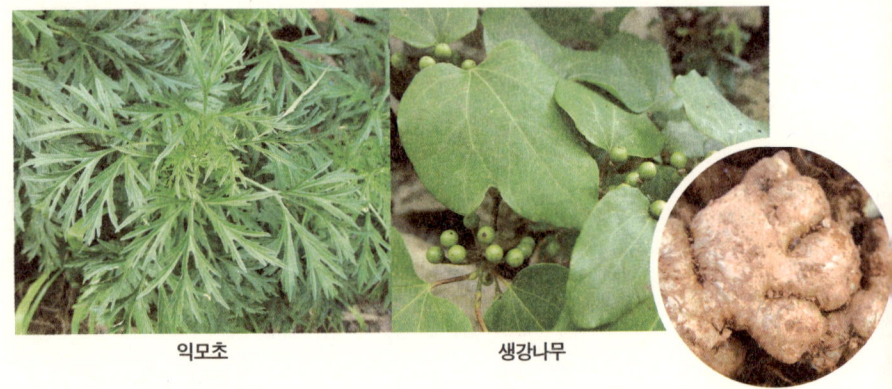

익모초   생강나무

었다가 써도 좋다. 익모초의 성미는 맵고 쓰며 약간 차다. 어혈을 제거하고 혈액순환이 잘 되게 하며 보중익기하고 갈증을 멈추게 한다. 주의할 점은 혈허하고 어혈이 없는 데는 삼가서 써야 한다.

3. 생강나무 : 일반적으로 손발이 차고 아랫배가 차다면 생강나무 잔가지를 잘게 썰어 그늘에서 말려서 한번에 50~70g에 물을 한되(1.8ℓ) 가량 붓고 절반이 되게 달여서 물 대신 수시로 마신다. 반드시 따뜻하게 데워서 복용하도록 한다. 사람에 따라 다르겠지만 2~5개월이면 몸 전체가 따뜻하게 되고 혈액순환이 좋아진다. 생강나무는 혈액순환을 좋게 하고 뼈와 근육, 관절을 튼튼하게 하는 효능이 있다. 손발이 시린 데는 생강나무 50g에 물 1되를 붓고 약한 불로 절반이 될 때까지 달여서 물 대신 마시도록 한다. 2~3개월 복용하면 혈액순환이 잘 되고 손발 시린 증상이 없어지며 온몸이 따뜻하게 된다.

조루증, 음위증에 좋은 약초

성욕은 있으나 음경이 발기되지 않는 병이다. 음위증陰痿症이란 정상적인 성생활을 하는데 필요한 요소들인 성욕, 발기, 사정, 성적쾌감 가운데서 어느 한 가지 이상이 장애된 것을 말한다. 전통의학적으로는 양위증陽痿症, 양사불거陽事不擧라고도 한다.

원인

신경증과 정신장애, 성신경장애, 뇌손상 등에 의해서 발생하며, 과도한 수음 또는 성교, 불만족한 성적흥분과 전립선 및 후부요도염증, 척수염, 다발성경화증, 공동성척수염, 진행성마비, 내분비성 음위증(여러 가지 내분비질병과 테스토스테론 부족에 의한 것) 등이다. 전통의학에서는 심, 비, 신허약과 하초습열에 의하여 생긴다고 본다.

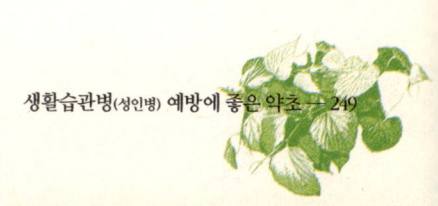

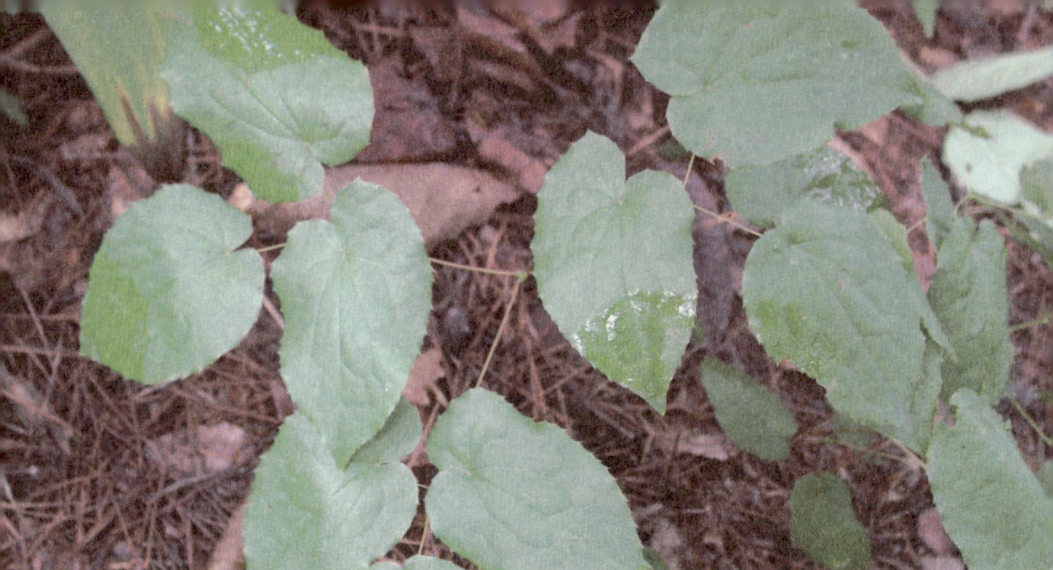

음양곽(팔파리)

증상

1. 신양허증에 의한 음위증은 발기부전, 허리와 다리의 시큰거림과 시린 감, 어지럼증, 정신이 흐릿함, 새벽설사 등이 있다. 음낭이 축축하고 차며 얼굴은 창백하다. 혀는 희유스름하고 혀 이끼는 희며 맥은 침세하다.

2. 심비허증에 의한 음위증에는 발기부전이 있고 얼굴에 핏기가 없으며 피로하고 맥이 없다. 가슴 할랑거림, 건망증, 불면증, 입맛 떨어짐, 팔다리 맥없음, 조설, 무른 대변 등이 있다. 혀는 희유스름하고 혀 이끼는 엷고 희며 맥은 허약하다.

3. 하초습열증에 의한 음위증에는 음경에 힘이 없어 약하게 발기되며 음낭부위가 축축하고 가려우며 심하면 아픔이 있다. 피로감, 무력감이 심하고 아랫다리가 시큰시큰하며 맥이 없다. 소변이 잦은데 힘없이 나온다. 혀 이끼는 누렇고 맥은 현활하다.

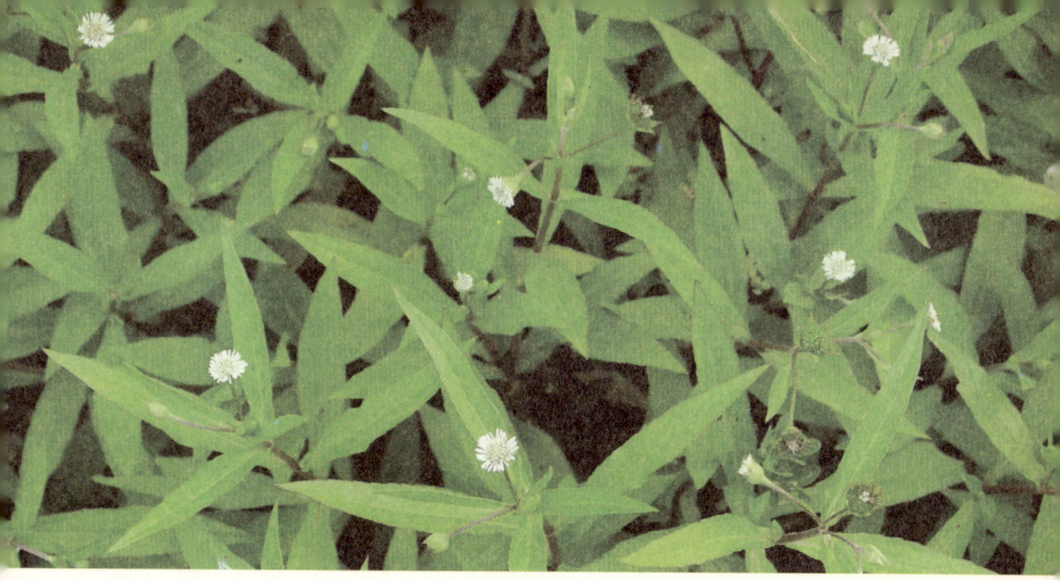

한련초

약초요법 및 민간요법

1. **음양곽**(삼지구엽초, 팔파리) : 삼지구엽초를 한번에 8~12g씩 하루 2~3번 물에 달여 먹거나 가루 내어 한번에 6~8g씩 하루 3번 더운 술에 타서 식간에 먹는다. 신기가 허해서 오는 음위증과 조루증, 사정이 잘 되지 않는 데 쓴다. 음양곽에 들어 있는 이칼리인 성분은 척수의 반사기능을 높여 정액을 잘 나오게 하며 성기관의 발육을 돕는다. 이 약을 섭씨 100도에서 30분 정도 끓인 달임약도 강정작용을 나타낸다. 정액을 잘 나오게 하는 작용은 잎과 뿌리가 세다.

2. **한련초** : 한련초는 남성의 양기부족, 음위, 조루, 발기부전 등 갖가지 남성질환을 치료하는 데에도 효력이 탁월하다. 보음, 보정작용이 뛰어나서 오래 먹으면 뼈와 근육이 튼튼해지고 몸이 날아갈 듯 가벼워지며 무병장수한다. 양기부족이나 음위증을 고치는 데에 으뜸가는 약초라고 할 만하다. 양기를 세게 할 뿐만 아니라 신장

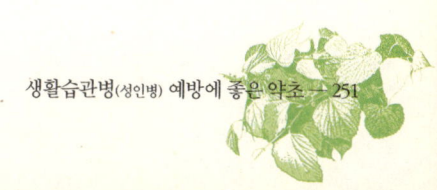

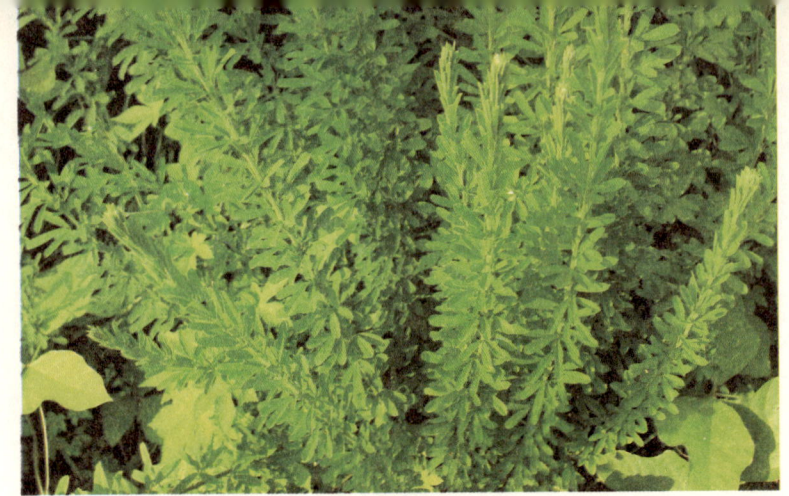

야관문

기능이 허약해서 생긴 요통, 오줌이 뜨물처럼 허옇고 걸쭉하게 나오는 증상, 사타구니가 축축하고 가려운 증상 등에도 효과가 좋으며, 여성의 자궁염이나 생리불순, 생리통, 냉증, 불감증에도 뛰어난 효력을 발휘한다. 하루 10~30g을 달여 먹거나 한련초를 진하게 달여서 설탕이나 꿀을 넣고 엿처럼 고와서 먹거나 생즙을 내어 먹는다.

3. **야관문** : 비아그라 못지않은 효과를 지녔다고 하면 누가 믿기나 할까? 야관문은 이름 그대로 밤에 닫힌 문을 쉽게 열게 할 수 있는 약초다. 여러 가지 남성 질병, 양기부족, 조루, 유정, 음위증 등을 치료하는데 뛰어난 효력이 있다. 야관문은 반드시 술로 우려내야만 그 진가가 나타난다. 35도 이상 되는 증류주에 야관문을 술 양의 $\frac{1}{3}$ 정도 넣고 3개월쯤 우려내어 한잔씩 마신다. 특히 신장기능이 허약한 노인들의 양기부족에 탁월한 효과가 있다. 몇몇 사람들한테 야관문으로 만든 술을 마시게 하였더니 과연 효험이 있었다.

가슴이 두근거릴 때 좋은 약초

가슴 두근거림, 심계항진(心悸亢進)

건강한 성인의 안정된 상태 심박동 수는 분당 60~80회이다. 어린이는 성인보다 심박 수가 빠르며, 매우 건장한 젊은 성인이거나 노인의 경우, 휴식 시 심장 박동은 분당 50회 정도로 느리다. 심장전도장애는 노인에게 흔하며 이소성 박동은 정상적인 심박동 이외의 심장의 박동이며, 부정맥은 심장의 비정상적인 심박수 및 율동을 말한다. 심실상성빈맥은 심장의 상부에서 발생하는 빠른 심장 박동이며 심박세동은 조절되지 않는 불규칙하고 빠른 심방 수축이다. 심계항진心悸亢進이란 가슴이 두근거리면서 심장박동을 환자 스스로가 불쾌하게 느끼는 상태를 말한다. 흔히 환자는 '가슴이 두근거린다', '가슴이 할랑거린다' 등 여러 가지로 호소하는데 가슴 압박감, 가슴 아픔, 불쾌감 등이 함께 나타나는 때가 많다. 전통의학적으로는 심계心悸의 범주에 속한다.

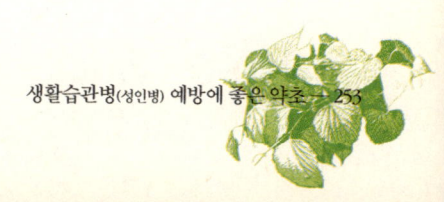

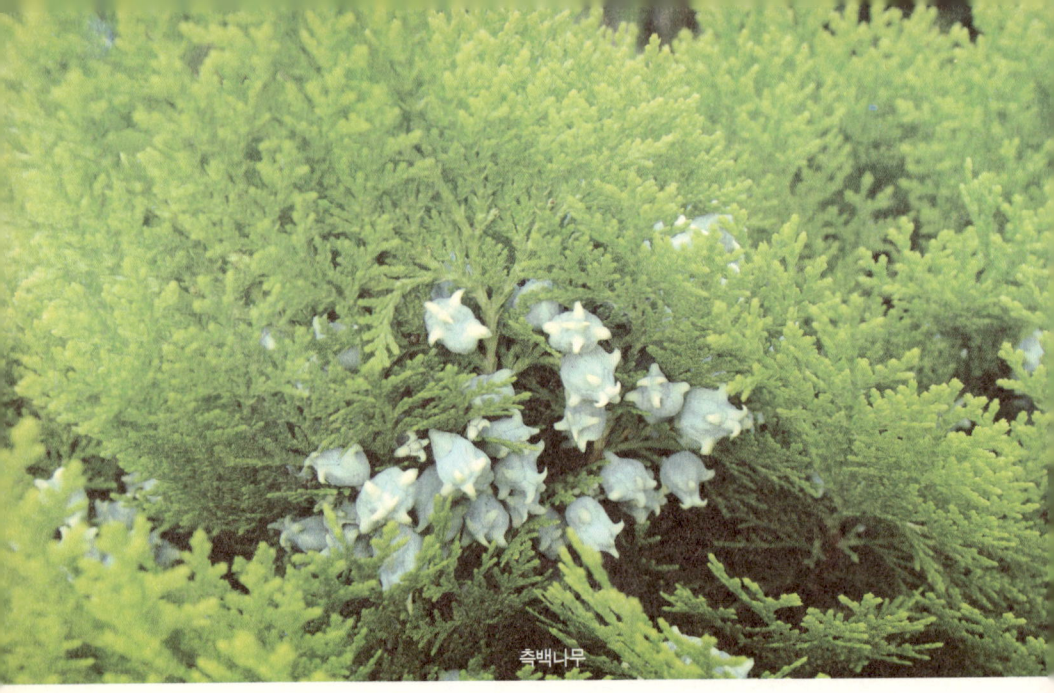

측백나무

원인

선천성 심장기형 및 후천성 심장병 및 혈관병(심장판막증, 심근증, 급성심부전, 고혈압 등의 기질적 심장병 등)과 기외수축, 심방세동, 심방조동, 발작성빈박증, 동방차단 등의 부정맥, 기타 빈혈, 발열, 호흡기질병, 갑상선기능항진증, 심장신경증 또는 신경순환무력증, 각종 약물중독(카테콜아민, 디기탈리스), 술, 담배 등 정신적으로 긴장할 때도 생길 수 있다. 전통의학에서는 7정 내상이나 심의 음양기혈의 부족 혹은 수음이 심장에 몰렸을 때 생긴다고 본다.

약초요법 및 민간요법

1. 버드나무 : 관상동맥경화로 인한 심장병에 버드나무를 물로 진하게 달여 걸쭉한 시럽 형태로 만든다. 위장기능이 약한 사람은 맥

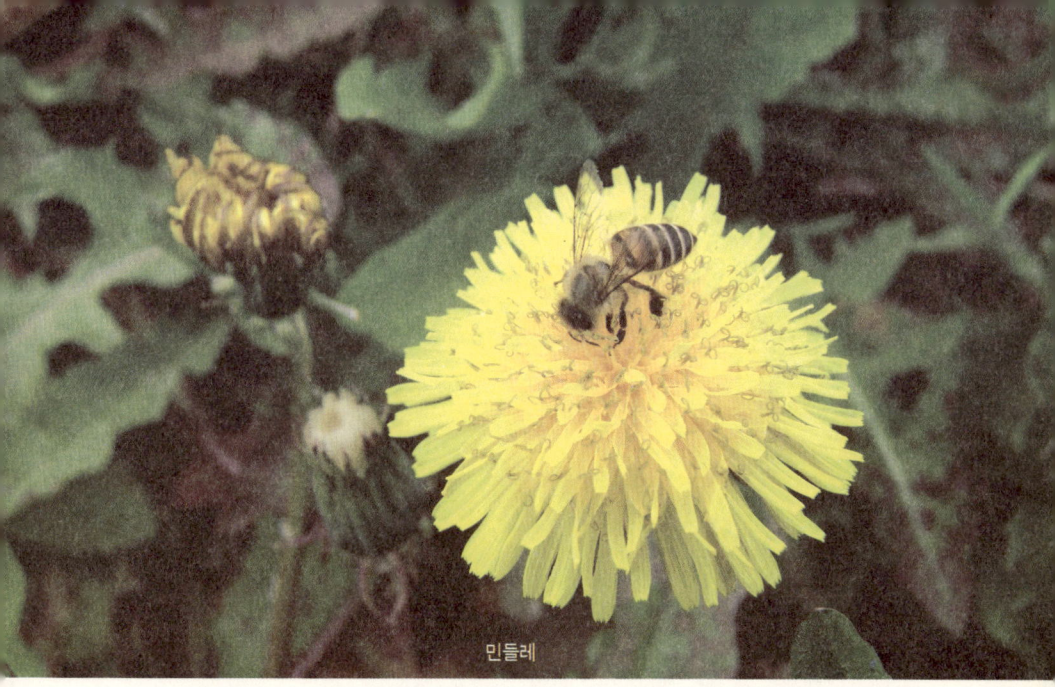
민들레

아를 넣는다. 이것을 50㎖씩 하루 3번 식전에 먹는다. 협심증, 가슴 두근거림, 두통, 사지마비, 숨 가쁨 등이 없어지거나 가벼워진다. 2~3개월 복용하면 뚜렷한 효과가 있다. 설사, 피부가려움증, 피부가 시퍼렇게 되는 등의 부작용이 있을 수 있으나 얼마 지나면 대개 저절로 없어진다.

2. 측백씨 : 측백씨 100g을 보드랍게 가루 내어 한번에 4~6g씩 하루 3번 식간에 먹는다.

3. 민들레 : 심장부위의 통증에 민들레가 좋다. 민들레를 그릇에 담아 새까맣게 되도록 하여 질그릇에 밀봉하여 저장해 두었다가 필요할 때 조금씩 소주에 개어 먹으면 즉시 낫는다. 술 잘 마시는 사람은 술로 먹으면 즉시 낫는다. 술로 먹을 때 더욱 효과적이다.

숙취해소에 좋은 약초

숙취해소, 알콜중독

술을 지나치게 마시거나 자주 마셨을 때 몸에 생기는 여러 가지 변화를 말한다. 술에 대한 반응은 사람마다 다르며 중독증상이 나타나는 시간도 다르다. 빈속에 술을 많이 먹으면 5분이 지나면 몸에 퍼지면서 중독이 나타나기도 한다. 이때에는 얼굴이 붉어지면서 흥분되기 시작한다. 심해지면 메스꺼움, 구토 증상이 나타나고 비틀거리며 혀가 꼬부라져 말도 제대로 하지 못한다. 더 심해지면 정신을 잃고 쓰러진다. 이때 얼굴은 새하얘지고 맥이 빨라진다. 지나치게 술을 마시면 호흡이 멎으면서 생명이 위험해질 수 있다.

구급대책

중독이 심할 때에는 목 안에 손가락을 넣고 자극해서 게우게 한다. 또한 팔다리를 따뜻하게 하면서 더운 물을 많이 마시게 하여 위에 있는

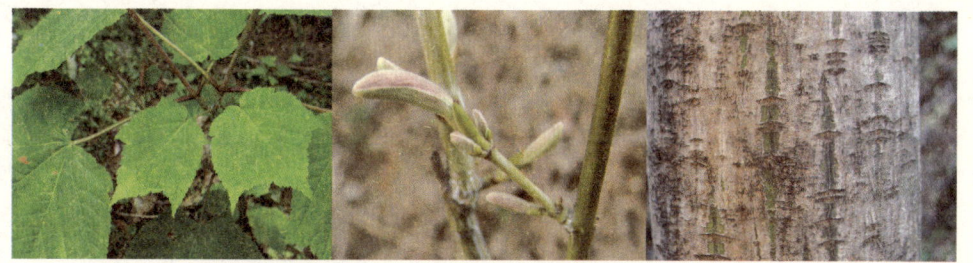

벌나무 잎과 줄기

술을 희석시켜준다. 이와 함께 머리에 찬물(얼음)주머니를 대준다.

식사요법

술을 먹었을 때 덜 취하게 하는 식품들로는 감, 복숭아, 가지, 무즙, 미나리즙, 당근즙, 조개, 달걀, 수박, 꿀, 두부, 식초, 알로에, 시금치, 마, 녹두, 팥, 검정콩 등이다. 이런 식품들을 먹으면 덜 취하게 할 뿐 아니라 취하여도 빨리 깨어나게 한다.

약초요법 및 민간요법

1. 벌나무 : 간에 쌓인 독을 풀어주고 파괴된 간세포를 되살리며 소변을 잘 나오게 하는 등의 약효가 있다. 알콜중독을 풀어주고 기운을 나게 하며 관절을 튼튼하게 하는 효과도 있다. 간암, 간경화증, 지방간 등 온갖 간질환에 대단히 효과가 뛰어난 약초이다. 주로 추운 북쪽지방의 계곡에서 매우 드물게 자란다. 간이 나쁜데(지방간, 알콜성 간염, 간경화, 간암 등)에는 벌나무 30~40g을 물로 달여서

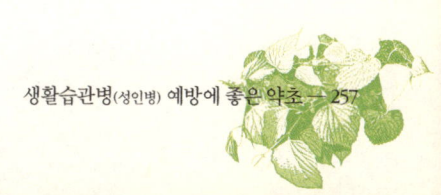

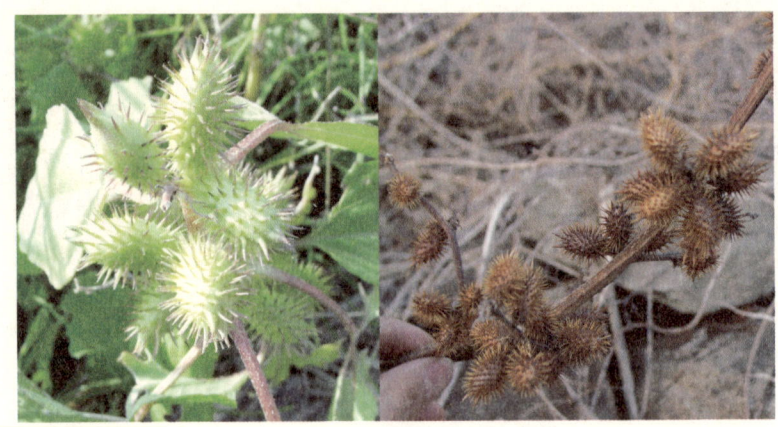

도꼬마리

복용한다. 시력이 좋아지고 간 기능이 매우 좋아져서 피로회복과 아침에 일어나도 몸이 거뜬하여 개운한 감을 느낄 수 있다.

2. 도꼬마리 씨앗 : 도꼬마리 씨앗은 알콜중독을 치료하는데 특효다. 알콜중독으로 날마다 술을 마시지 않고는 못 배기는 사람이나 술로 인하여 거의 폐인이 된 사람까지도 고칠 수 있다. 도꼬마리 씨를 은은한 불로 볶아서 하루 1백 개쯤을 물에 넣고 달여서 그 물을 차처럼 수시로 마신다. 그러면 차츰 술맛이 없어져서 마시지 못하게 되며 술로 인해 몸에 쌓인 독이 모두 풀린다. 반드시 우리나라에서 난 토종 야생을 써야 효력이 있다. 어떤 사람이 알콜중독에다 축농증과 비염이 겹쳐 온갖 약을 다 써봐도 별 효과를 못 보았으나 흔해빠진 도꼬마리로 마침내 모든 병을 한꺼번에 고쳤다고 한다.

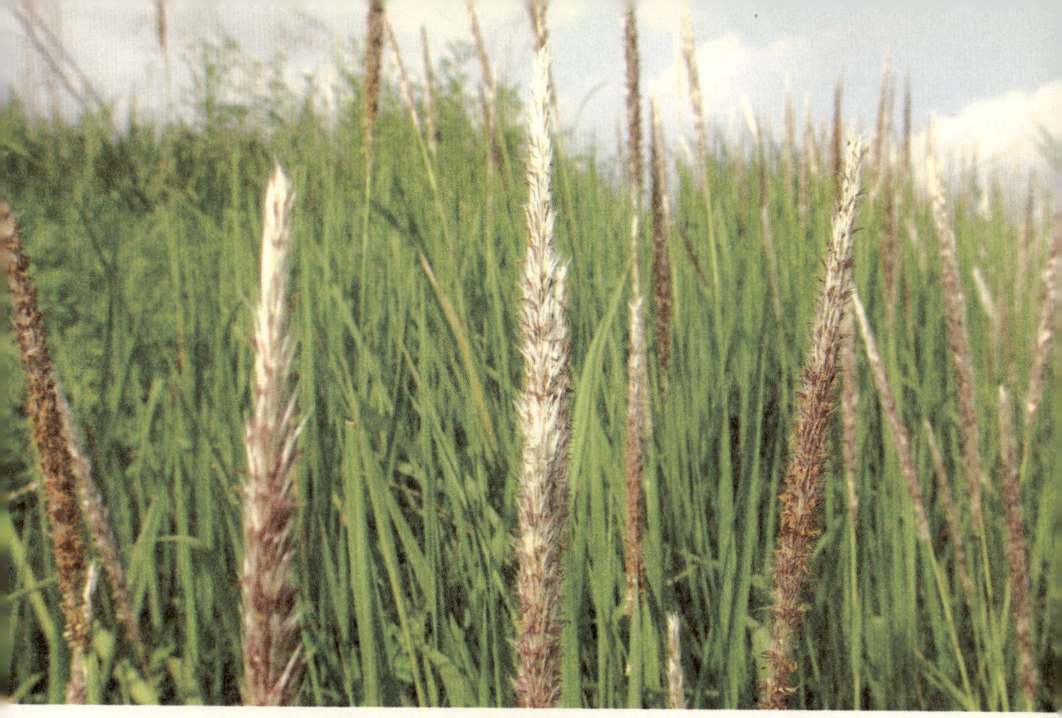

띠뿌리(백모근)

3. **띠뿌리(백모근)** : 알콜중독으로 오장육부가 상한 데는 띠뿌리를 찧거나 압착기로 즙을 짜서 그 즙을 한되 마신다. 양혈, 지혈, 청열, 이뇨, 청폐, 위열에 효능이 있다. 임상보고에서 급성 전염성 간염환자가 띠뿌리 80g에 물을 넣고 달여서 1일 2회로 나누어서 복용하자 5일 후 모든 증상이 없어졌고 간 기능이 정상으로 회복되었다.

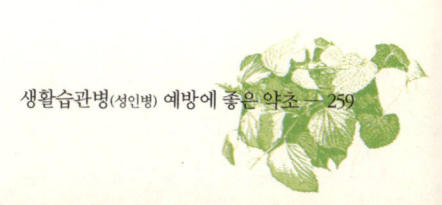

당뇨병에 좋은 약초

당뇨병(糖尿病)

췌장에서 나오는 호르몬인 인슐린이 모자라서 피와 오줌에 당이 많아지고 오줌 량이 많아져 갈증이 나는 병이다. 인슐린의 절대적 또는 상대적 부족에 의하여 당오줌과 고혈당이 오랫동안 계속되는 만성질병을 말한다. 당뇨병에는 인슐린 의존형(Ⅰ형, IDDM)과 인슐린 비의존형(Ⅱ형, NIDDM)이 있는데 Ⅰ형은 대부분이 젊은 나이에 생기고 Ⅱ형은 흔히 중년기 이후에 생긴다. 동양의학적으로는 소갈消渴의 범주에 속한다.

원인

원인은 비만증, 감염증, 빈번한 임신, 내분비장애(갑상선기능항진증, 쿠싱증후군 등) 때와 호르몬제(ACTH, 당질호르몬, 갑상선호르몬, 성호르몬 등)를 오랫동안 썼을 때, 췌장질병, 약물, 간장질병, 유전적 소인이 있을 때 등이다.

기본증상은 온몸의 나른한 감, 갈증, 오줌을 많이 누는 것(특히 밤에), 많이 먹는 것, 몸이 수척해지는 것 등이다. 피부는 마르고 거칠어지며 누런색을 띈다. 몸이 자주 가렵고 뾰루지가 잘 생기며 일단 뾰루지가 생기면 잘 낫지 않는다. 여성인 경우는 음부가 가렵고 월경 장애가 온다. 혈당량은 빈속에 130mg/dl 이상으로 높아지며 오줌에 당이 섞여 나온다. 동양의학에서는 식사섭생부주의 7정, 신정의 지나친 소모 등으로 폐, 위, 신의 기능 장애와 열에 의한 진액과 혈부족 즉 음허조열로 생긴다고 본다.

예방

1. 비만을 미리 예방하고 표준 몸무게를 유지하여야 한다.
2. 운동을 생활화하고 적극적으로 하여야 한다.
3. 당분 섭취를 제한하여야 한다.
4. 감염증, 과로, 외상, 중독을 피하여야 한다.
5. 유전적인 인자로서 가족 가운데 당뇨병의 내력이 있다면 당뇨병 위험인자를 피하도록 하며 조기에 진단 및 정기적인 검진으로 치료를 해야 한다.

증상

목마름, 다음, 다식, 다뇨, 몸무게 감소가 있다. 인슐린 의존성 당뇨병일 때에는 위의 증상들이 나타나면서 급격하게 발증하고 케톤증 중

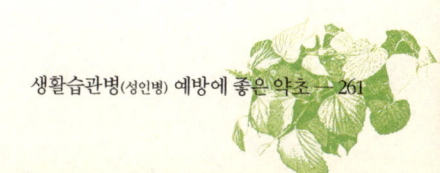

상이 우세한 임상적 특징을 가지고 있다. 인슐린 비의존성 당뇨병 때에는 발증이 완만하고 자각 증상이 뚜렷하지 않아 검진 등의 우연한 기회에 발견되는 경우가 적지 않다. 발증에 앞서 비만이 선행하는 경우가 많다. 환자가 당뇨병의 소인, 신체적 특질(가족력, 비만, 임신이상, 거대아, 해산 등)을 갖추었을 때에는 항상 당뇨병을 의심해야 한다. 콩팥성 당뇨, 요붕증, 내분비병(말단비대증, 쿠싱증후군, 갑상선기능항진증, 갈색세포종, 글루카곤종양 등), 임신, 간 장애 등과 가려야 한다.

식이요법

당질을 제한해야 한다. 돼지감자, 시금치, 양배추, 무, 오이, 가지, 토마토 등을 먹는 것이 좋다. 단맛을 가진 과일류를 피하여야 한다. 일반적으로 콩류와 그 가공품, 물고기류, 달걀, 여러 가지 채소, 식물성 기름 등을 먹는 것이 좋다.

식이요법에서 주의할 문제

1. 섬유질이 많은 식품을 하루 30g 정도 섭취하는 것이 좋다.
2. 식사방법과 식생활을 규칙적으로 해야 한다.
3. 신선한 야채, 우유와 비타민, 광물질을 섭취하는 것이 좋다.
4. 알코올, 음료, 당과류는 철저히 삼가야 한다.

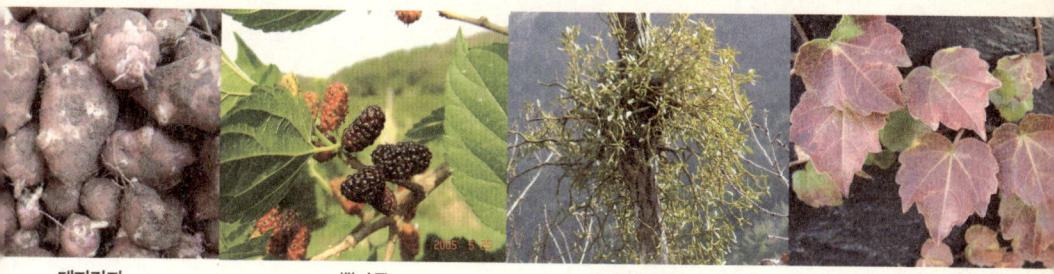

돼지감자   뽕나무   겨우살이   담쟁이덩굴

약초요법 및 민간요법

1. **돼지감자** : 돼지감자에 들어있는 '이눌린' 성분은 췌장을 강화시키는 물질로, 혈당치를 상승시키지 않으면서 인슐린의 역할을 하기 때문에 피곤해진 췌장을 쉬게 할 수 있어 당뇨병에 큰 효험이 있다. 날로 먹거나 요리해서 먹어도 되며 하루 10~20g을 물로 달여서 복용한다.

2. **뽕나무가지, 줄기껍질, 뿌리껍질, 잎, 오디** : 잘게 썬 재료 40~60g을 물에 달여 하루 4~6번에 나누어 목이 심하게 마를 때마다 마신다. 또는 뽕나무 껍질 75g을 노랗게 볶아 15일간 취침 전에 달여 복용한다. 뽕나무 잎과 오디를 1회 5g씩 1일 3회 계속 달여 복용한다. 당뇨병에 특효가 있는 약으로 많이 애용되어 오고 있다.

3. **겨우살이** : 겨우살이만 하루 80~100g씩 약한 불로 오래 달여서 차처럼 수시로 마셔도 당뇨병에 효과를 볼 수 있다.

4. **담쟁이덩굴** : 담쟁이덩굴은 당뇨병의 혈당치를 떨어뜨리는 효과가 있다. 하루 10~15g쯤을 물로 달여 오래 복용하면 완치가 가능하다.

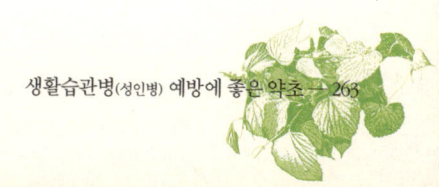

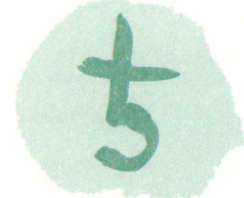
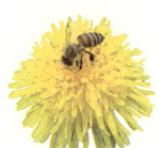

내 아이 건강하게 하는 약초

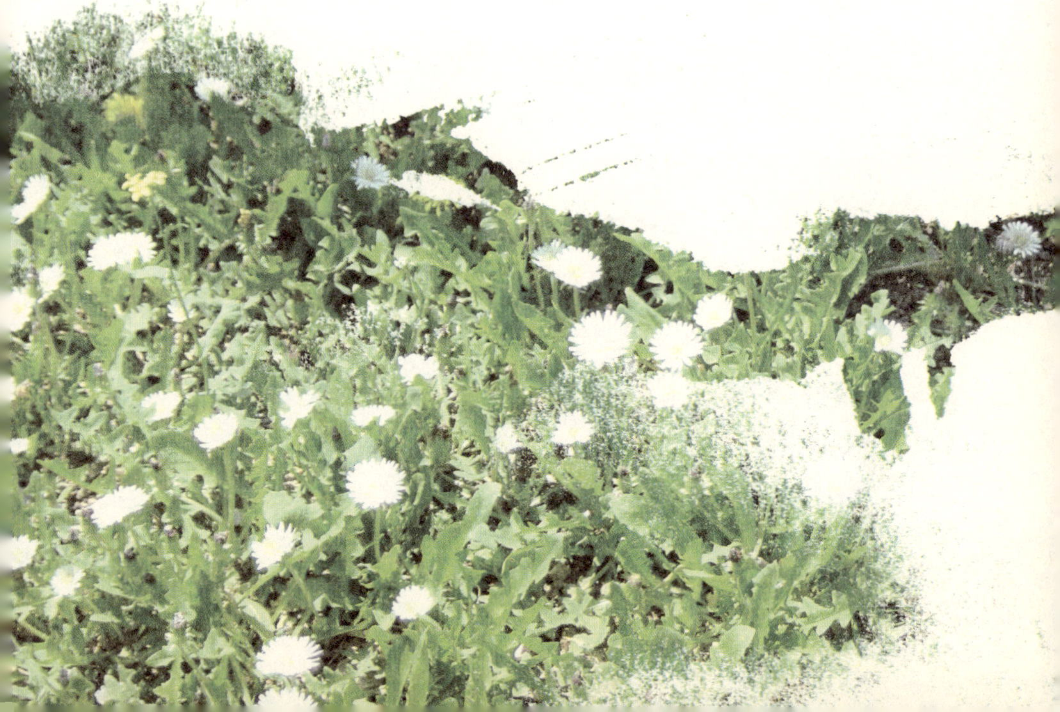

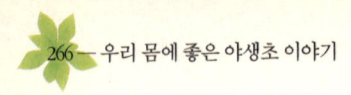

감기에 좋은 약초

소아감기

감기란 여러 가지 바이러스, 세균, 알레르기에 의하여 상기도에 급성 카타르 증상을 나타내는 염증성 질병을 말한다. 전통의학에서는 감모感冒, 감한感寒, 모풍冒風이라고 한다.

원인 및 증상

감기 바이러스에 의하여 생기거나 세균, 알레르기, 한랭, 먼지, 가스와 같은 물리 화학적 자극에 의하여 생긴다. 전통의학에서는 풍, 한, 서, 습, 열사가 침습하여 생긴다고 본다. 처음에 재채기가 나면서 콧속이 근질거리거나 콧물을 흘리다가 점차 코가 멘다. 처음에는 멀건 콧물이 나오다가 점차 진한 콧물로 변하면서 젖을 빨기 힘들어 하고 때로 기침을 하거나 열이 난다. 심하면 홍분, 불안, 식욕부진, 설사, 헛배 부름 등 소화기 증상이 함께 나타나거나 편도염, 중이염, 기관지염, 폐렴

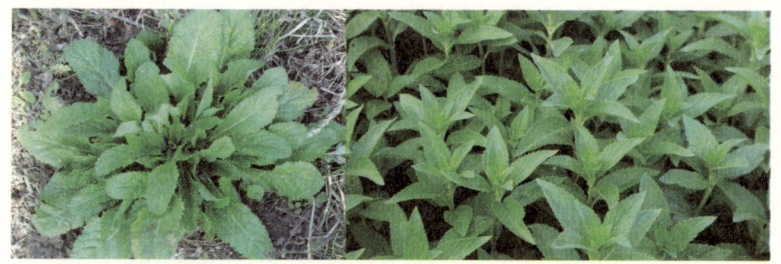

곰보배추   박하

등이 합병되기도 한다.

예방

감기가 유행하는 시기에는 장남감 등 아이들이 가지고 노는 물건들을 소독하고 2~3% 소금물 또는 붕산수로 어린이들의 입안을 자주 닦아 주거나 입가심하게 해야 한다. 아울러 현대 의학적으로 병원에 가서 감기 예방 접종을 한다.

약초요법 및 민간요법

1. **곰보배추** : 신선한 곰보배추 80g(건조한 것은 한줌)에 물 한되를 붓고 물이 1/3이 되게 달여서 하루 2~3번에 나누어 먹인다. 겨울철에 채취한 것이 효과가 더 좋으나 여름철에 꽃이 핀 것을 써도 괜찮다. 생즙을 내어 마시면 효과가 더욱 좋다. 설사, 기침, 가래, 천식, 생리통, 생리불순, 편두통, 혈액순환이 안 되는데 두루 좋은 효과가 있다.

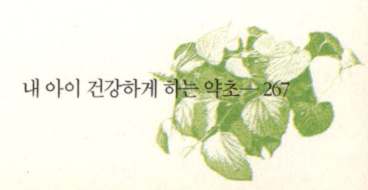

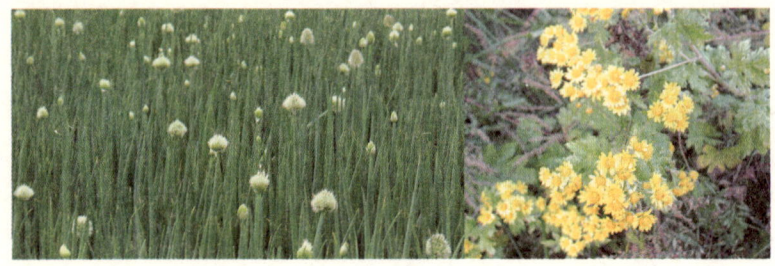

파　　　　　　　　　　　산국화꽃

2. 박하 : 박하 8~10g을 물에 달여 하루 3~6번에 나누어 먹인다. 땀이 나게 하여 열을 내리는 작용, 억균작용, 염증차단작용이 있다.

3. 설탕, 파 : 설탕과 파를 7:3의 비율로 넣고 파가 익도록 끓여서 여러 번에 나누어 먹인다. 땀이 나게 하는 작용, 억균작용이 있다.

4. 산국화꽃 : 산국화꽃 6g을 뜨거운 물 200ml에 넣어 1시간 두었다가 30분 동안 달여서 1~2번에 나누어 먹인다.

기관지천식에 좋은 약초

소아 기관지천식

기관지천식이란 여러 가지 원인으로 기관지 점막에 호산성 백혈구 및 비만세포 침윤을 일으켜 기도의 반응성이 높아지고 연축攣縮과 통과 장애가 생겨서 발작적으로 천명과 숨 가쁨을 일으키는 호흡기 질병을 말한다. 전통의학적으로는 효천哮喘의 범주에 해당시킬 수 있다.

원인 및 증상

천식성 기관지염은 주로 감염 알레르기(비염, 인두염, 편도염, 기관지염, 폐렴 등)로 생기며 여기에 체질성 요인이 관계된다. 기관지천식은 바이러스, 세균, 알류, 고기, 물고기, 집먼지, 꽃가루, 버섯류, 곰팡이, 집짐승 털 등에 의하여 알레르기성으로 생긴다. 전통의학에서는 외감사기를 받거나 음식 조절을 잘 못하여 생기거나 중한 병으로 폐, 비, 신의 기능이 장애되어 생긴다고 본다.

천식성 기관지염 형태의 증상으로는 초기부터 숨이 차서 씩씩거리

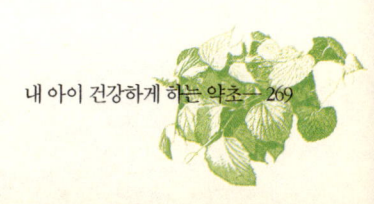

며 목에서 가래 끓는 소리가 나는데 좀처럼 멎지 않고 밤에 더 심해진다. 더 심하면 코날개숨을 쉬나 자남증은 심하지 않다. 얼굴은 창백하고 입맛이 없어서 젖을 잘 빨지 못하며 때로 청진에서 중소수포음이 들린다.

기관지천식 형태의 증상으로는 처음 재채기, 기침, 천명 등 증상이 있다가 숨 가쁨이 나타나는데 주로 밤에 발작하는 경우가 많다. 발작할 때는 얼굴이 창백하고 식은땀을 흘리며 맥박이 빨라지고 숨 가쁨이 심하여 눕지 못하고 앉아서 숨을 쉬며 자남증이 있다. 때로 발작적인 기침을 한다. 발작은 몇 시간 또는 며칠씩 끌며 거듭되는 경우가 많다. 발작 때 가슴소견은 급성폐기종 상태에 있다. 즉 타진에서 고음이 들리고 폐 하계가 내려가며 심장절대적탁음계가 축소된다. 가슴청진에서는 건성라음파 천명, 수포음이 들린다.

예방

자연인자를 이용하여 피부와 기도를 적극 단련하여야 한다. 항원을 찾아내고 그와 접촉하지 않도록 해야 한다. 특히 먼지, 식품에 주의해야 한다. 기도 감염증과 감염병조를 제때에 치료해야 한다.

약초요법 및 민간요법

1. **곰보배추(설견초)** : 곰보배추를 진하게 달여서 그 물로 식혜를 만들어 하루 3번 먹이면 기침, 감기, 천식에 뛰어난 효과가 있다. 또는

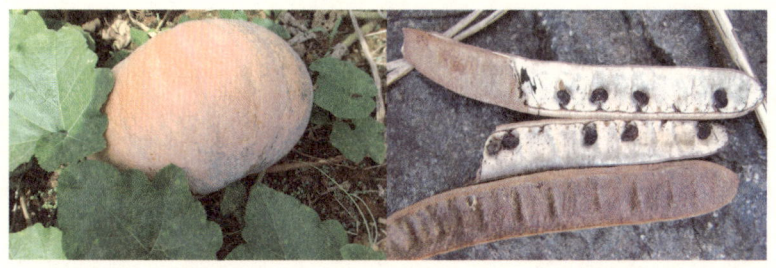

호박　　　　　　　　아카시아나무씨

말린 설견초 한줌에 감초 2편, 대추 서너 개를 넣어 물로 달여서 먹이거나 가루 내어 먹여도 효험이 있다.

2. 늙은 호박 : 잘 익은 늙은 호박의 꼭지 부분을 따내고 속을 파낸 다음 거기에 수수엿을 넣고 따낸 꼭지를 덮어서 가마에 넣고 찐 다음 호박엿을 2~3살 어린이에게 한번에 반 숟가락씩 하루 2~3번 식전에 먹인다.

3. 아카시아나무씨 : 아카시아나무씨를 볶아 가루 내서 2~3세 어린이에게 한번에 0.5g씩 하루 3번 먹인다. 가래를 삭이고 기침을 멈추게 한다.

4. 앵초 : 맛은 달고 성질은 평하다. 해수를 멈추게 하고 가래를 삭이며 천식에 효능이 있다. 8~9월에 채집하여 깨끗이 씻어 말린 앵초 8~12g에 물을 넣고 달여서 복용한다.

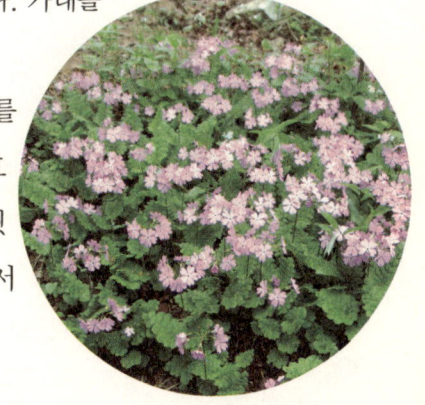

앵초

열이 날 때 좋은 약초

어린이 발열, 열나기, 여름철 발열

발열은 체온이 정상보다 높아진 상태를 말한다. 섭씨 38도 이상인 상태를 말하며, 고열은 긴급한 처치가 필요하므로 아이가 아파 보이면 체온을 측정해야 한다. 전통의학에서는 체온이 높아진 것 외에 자각적으로 열감을 느끼는 것도 발열로 본다. 또한 여름철 발열은 주로 3살 아래의 젖먹이들에게 여름철에 열이 계속 나는 병증을 말한다. 여름철에 열이 난다고 하여 하계열夏季熱 또는 주하병疰夏病이라고 한다.

원인 및 증상

세균, 바이러스, 진균, 미코플라즈마, 원충 등의 감염이 있을 때 열이 날 수 있다. 비감염성 원인으로는 이종단백이나 자기수혈 등 단백을 주사할 때, 액체를 주사할 때, 중추신경계통에 병변이 있을 때 열이 날 수 있다. 전통의학에서는 유기체에 외감사기가 침범하거나 내상7정, 담

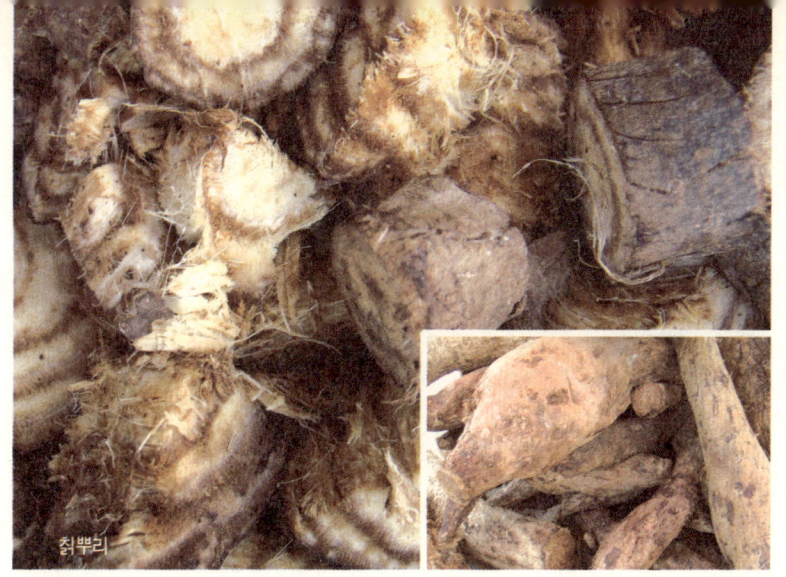

칡뿌리

음, 어혈 등으로 음양기혈의 조화가 파탄될 때 열이 난다고 본다. 독감 증상은 감기보다 매우 심하며 고열과 오한, 근육통, 특히 요통, 심한 쇠약감, 재채기, 코막힘, 콧물, 인후통, 기침 등의 증상이 나타난다. 독감 증상이 사라진 후에도 종종 피로감과 우울증이 남는다. 3개월 이상의 영아나 12세 이하의 어린이는 아스피린은 금해야 한다. 어린이는 고열이 있는 경우 열성 경련을 일으키기 쉬우므로 주의 깊게 관찰해야 한다. 증상으로는 열은 여러 가지 질병 때에 나타나는 한가지의 증후이므로 열과 함께 원인 질병의 증상이 나타난다. 여름철 발열은 날씨가 몹시 무더운 것, 개별적으로 어린이의 체온조절기능장애 등으로 생긴다고 본다. 전통의학에서는 체질이 허약한 어린이 특히 폐위의 음이 허하거나 비, 신의 양이 허한데다 서열사를 받아서 생긴다고 본다. 증상으로는 무더운 여름철에 섭씨 38.5도~41도까지 열이 나다가 날씨가 서늘해지면 열이 내린다. 이와 함께 갈증이 있고 물을 많이 마시며 오줌을 많이 누고 땀이 나지 않는다.

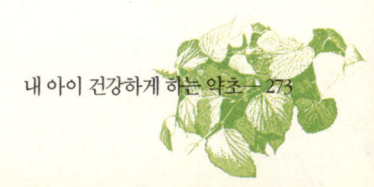

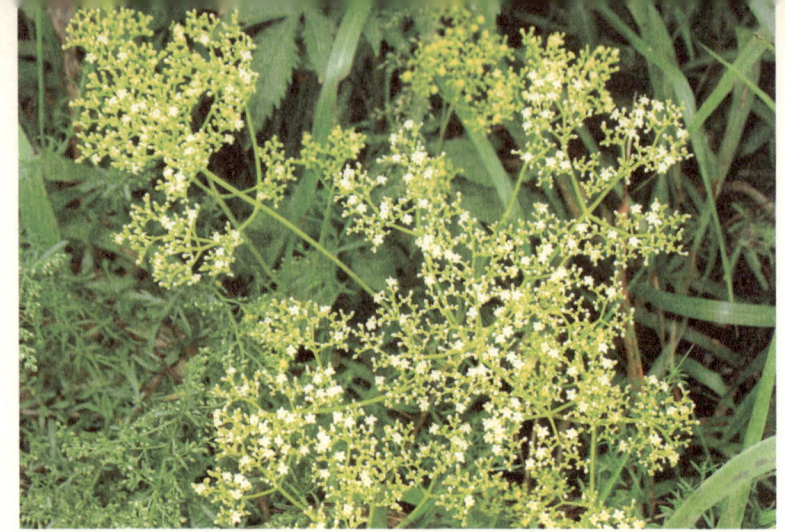

마타리

예방

특히 무더운 여름철의 발열은 어린이들의 생활섭생과 영양관리를 잘하여 저항성을 높여야 한다. 무더운 여름철에 바람이 잘 통하며 서늘하고 깨끗한 방에 있게 해야 한다.

약초요법 및 민간요법

1. 칡뿌리 : 칡뿌리 12g을 물에 달여 하루 3~6번에 나누어 먹인다.
2. 마타리 : 마타리 9g을 물에 달여서 하루 3번에 나누어 식후에 먹인다.
3. 쇠비름 : 쇠비름 25g을 물에 달여서 하루 여러 번 먹인다.

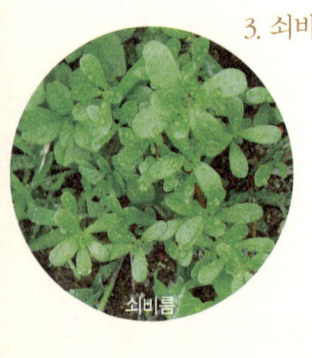

아이가 밤에 오줌을 쌀 때 좋은 약초

밤오줌증, 야뇨증夜尿症

야뇨증이란 어린이가 3살이 지난 다음에도 잠자리에 오줌을 누는 것을 말한다. 잠자는 동안에 발생하는 불수의적인 배뇨 현상이다. 연령은 6세 이상에서 발생하는 경우에 한해서 비정상적인 것으로 여긴다. 남아에게서 약간 더 흔하며 정서적 스트레스가 위험 요인이다. 전통의학에서는 요상尿床, 유뇨遺尿라고 한다.

원인 및 증상

진성 야뇨증은 보육 방법에 결함이 있거나, 식물신경의 불안전성, 정서불안정이 있는 어린이들이 피곤하거나 꿈을 꾸면서 잠자리에 오줌을 누는 경우가 있다. 이밖에도 잠자기 전에 물을 많이 마시는 것, 몸을 차게 하는 것, 알레르기성으로 생기는 경우도 있다. 전통의학에서는 선천적으로 또는 후천적으로 하초가 허하거나 비폐의 기가 허하여

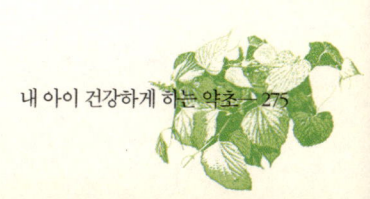

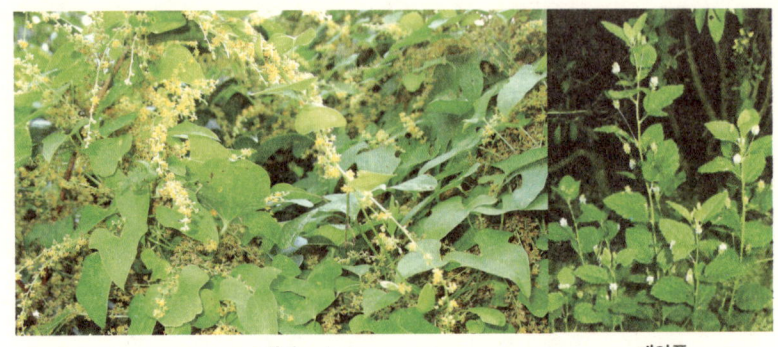

| 산마 | 개암풀 |

수습을 제대로 운화하지 못할 때, 간경의 습열이 방광에 영향을 주어 약속 기능이 장애되어 생긴다고 본다.

예방

오줌과 대변을 가리는 습관을 잘 붙이며 어린이들을 무원칙하게 사랑해 주거나 응석을 받아 주는 일이 없어야 한다. 놀이와 잠 등 생활을 규칙적으로 조직하며 몸을 단련시켜야 한다. 요충증, 비뇨생식기병, 척주파열 등 밤오줌증을 일으킬 수 있는 병을 제때에 치료해야 한다. 잠자기 전에 물을 많이 먹이지 말며, 처음에는 일정한 시간에 오줌을 누게 깨워 주고 점차 혼자서 일어나는 습관을 붙여 주어야 한다. 야뇨증이 있는 아이에게 패드와 부저가 달린 기구를 설치하면 침대에 위치한 패드는 수분을 감지하고 아이가 소변을 보기 시작하면 부저가 울리도록 만들었다. 이 소음에 의해 아이는 일어나게 되고 다시 잠들기 전에 화장실에 가게 되는데, 수 주 후에 아이는 부저 없이도 소변이 마려

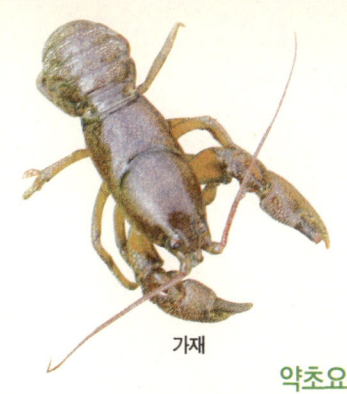
가재

우면 자동적으로 일어나게 됨으로 야뇨증을 자가 치료할 수 있다.

약초요법 및 민간요법

1. **가재** : 가재를 거멓게 구워 가루 내서 먹이면 신효하다.
2. **산마** : 산마 125g을 볶아 가루 내어 한번에 6g씩 하루 2번 먹인다.
3. **개암풀열매** : 개암풀열매를 약한 불에 삶아서 보드랍게 가루 내어 한번에 2~3g씩 하루 2~3번 먹인다.

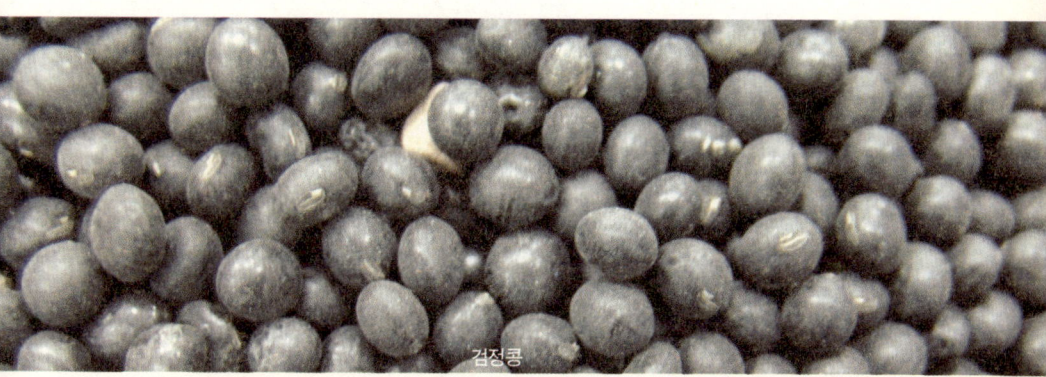
검정콩

4. **검정콩** : 검정콩 30g, 식견 살코기 250g을 넣고 푹 끓인 다음 흑설탕을 적당히 넣어 하루 3번 식사 때 먹인다.

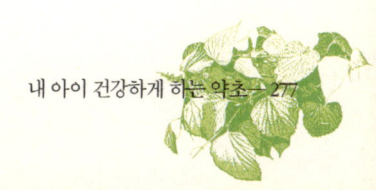

아이의 배가 아플 때 좋은 약초

복통腹痛, 배아픔

배 아픔은 어린이들에게서 흔히 보는 증상의 하나이다. 큰 어린이들은 배 아픔의 성질과 부위를 비교적 정확히 표현할 수 있으나 아기들은 울음으로 표현한다. 많은 어린이가 가끔 복통을 호소하고 때로 반복적인 복통을 보이는 경우도 있다. 보통은 심각하지 않은 원인으로 치료하지 않아도 수 시간 내에 사라지지만, 때로는 신속한 전문치료가 필요한 심각한 질환일 수도 있다. 전통의학으로는 소아심복통小兒心腹痛에 해당시킬 수 있다.

원인

위십이지장, 췌장, 담낭, 담도의 병, 충수염, 장염, 복부전간, 복막염, 장중첩증, 장불통증, 회충증, 방광질병, 복성자반병 등의 이유로 복통이 있을 수 있다. 한사의 침습, 음식내상, 비위의 허한함, 식체가 오랫

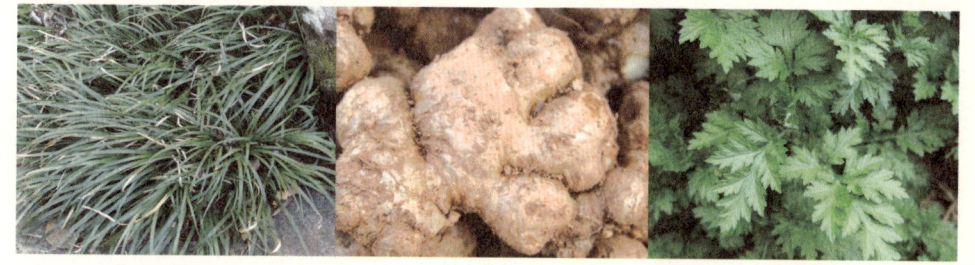

석창포　　　　　　　　생강　　　　　　　　쑥잎

동안 풀리지 않을 때, 타박을 받았을 때, 기체어혈 등으로 생긴다고 본다. 복통의 일반 증후는 원인, 병난 장부, 체질 등이 다르기 때문에 서로 다르게 나타난다. 아픔은 주로 병든 장기가 있는 부위에서 나타난다. 복통의 세기와 경련성인가, 주기성인가, 복통의 부위(심와부, 배꼽주위, 아랫배, 범발성 아픔)와 음식관계, 몸을 차게 한 것, 외적 자극 등과 수반 증상들을 참고하여 가려야 한다.

약초요법 및 민간요법

1. **석창포** : 석창포를 한번에 2~3g씩 하루 2~3번 물에 달여 식간에 먹인다. 경련성 배 아픔에 쓴다.
2. **생강** : 생강 2~4g을 물에 달여 하루 1~2번에 나누어 식후에 먹인다. 배가 차고 게우면서 명치끝이 아픈 데 쓴다.
3. **묵은 쑥잎** : 오래 묵은 쑥잎 5~7g을 물에 달여 하루 2~3번에 나누어 식간에 먹인다. 갑자기 명치끝이 아픈 데 쓴다.

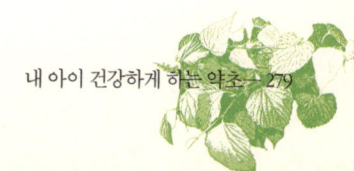

석창포

내 아이의 두뇌를 총명하게 해주는 약초

아이가 명석하고 머리가 똑똑하게 자라며 두뇌를 총명하게 하는 약초 및 식품들

 사랑하는 자녀를 둔 부모의 마음은 자녀의 머리가 똑똑하고 두뇌가 명석하여 학문에 밝고 매사에 능통하게 되기를 바란다. 아는 것은 힘이다. 그러나 그 지식을 잘 소화하여 유익하게 사용할 수 있는 지혜까지 겸비한다면 더 이상 바랄 것이 없을 것이다. 1890년에 미국의 유명한 발명가 토머스 에디슨은 한때 "열심히 일하는 것에 대치할 만한 것은 아무 것도 없다"고 말하고, "천재는 1%의 영감과 99%의 노력으로 만들어진다"라고 말하기도 했다. 그러한 집중력과 노력도 중요하지만, 아이들의 뇌력을 강화하고 기억력을 좋게 하며 머리가 총명해지게 하는 약초가 예로부터 전해져 내려오고 있다. 또한 우리가 늘 먹는 식품에도 뇌기능을 강화하는 물질이 들어 있다. 전통의학에서는 뇌, 수, 골이 신장과 밀접한 관계를 가진다고 보아왔다. 즉 신장은 골과 수를 나게 하고 수가 모여 뇌를 이루는데 신장의 기운이 충족하면 뇌, 수, 골이 충실해지고 신장의 기운이 부족하면 뇌, 수, 골이 허약해지므로 신장을 보하는데 많은 주의를 기울여 왔다. 개인적인 활동이나 흥분과 억제 과정에서의 불균형 등이 심과 밀접한 관계를 가지며 담음의 장애와 관련되는 것으로 인하여 뇌수의 기능이 장애되어 생기는 일련의 증세들인 잊음증, 어지럼증, 손발떨기, 정신장애 등을 낫게 하고 그것을 막는 데서 심혈과 심기를 보하고 진정, 진경, 안신하는 원칙을 중요시하였으며 또한 담음을 삭이고 없애는 원칙에서 약초를 사용하여 왔다. 뇌수를 보하는 약이 되는 천연물질을 열거하면 검정참깨, 적, 백 하수오뿌리, 참깨잎, 인삼, 녹용, 새삼씨, 회화나무열매, 낚시둥굴레, 육종용, 호로파, 식견, 산수유나무열매, 맨드라미씨, 오이풀뿌리, 용담초, 마른 옻 등이 있다. 또한 뇌력을 강화하고 기억력을 증진시키는 천연물질에는 원지, 석창포뿌리, 삼지구엽초, 익지열매, 남생이 배껍데기, 용골, 용치, 침향, 사향, 측백나무씨, 용뇌, 궁궁이뿌리, 국화꽃, 구기자나무열매, 단녀삼뿌리, 인삼, 목향뿌리 등을 들 수 있다.

뇌기능을 높여주는 식사요법

한참 자라나는 아이들의 두뇌 발달에 좋은 주요 건뇌 식품은 해삼, 해바라기씨, 검정참깨, 호두, 땅콩, 멸치, 새우, 오징어, 시금치, 정어리, 꽁치, 고등어, 조개, 해조류, 파슬리, 브로콜리, 레몬 등을 들 수 있다. 뇌기능이 낮아지는 현상을 막는 데는 불포화지방산이 많이 들어 있

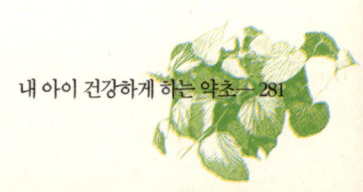

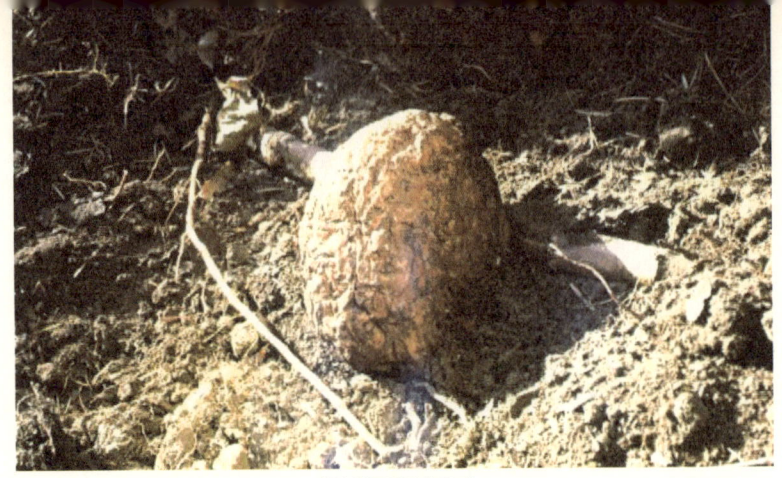

백복신(중국본초도감)

는 식물성 기름과 비타민 B와 C가 풍부한 식품이 좋다. 입쌀 100g, 호두, 완두콩 각각 50g 또는 현미 100g, 밤 50~100g으로 밥을 지어 하루 한번 정도 먹으면 뇌기능이 좋아진다. 이 식사를 기본으로 할 때에는 김, 다시마, 고기(기름기가 적은 토끼나 새 고기) 등으로 국 또는 그 밖의 부식물을 만들어 함께 먹어도 좋다.

약초요법 및 민간요법

1. **백복신, 원지, 석창포뿌리** : 백복신, 원지(감초를 달인 뜨거운 물에 담갔다가 생강즙에 볶은 것), 석창포뿌리를 각각 6g을 1첩으로 하여 물에 달여 먹거나 보드랍게 가루 내어 한번에 7g씩 더운물에 타먹거나 환을 지어 먹는다. 양심안신하고 뇌력을 좋게 하며 건망증에 사용한다. 오래 먹으면 기억력을 좋게 한다. 백복신은 양심안신하며 원지는 심과 신이 잘 조절되게 하면서 안신하고 뇌력을 좋게 한다. 석창포뿌리는 심을 보하며 뇌력을 좋게 하고 습담을 없애며 위를 고르게 한다. 바로 이것이 그 유명한 총명탕聰明湯의 재료이다.

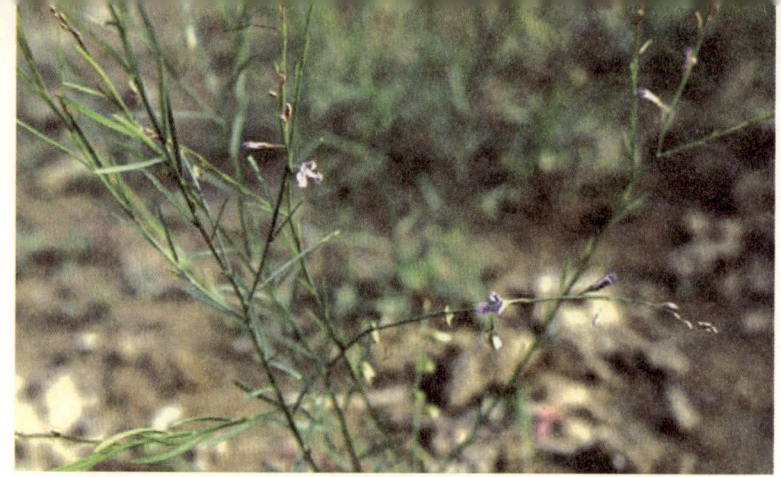

원지(중국본초도감)

2. **석창포** : 단방으로 석창포를 사용하여도 효험이 좋다. 정신을 맑게 하며 공부하는 학생이나 정신노동자에게 두뇌 피로를 풀고 머리가 총명해지며 기억력 증진에 가장 좋은 약초를 든다면 석창포가 으뜸이다. 석창포를 꾸준히 소량씩 오래 먹으면 머리가 총명해져서 공부를 잘하게 된다. 하루에 3~6g을 물로 달여서 차처럼 수시로 마시거나 환을 지어 먹는다. 너무 푹 달여 먹으면 석창포 고유의 향기가 날아가 효험이 사라지므로 은은한 불에 달여서 먹거나 분말해서 먹는 것이 제일 좋다. 매일 소량씩 꾸준히 복용하면 머리가 맑아지고 총명해진다.

3. **겨우살이** : 흔히 높은 산에 참나무꼭대기에 매달려 자라므로 가장 깨끗한 무공해 약초 중의 한 가지이다. 몸을 따뜻하게 하고 밥맛을 좋게 하며 항암작용까지 갖추고 있는 겨우살이는 여성의 자궁을 튼튼하게 하며 태아를 안정시키고 뇌 발달을 도우며 근육과 뼈를 튼튼하게 하는 효능이 있다. 겨우살이는 산모와 태아한테 대단히 훌륭한 보약이며 안전한 약초이다. 풍습風濕을 없애고 간신肝腎

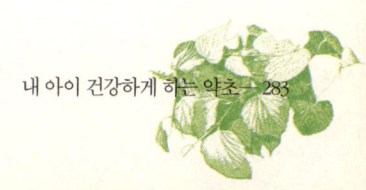

을 보하며 근골筋骨을 튼튼하게 하고 태아胎兒를 안정시키며 젖이 잘 나오게 한다. 하루 9~15g을 물로 달이거나 가루 내거나 환을 지어 먹는다.

4. 해삼 : 해삼은 맛이 짜고 성질은 따뜻하며 독이 없다. 그 성질이 따뜻하고 보하는 것이 인삼과 비슷하다고 해서 바다에서 나는 인삼 즉, 해삼이라고 부른다. 신장을 보하고 익정, 양혈하며 오장을 촉촉하게 하는 효능이 있다. 해삼에는 두뇌 발달에 필요한 영양이 골고루 들어 있어서 임산부가 먹으면 똑똑하고 두뇌가 명석한 아이를 낳을 수 있다. 적당량을 물로 달여 먹거나 건조하여 환을 지어먹거나 음식으로 먹어도 좋다. 임산부는 너무 짠 음식, 변비를 일으키는 음식, 너무 맵거나 자극성이 강한 것, 특히 술, 담배는 반드시 삼가야 한다.

해삼

내 아이가 경기를 할 때 좋은 약초

경기, 경풍, 경질, 열성경련

경풍이란 갑자기 의식을 잃고 경련이 이는 증후를 말한다. 소아과에서 자주 보는 증후이며 경기驚氣, 경풍驚風, 경질驚疾, 열성경련熱性痙攣이라고도 한다. 1~5살 사이의 어린이에게 잘 생긴다. 열성경련은 약 2~4분 정도 지속되며 항상 15분을 넘지 않는다. 경련 후 아이는 잠들게 된다. 경련을 하는 환아를 고정시키려 하지 말고, 아이 주변에 놓여있는 물건들을 손이 닿지 않는 곳으로 옮겨 놓고 아이의 주변을 베개나 수건을 말아서 둘러싸서 환아가 다치지 않도록 미리 예방한다. 경련이 난 후 미지근한 물을 스폰지에 적셔서 몸을 닦아주면 열을 내리는데 도움을 준다. 그러나 체온이 너무 저하되지 않도록 주의 해야 한다.

원인 및 증상

중추신경계통이 독소의 침습을 받을 때(급성대장염, 폐렴, 급성전염병 등)

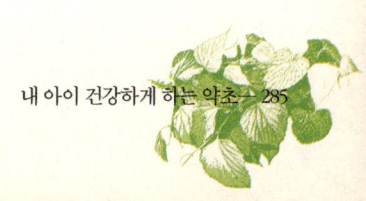

에 의해서 생긴다. 풍열증, 서열증, 담열증, 경공증에 나타날 수 있다. 열성경련은 뇌를 제외한 신체의 한 부분에 발생한 감염으로 인한 고열에 의해서 발생하는 경련이다. 6개월에서 5살 사이에 가장 흔하게 나타나며 약 20명당 1명의 빈도로 발생한다. 보통의 경우 열성 경련은 인후통이나 감기와 같은 바이러스 감염이 발생한지 첫 24시간 이내에 발생한다. 때로 귀나 상기도의 세균 감염에 의해서 발생하기도 하며 신체의 갑작스런 경련과 같은 움직임을 야기하여 부모는 큰 걱정을 하게 된다. 그러나 위중한 경우는 드물고 뇌의 결손이나 간질을 암시하지는 않으나 약 2~6%는 이후에 간질이 발생하기도 한다. 열성경련이 나타났던 환아 3명 중 1명은 1년 이내에 다시 재발하기도 한다. 열성경련은 때때로 유전적인 가족력이 있을 수 있다. 전통의학에서는 6음의 사기(특히 풍, 열, 서사)를 받아 생기는 경우가 대부분이다. 담열, 과식, 설사, 간양상승, 7정(놀라거나 무서워하는 것) 등으로도 생긴다고 본다.

  갑자기 손발이 오그라들면서 눈을 위로 치켜뜨고 이를 악물며 얼굴과 입술, 조상, 귓불, 팔다리끝, 구강점막 등 피부조직이 얇은 곳에 잘 나타나며, 심한 경우에는 온몸이 파래지는 청색증을 보이기도 한다. 팔다리의 경직과 등이 활처럼 휨, 사지의 비정상적인 움직임, 눈이 위로 돌아감, 숨 쉬는 도중 약간의 무호흡 시기가 존재, 호흡촉박, 불규칙한 호흡, 높은 열, 의식상실 등의 증상이 있을 수도 있다.

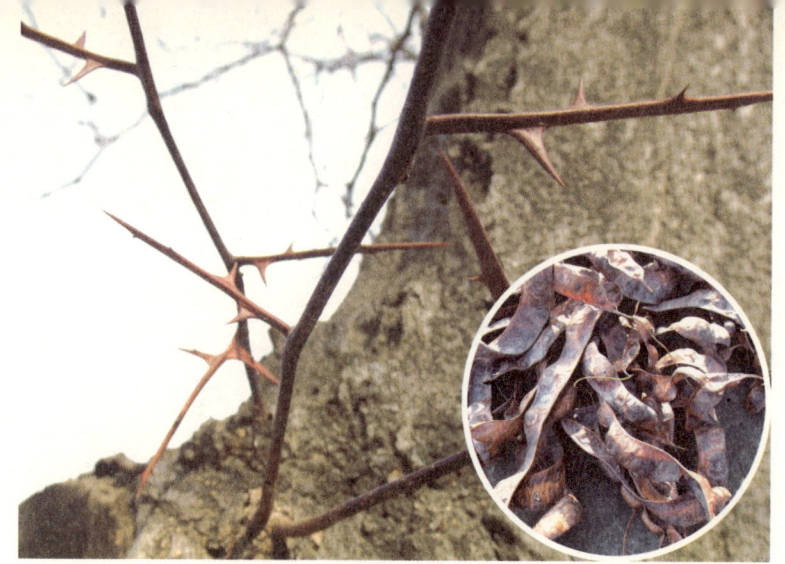

주엽나무 가시와 씨

약초요법 및 민간요법

1. **찔레버섯** : 찔레나무버섯은 어린이 간질병, 경기에 최고의 영약이다. 찔레버섯은 독성이 없어 안전하게 달여 먹을 수 있는 버섯이다. 찔레나무 버섯 10~15g에 물 1.8 l 를 붓고 물이 반이 될 때까지 약한 불로 달여서 하루 세 번 나누어 마시면 된다.

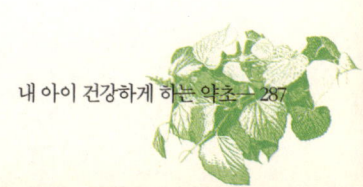

찔레버섯

2. **우황** : 1~2살 아이는 우황을 한번에 0.05~0.15g씩 하루 1~2번 먹인다. 아니면 젖에 개어서 하루 3~4번 아이의 입안에 발라주어도 좋다. 또는 우황청심환을 ½~⅓ 알씩 하루 3번 먹여도 된다.

3. **주엽나무가시**(조각자) : 주엽나무가시를 약한 불에 볶아 가루 내서 경련발작이 있을 때 한번에 0.1g씩 콧구멍에 불어 넣는다. 재채기를 하는 동시에 발작이 멎는다.

아이가 잠들지 못할 때 먹이는 약초

밤울음증 및 어린이 수면장애

아이들이 낮에는 별일 없이 지내다가 밤이 되면 이상하게 불안해하면서 잠을 자지 못하고 울면서 보채는 증상을 말한다. 가족의 생활을 방해하는 경우까지 초래하는 어린이 수면장애이다. 대부분의 아이들은 12개월경까지는 밤새 잠을 잘 자는데 약 3명 중 1명은 5세 무렵이나 그 이후 밤에 자주 깬다. 이러한 증상은 5세 미만의 어린이에게 자주 발생하는데, 대개 일시적이며 단지 낮 동안의 일상적인 일과가 변하거나 결여되어 발생하기도 한다. 전통의학에서는 야제증夜啼症이라고 한다.

원인 및 증상

원인은 고열을 일으키는 질병이나 부부 싸움과 같은 두려움을 야기하는 상황이거나 소음이나 어둠에 대한 공포로 야경증이 발생할 수도 있으며, 악몽을 자주 꾼다면 아이가 특별히 불안해하는 일이 있다는 신호이다. 또한 몽유병은 6세에서 12세 사이의 어린이에게 가장 많이 발생하는데 허약체질 또는 영양실조와 더불어 꿈에 환상을 꾸면서 아이는 잠을 자다가 침대를 빠져나와 목적 없이 산속을 거닐거나 숲속에서 타의적으로 이상한 행동을 하고 배회하기도 하는데 대부분은 침대로 되돌아온다. 전통의학에서는 임신기간에 어머니로부터 열을 받았거나 태어난 다음 한사를 받았을 때, 갑자기 놀라는 것 등으로 생긴다고 본다.

예방

갓난아이의 감염성 질병을 미리 예방하여야 한다. 그리고 아이의 방은 조용하게 하고 온도와 습도를 잘 조절해주어야 한다. 아이가 일정한 습관을 갖게 하여 매일 같은 시간에 씻고 잠자리에 들어 옛날이야기를 들려주거나 자장가를 불러주거나 동화책을 읽어주는 것이 좋다. 무서운 공포 영화나 텔레비전 시청이나 가정불화가 원인이라면 그 문제에 대해서 아이들과 잘 상의하여 해결한다. 몽유병이 시작되었다면 잠에서 깨우기보다는 잠자리로 되돌아갈 수 있도록 배려한다. 대개 8세가 되면 저절로 없어지기도 한다.

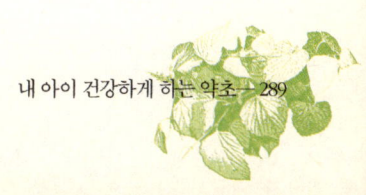

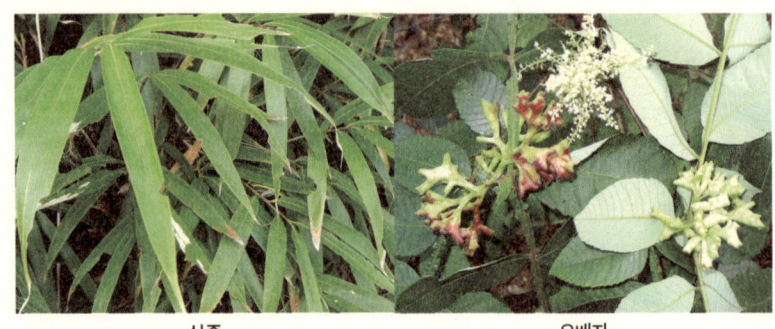

산죽   오배자

약초요법 및 민간요법

1. **매미허물**(선화산) : 대가리 쪽 절반을 버리고 가루 내어 한번에 1g씩 박하 달인 물에 타 먹인다. 주로 얼굴이 붉고 입술은 검붉으며 입김이 뜨겁고 손발도 뜨겁다. 불안해하며 잘 놀라고 울음소리는 높고 맑으며, 소변량은 적고 색이 불그스레하며 대변은 굳다. 혀는 약간 마르고 혀끝이 빨가며 갈증이 있고 맥은 유력하고 빠르며 지문은 보라색을 띠는 심열증에 먹는다.

   매미허물

2. **약쑥** : 약쑥 3g을 물에 달여 하루 3~6번 먹인다.

3. **산죽** : 산에서 자라는 키 작은 대나무 잎 6g을 물에 달여 조금씩 자주 먹인다.

4. **오배자** : 가루 내어 기름으로 반죽하여 배꼽에 붙여준다. 밤에 잠을 못자고 울며 보채는 데 쓴다.

6

🌸 약초는 암을 예방하고 치료한다

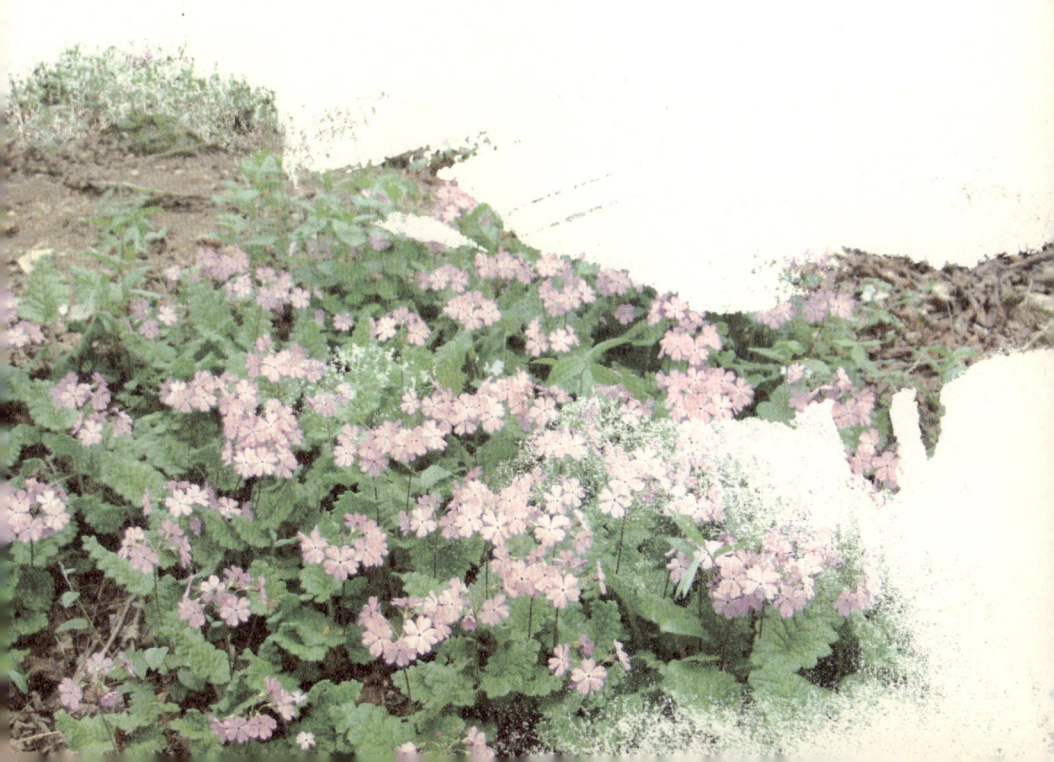

위암에 좋은 약초

위암胃癌이란, 위 점막에 생긴 악성 종양으로 장기 암 가운데 가장 많다. 40~60살의 남자에게 많이 발병한다. 위암은 위악성종양의 거의 대부분을 차지하며 모든 암 가운데 첫째 자리를 차지한다. 동양의학적으로 적취積聚, 반위反胃, 일격噎膈의 범주에 속한다.

위암은 처음 위 점막에서 생겨 점점 근층으로 퍼져 주위 장기로 침윤되어 들어간다. 비교적 전이가 빠른 것이 특징인데 흔히 간, 폐, 그리고 목의 임파절에 잘 전이된다. 병 초기에는 입맛이 없고 소화가 잘 안되며 윗배가 무직하고 썩은 트림이 나며 자주 게우고 차츰 배가 더 아프며 몸이 여윈다. 병이 더 진전되면 악액질 상태에 빠지며 윗배에서 혹이 만져진다. 뢴트겐 검사, 위내시경 검사에 의하여 진단이 확정될 수 있다.

원인

원인은 아직 확실하게 밝혀져 있지 않으나 만성 저산성 위염, 위궤양, 위폴리프 등을 앓은 다음 많이 나타난다고 보고 있다. 유전적 소인, 화학적(니트로조화합물) 및 물리적 인자(방사선, 자외선)의 영향을 들 수 있다. 식생활에서 맵고 짠 음식, 조잡한 음식, 절인 식품과 훈제품, 곰팡이 낀 음식, 뜨거운 음식, 술, 담배 등을 들 수 있다. 무산성, 위축성 위염일 때 위 점막의 장상피화생, 그밖에 유기체의 면역기능이 낮아지는 것도 발생인자가 될 수 있다. 동양의학에서는 몸의 정기가 허할 때, 외감, 음식의 절도가 없는 것, 내상 7정 등으로 비위신이 손상되고 기혈담이 위에 몰려서 생긴다고 본다.

증상

위부위 무직한 감, 팽만감, 아픔, 입맛 없음, 메스꺼움, 구토 등이 있고 점차 무력감, 토혈, 변혈, 몸무게가 줄어드는 등의 증상이 있으며 진행되면 종물이 촉지되고 암 전이 소견 등이 나타난다.

예방

곰팡이가 낀 음식, 변질된 음식을 먹지 말아야 한다. 절인 식품, 훈제품, 구운 음식, 뜨거운 음식, 맵고 짠 음식 등을 삼가야 한다. 위축성 위염을 비롯한 위장병에 대한 예방치료를 잘해야 한다.

약초요법 및 민간요법

1. **다래나무뿌리** : 20~60g을 물에 달여 하루 2~3번에 나누어 끼니

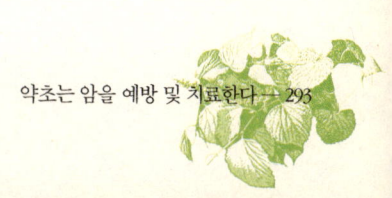

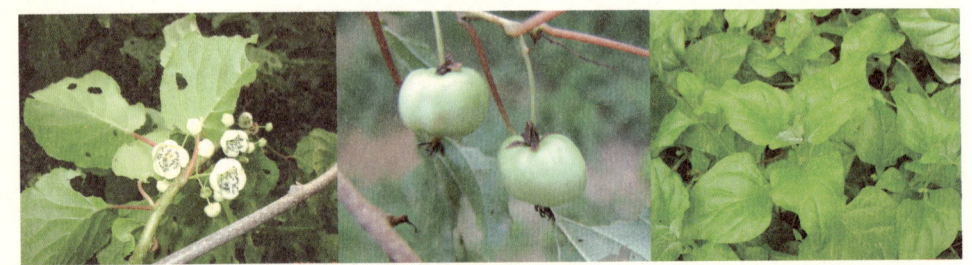

다래나무와 열매　　　　　　　　　　번행초

전에 먹는다. 암세포 성장을 억제하며 위암으로 인한 복통, 구토 등을 낫게 한다. 위장계통의 암뿐만 아니라 유방암에도 쓴다.

2. 번행초 : 바닷가에 염생식물이며 위암에 효험 있는 번행초 잎과 줄기를 그늘에서 말려 두었다가 차로 오래 마시면 소화불량, 숙취로 인한 메스꺼움, 위염 등이 예방 또는 치료된다. 한때 위암의 특효약으로 세계가 떠들썩했을 만큼 민간에서는 위암 치료약으로 알려졌다. 위장염, 위궤양, 위암, 식도암, 자궁암, 자궁경부암, 부스럼, 만성위장병, 장 카타르, 심장병에 효험이 있다.

3. 예덕나무 : 위암을 낫게 하는 예덕나무 30~40g에 물 한되를 붓고 물이 절반이 되게 달여서 수시로 물 대신 마신다.

4. 비단풀 : 비단풀은 항암작용과 해독작용, 항균작용, 진정작용 등이 뛰어나서 갖가지 암, 염증, 천식, 당뇨병, 심장병, 신장질환, 악성두통, 정신불안증 등에 두루 쓸 수 있다. 열을 내리고 독을 풀며 혈액순환을 잘되게 하고 피가 나는 것을 멈추게 하며 젖, 소변을 잘 나오게 하는 작용이 있다. 세균성 설사, 장염, 기침으로 목에서

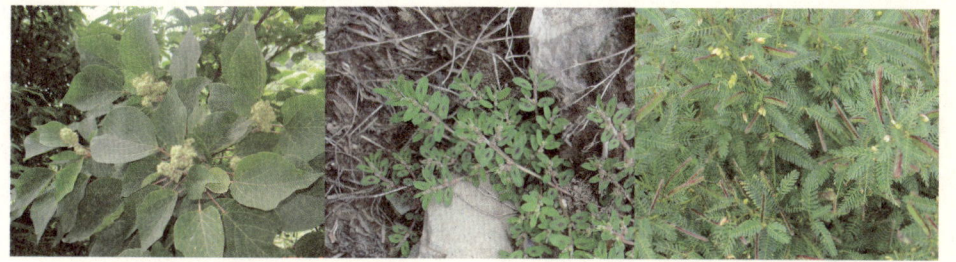

예덕나무　　　　　　　비단풀　　　　　　　차풀

피가 넘어올 때, 혈변, 자궁출혈, 외상으로 인한 출혈, 습열로 인한 황달, 종기, 종창, 타박상으로 붓고 아픈 것 등을 치료한다. 마음을 편안하게 하고 통증을 멎게 하는 작용이 있으며 독성은 전혀 없다. 복용법도 쉽고 간단하다. 말린 것은 5~12g을 달여서 하루에 두세 번 나누어 복용하고, 날것은 30~80g을 달여서 복용한다. 그늘에서 말려 가루 내어 복용할 수도 있다. 외용으로 쓸 때는 날것을 짓찧어 붙이거나 가루 내어 뿌린다.

5. 차풀 : 하루 9~15g을 물로 달이거나 가루 내어 먹는다. 민간에서는 잘게 썰어 볶아서 차처럼 우려 마신다. 최근 차풀에 강력한 항암 성분이 들어 있어 위암 환자들이 즙을 내어 먹거나 달여 먹고 큰 효험을 보고 있는 보배로운 풀이다. 산과 들에 널리 자라는 차풀을 차처럼 달여서 먹도록 추천한다.

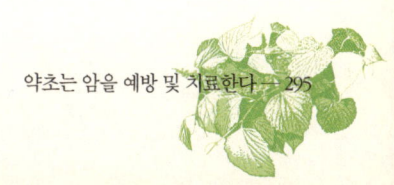

대장암에 좋은 약초

우리나라의 대장암 발생률은 남녀 모두 4위에 속하는데 크게 증가하는 추세이다. 선진국형 암으로 장 점막에 생겨난 악성 종양이며 소장에 생긴 암은 드물고 대장에 생기는 경우가 대부분이다. 잘 생기는 나이는 50~60살이지만 대장에 생기는 암은 젊은 나이에도 드물지 않다. 여자보다 남자에게 더 많다.

원인

원인은 아직 확실히 밝혀져 있지 않으나, 음식물 중 섬유질을 섭취하지 않고 주로 붉은색 육류나 동물성 지방의 섭취로 변의 양이 적어지고 변이 장내에 오래 머무르는 것을 발병 원인으로 여기고 있다. 식생활의 서구화로 고지방, 고단백 식품의 섭취는 증가하는 반면 식물섬유와 해조류 등은 적게 섭취하면서 위암은 감소하고 대장암은 증가하는 추세이다.

증상

처음에는 아무런 증상도 없이 지내다가 일정한 정도로 암이 자라면 장 내용물의 통과장애증상(헛배 부름, 복통, 구토, 변비, 장 막힘증)이 나타난다. 배 진찰에서 혹을 만질 수 있으며, 대장암은 대변이 오래 머무르는 곳에서 잘 생긴다.

예방

식이요법으로 고지방 음식물과 자극성 음식물을 적게 먹고, 신선한 채소와 과일을 많이 먹어야 한다. 섬유소가 많이 함유된 정제하지 않은 곡류와 신선한 야채 및 과일을 많이 섭취하여 대변을 원활하게 해야 한다. 대장 내의 발암 물질을 희석시키고 유해 물질을 배설시켜 독소가 장내에 머무르는 시간을 축소시키며, 독소의 흡수를 감소하게 해야 한다.

약초요법 및 민간요법

1. **운지버섯** : 말린 운지버섯 1kg에 물 3.5 *l* 를 붓고 달여서 찌꺼기를 짜버리고 다시 졸여 달임약 1 *l* 를 얻는다. 이것을 20~30㎖씩 하루 2~3번 먹는다. 다당류 성분 PS-K가 면역을 부활시키는 작용을 하며 암세포의 성장을 억제한다. 따라서 암 치료뿐 아니라 암을 예방하는 목적으로도 쓸 수 있다.

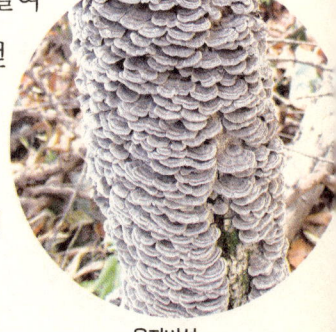

운지버섯

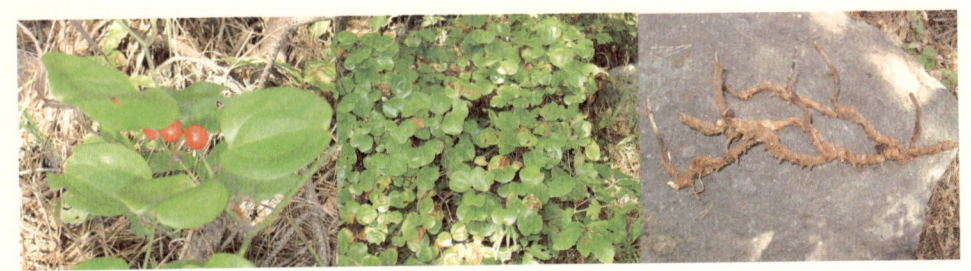

청미래덩굴 열매와 잎과 뿌리

2. **청미래덩굴뿌리** : 청미래덩굴뿌리 말린 것 500~630g에 3~3.5kg의 물을 붓고 약한 불로 3시간 끓여 찌꺼기를 버리고 돼지비계 30~60g과 청미래덩굴뿌리 500g을 넣고 달여서 하루 여러 번으로 나누어 먹는다.

3. **산죽(조릿대, 이대)** : 산죽 1kg을 물 3 l 에 달여 찌꺼기를 짜버리고 다시 전량이 1 l 되게 달인 다음 이것을 20~30ml씩 하루 2~3번에 나누어 식후에 먹는다. 또는 하루 8~10g을 물에 달여 3번에 나누어 먹어도 좋다. 다당류 성분(캠패롤, 루틴, 리그닌)이 항암작용을 한다.

간암에 좋은 약초

간에 생기는 악성 종양으로서 장기 암 가운데서 높은 비율을 차지한다. 간암은 처음부터 간에 생긴 것(원발성 간암)과 다른 장기에 생긴 것이 간에 옮겨가서 생긴 것(속발성 간암)이 있다. 40세 이상의 남자에게 많다. 흔히 간경변증을 바탕으로 하여 생긴다. 입맛이 없고 소화가 안 되며 몸무게가 줄고 2차성 빈혈, 수척해짐 등 암성 중독증상이 빨리 온다. 간은 커져 간 부위의 압박감이 먼저 나타나고 나중에는 굳고 울퉁불퉁한 간이 만져진다. 이때에 가서는 황달이 오고 배에 물(핏물)이 차며 다리가 붓는다. 간암이 붕괴되면 열이 난다. 다른 암보다 전이가 드물다. 주로 폐, 해당 소속 임파절에 전이된다.

원인

간은 '침묵의 장기'라고 하여 암이 발견되면 치료시기를 놓치는 경우가 많다. 간암의 원인으로는 B형 간염, 간경변, 곰팡이에서 생기는 아플라톡신, 첨가제나 방부제 등의 화학물질, 수혈, 아나볼릭 스테로

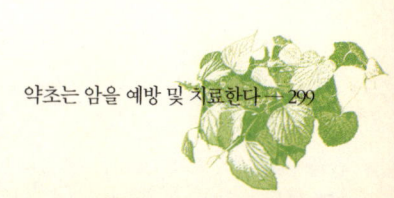

이드, 오염된 식수, 산업 오염 물질로 인해 야기되는 비소 중독, 지나친 과음 및 폭주, 비만, 흡연, 스트레스 등을 예로 들 수 있다.

증상

간경변증에 의한 것이 대부분이므로 초기에는 간경변증 때의 증상이 나타나며 종물이 커짐에 따라 간 부위 아픔과 황달, 복수, 전신중독 증상, 전이증상이 나타난다. 진행되면 간이 돌처럼 굳고 단단해지며 겉면은 울퉁불퉁해진다.

예방

1. 식이요법으로는 가공한 인스턴트식품을 모두 멀리하고 전통 무공해 토종음식으로 식단을 바꾼다.
2. 제철에 나오는 싱싱한 과일과 야채 및 야생 산야초를 많이 먹는다. 신선한 무공해 무농약 육류 및 생선을 많이 먹는다.
3. 곰팡이가 핀 음식을 먹지 않는다. 특히 Aflatoxin에 오염된 땅콩, 옥수수, 카사아버, 곡물류를 먹지 말아야 한다.
4. 간암을 일으킬 수 있는 잠복병을 사전에 철저히 치료한다. 바이러스성 간염인 C형, B형을 철저히 예방하고, 바이러스성 간염의 만성화를 막으며 만성 간염과 간경변을 잘 치료하여야 한다.
5. 편안한 정신상태를 유지하여 간맥이 순통하게 하고 기혈이 유통하게 하면 사독이 체류하여 암으로 생장할 수 없게 된다.

6. 면역력을 높이고 면역계통을 강화하여 암세포를 일찍 소멸시켜야 한다. 산소를 충분히 마시기 위해서 깨끗한 숲속에 들어가서 심호흡을 자주한다. 천연 게르마늄이 많이 들어 있는 인삼, 영지, 마늘, 복령, 다슬기, 노루궁뎅이버섯, 죽순, 미역, 오징어, 브로콜리, 토마토, 당근, 무, 우엉 등을 먹으면 간암을 예방할 수 있다.

약초요법 및 민간요법

1. **벌나무** : 벌나무 잔가지를 하루 30g씩 달여서 하루 서너 번 수시로 마신다. 벌나무는 원발성 간암, 간경화, B형간염, 알콜중독 모든 간장 질환에 탁월한 효과가 있다.

2. **개머루덩굴 및 수액** : 덩굴 및 뿌리 30g을 달여서 하루 서너 번 물처럼 수시로 마신다. 수액을 받아서 물처럼 수시로 마신다.

3. **석창포** : 석창포 3~6g을 달여서 하루 3~4번 나누어 먹거나 분말하여 먹거나 석창포 달인 물로 막걸리를 만들어 먹는다. 꾸준히 장기 복용해야 효과를 볼 수 있다.

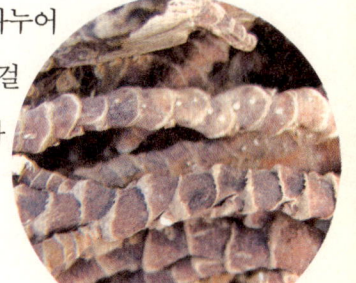

벌나무

석창포

자궁암에 좋은 약초

자궁암子宮癌은 자궁에 생긴 상피성 악성 종양이다. 경부암과 체부암으로 나눈다. 경부암의 발생빈도가 훨씬 높으나(10:1) 최근에는 체부암의 발생빈도가 점차 높아지는 경향이 있다. 자궁암은 자궁에 생긴 상피성 악성종양으로 점차 줄어드는 경향이 있지만 아직까지 여성 성기암에서 병에 걸릴 확률과 사망률이 높은 자리를 차지한다. 동양의학적으로는 붕루崩漏, 대하帶下의 범주에 속하며, 충임맥의 기가 허해져서 경혈을 통섭하지 못하여 병이 생긴다고 본다. 원인으로는 자궁경부암은 경관의 전구성 열창, 만성염증경과 후에 잘 생긴다고 본다.

자궁경부암(Carcinoma coll uteri)은 자궁경부에 생긴 암을 의미하며 전이된 것은 이에 속하지 않는다. 부인과의 악성종양 중에서 가장 많이 발생하고 있다. 발생 원인은 음독淫毒이 안으로 잠복된 것과 밀접하게 연관된다. 자궁경부암은 자궁경부가 만성적으로 손상되어 점막문이 파괴된 후에 발생한다. 그러므로 자궁경부 미란, 염증, 파열 등은 자궁경부암을 일으키는 3대 숨어있는 질병에 해당된다. 따라서 자궁경부암의 조기 전조는 이 세 가지 암 잠복병과 관련이 있다.

원인

자궁경부암의 발생은 여러 가지 위험 요인이 복합적으로 작용하는 것으로 추정되며, 감염으로는 인두유종바이러스(HPV)의 감염, 인체면역결핍바이러스(HIV)의 감염이며, 환경적 요인으로는 흡연, 17세 이전의 이른 성관계, 여러 남성과의 성관계, 배우자가 여러 명의 여성과 성관계를 가진 경우, 남편의 포경이나 음경암 등이다.

증상

자궁경부암은 초기에 아무런 증상도 나타나지 않고 잠재성으로 천천히 발육한다. 증상이 나타날 때에는 이미 침윤이 상당히 진행된 경우가 많다. 체부암 때에는 대체로 경부암 때의 증상과 비슷하나 차이점은 다음과 같다.

1. 성기출혈이 주로 갱년기, 폐경 후에 나타나는데 양이 적으며 월경을 하는 여성에게서는 경한 과장 또는 과다 월경 형태로 시작된다.
2. 이슬은 초기암 때에는 변화가 없고 암이 진행됨에 따라 점차 장액성, 혈성, 고기 썻은 물 모양이며 부패되면 농성으로서 냄새가 나고 양도 많아진다.

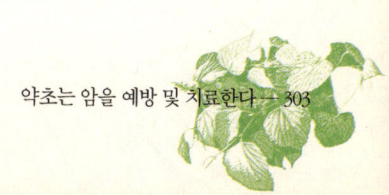

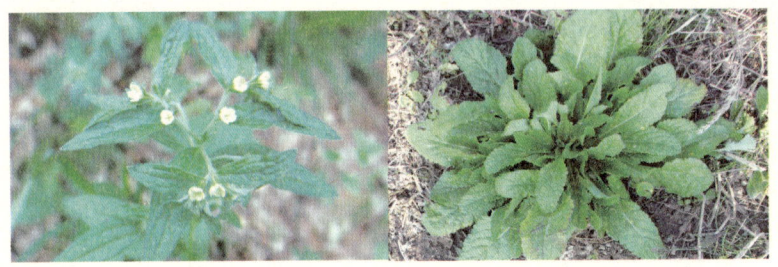

지치   곰보배추

3. 아픔은 보통 자궁류농종이 형성되었거나(발작성 자궁선통) 암 말기에 나타난다.
4. 전신 증상은 경부암에 비하여 천천히 나빠지며 전이, 악액질도 퍽 늦게 나타난다.

예방

자궁경부암을 예방하기 위해서는 건강한 성생활을 유지하고 비타민A, 비타민C, 카로틴, 엽산 등이 풍부한 신선한 채소나 과일 등을 충분히 섭취하고 휴식을 취하는 것이 몸의 면역기능을 강화시키고 도움이 된다. 자궁경부암 예방에 중요한 것은 암이 되기 전에 전잠병을 일찍 발견하여 치료하는 것이다.

약초요법 및 민간요법

1. 지치 : 지치를 하루 20~30g씩 물에 달여 2~3번에 나누어 먹는다. 40일 정도 쓴다.

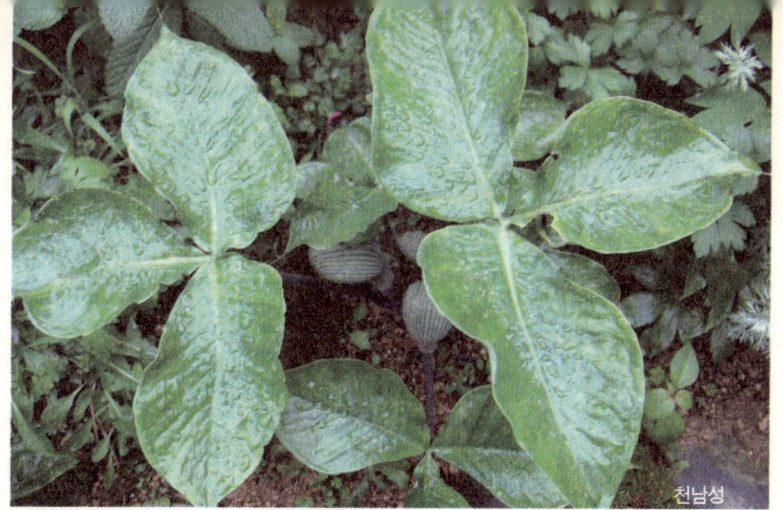
천남성

2. **곰보배추** : 곰보배추는 기침을 멎게 하고 가래를 삭이며 온갖 균을 죽이는 작용이 있다. 곰보배추에 들어있는 플라보노이드 성분은 강력한 항산화 물질로 극히 소량으로도 발암 물질의 활성을 저해한다. 그밖에도 혈액의 흐름촉진, 항혈전작용, 항바이러스 작용도 한다. 맛은 맵고 쓰며 성질은 평하거나 서늘하며 독이 없다. 소변을 잘 나가게 하고 혈액을 맑게 하며 몸에 있는 독을 풀고 기생충을 죽이는 효능이 있다. 혈뇨, 피를 토하는 데, 자궁출혈, 복수가 찬 데, 소변이 뿌옇게 나오는 데, 목구멍이 붓고 아픈 데, 편도선염, 감기 옹종, 치질, 자궁암, 자궁염, 생리불순, 냉증, 타박상 등에 좋은 치료효과가 있다.

3. **천남성** : 법제한 천남성을 하루 10~15g씩 물에 달여 2~3번에 나누어 먹는다. 반응상태를 보아 점차 하루 30~40g까지 양을 늘린다. 독초이므로 약초 전문가의 지시에 따른다.

유방암에 좋은 약초

유방암(Carcinona mammae)은 여성에게 많이 발생하는 악성종양의 하나이다. 여성의 유선은 거대한 분비 조직으로 부교감신경에 의해 지배되어 작용하고 있다. 유선조직은 재생세포로부터 생성되기 때문에 항상 새로운 세포가 만들어져 오래된 것은 대식세포인 마크로파지에 의해서 분해 처리되고 끊임없이 새로운 세포로 대치된다.

유방암(젖암, 유선암)은 젖샘 즉, 유선에 생기는 암이다. 여성 암 가운데서 자궁암 다음으로 자주 보는 암이다. 40~60살의 여성, 특히 갱년기, 혼자 사는 여성들에게 많다. 만성 유선염, 유선증에 뒤이어 오는 수가 있다. 유두에서의 장액성, 혈성, 농성분비물, 국소부위와 어깨, 상박부위의 방산통, 위축증상, 피부발적, 부종, 유두미란, 식욕감퇴, 전신무력감, 유방의 종물 등의 증상이 있다. 처음에는 특별한 증상이 없다가 젖몸(흔히 바깥 위쪽 1/4부위)에 아프지 않은 굳고 작은 종물이 만져진다. 그것이 빨리 크면서 피부와 근층에 맞붙어 나중에는 잘 움직이지 않는 하나의 큰 종물로 된다. 피부는 귤껍질처럼 되고 젖몸이 끌려 올라가며 젖꼭지가 오므라들고 벽돌색 또는 혈색의 분비물이 나온다. 궤양이 생기면 배추처럼 벌어지며 썩은 냄새가 난다. 이때 몸은 몹시 여위게 된다. 40살 이상 여성의 젖에 굳은 종물이 생기면 먼저 암으로 의심하고 병원에서 검사를 하여 확정해야 한다.

원인

유방암의 발생 원인으로는 호르몬 분비 이상설, 바이러스설, 젖 인자설, 유전설과 특히 난소의 여성 호르몬치가 너무 높은 것과 관련이 있다. 그러므로 최초의 신호는 호르몬 이상 변화에서 얻을 수 있다. 전잠성 질병으로 만성 유선염, 유선섬유선종, 유선증 등이 주목되고 있다. 유방암은 해산 해본 경험이 없는 부인이나 아이를 적게 낳은 여인이 아이를 많이 낳은 여성에 비하여 걸릴 확률이 높다. 또는 젖이 잘 나는 사람, 젖을 정상적으로 먹이지 않는 사람들에게서 많이 볼 수 있다고 한다. 대개는 아무 아픔도 없으면서 알지도 못하는 사이에 젖 변두리에 콩알만한 혹이 생겨 있는 것을 우연히 발견하게 된다. 젖꼭지가 쏙 들어가든지 젖꼭지에서 색깔 있는 액 또는 피 비슷한 액이 나오기도 한다. 남자의 유방암 발생률은 여자의 0.5~2.0%에 불과하다.

유전적 관계로는 유방암 환자의 근친 부인은 일반 사람보다 유방암에 걸릴 위험성이 많다고 한다. 유방 안에서 유방암이 생기는 부위는

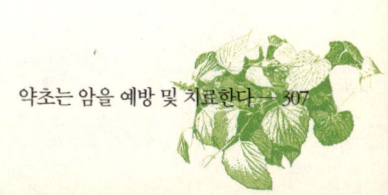

외상부가 가장 많고 내하부는 적다. 동양의학에서는 내상 7정에 의해 충임맥과 장부 기능이 장애되어 생기며 풍한사의 침입도 중요하다고 본다.

증상

초기에는 대부분 증상이 없다. 증상이 발현되면 보통 한쪽의 유방에 나타난다. 유방의 종괴로 대개 통증이 없고 유방심부나 피부 밑에 위치함, 종괴 부위 피부의 함몰이나 오렌지 껍질 모양의 피부 종창, 유두함몰, 유방의 종물, 유두에서의 장액성·혈성·농성분비물, 국소 부위와 어깨·상박 부위에로의 방산통, 위축증상, 피부발적, 부종, 유두미란, 식욕감퇴, 전신 무력감 등이 있다. 유방암을 치료하지 않으면 겨드랑이의 림프절이나 폐, 간, 뼈 등으로 전이되어 또 다른 증상을 야기할 수 있다.

예방

1. 동물성 지방을 너무 많이 섭취하지 말아야 한다.
2. 살이 찌는 비만증을 미리 예방한다.
3. 유선증, 유선염, 유선선종, 자궁암, 난소암, 대장암 등이 발생하지 않도록 미리 주의를 기울인다.
4. 나이 들어 초산을 하였다면 주의해야 한다.
5. 조산과 유산을 반복하였다면 주의해야 한다.
6. 월경의 처음 시작이 빠르거나 폐경이 늦다면 주의해야 한다.
7. 스트레스를 받지 말아야 한다. 여성의 마음이 평안하면 부교감신

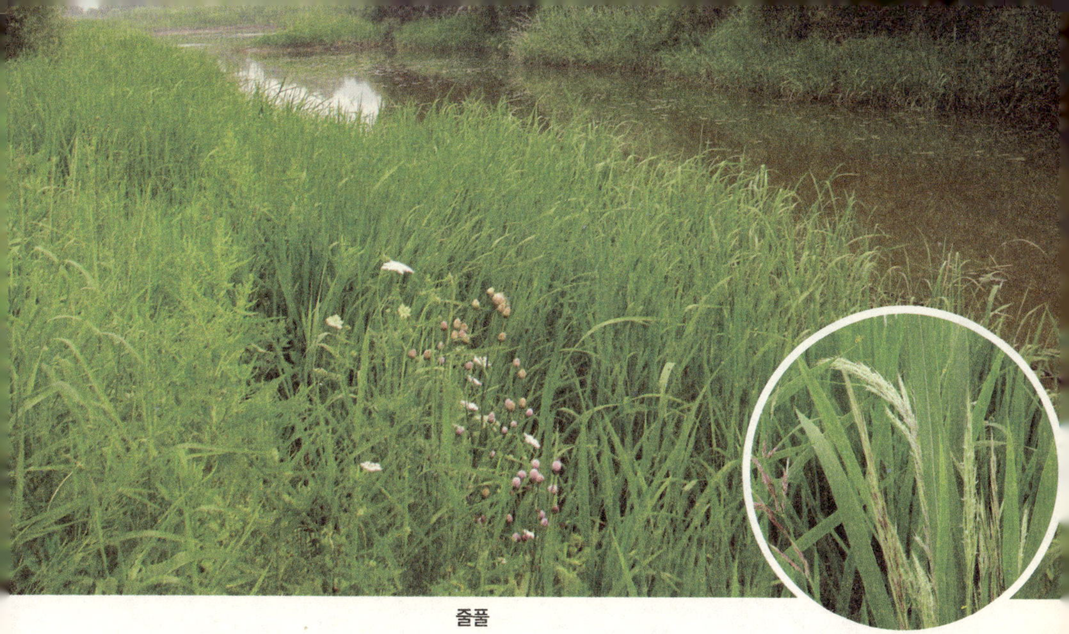

줄풀

경 우위의 생활을 하게 되어 유선 조직은 튼튼하고 정상을 유지하게 된다. 스트레스 자체는 유방으로의 혈류를 방해하고 혈류 장애는 재생세포를 파괴하고 발암을 촉진한다. 생활 방식이나 마음가짐을 바꾸어 스트레스로부터 도망갈 필요가 있다. 또 혈행을 좋게 하기 위한 식사, 체조, 목욕도 중요하다.

8. 심한 업무, 마음의 걱정, 몸의 냉기(냉방, 얇은 옷, 찬 음료) 등을 멀리 해야 한다.

약초요법 및 민간요법

1. **천문동** : 하루 60g씩 시루에 쪄서 3번에 나누어 먹는다. 아스파라긴산은 종양세포의 발육을 억제하는 작용이 있다. 유방암 초기에 쓰면 암이 자라는 것을 억제한다. 그리고 신선한 것은 하루에

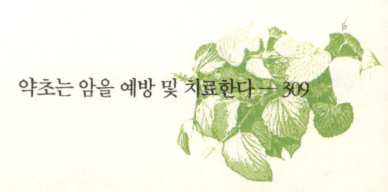

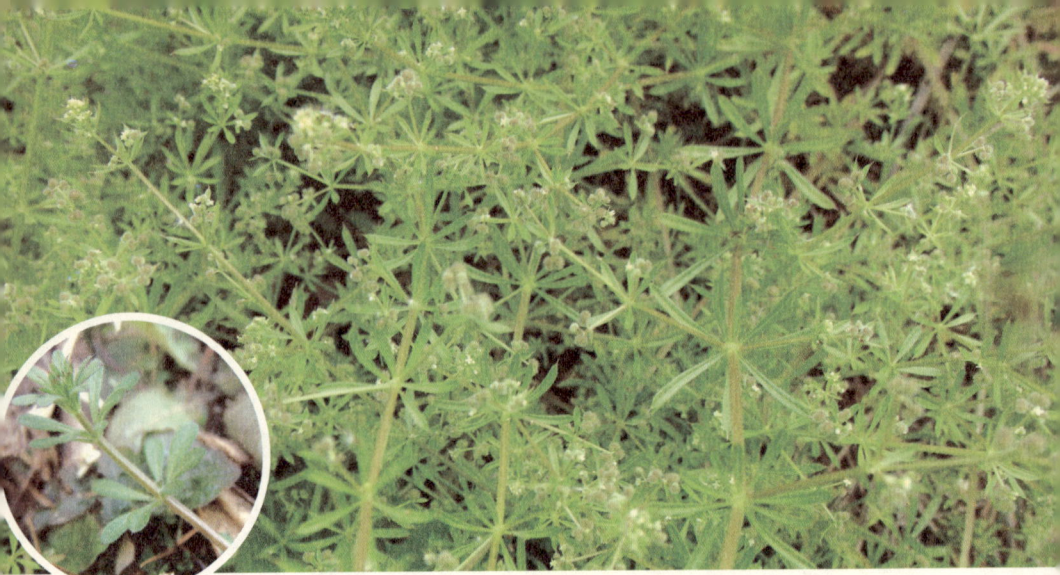

갈퀴덩굴

450g씩 물에 씻어 짓찧어서 짜낸 즙에 0.1% 되게 안식향산나트륨을 넣고 3번에 나누어 먹는다.

2. 줄풀 : 줄풀을 베어서 건조시켜 40~80g을 달여 먹거나 분말 또는 환을 지어 먹는다. 줄풀 뿌리 신선한 것은 80~120g을 달여서 복용한다. 아울러 줄풀을 가루 내어 밀가루 떡을 만들어 줄풀 가루를 개어 중간에 넣고 유방암 환부에 붙인다. 고름과 농이 빠져나온다.

3. 갈퀴덩굴 : 신선한 갈퀴덩굴 전초 120g을 물에 달여 하루 3번에 나누어 먹는다. 전초를 약으로 쓰는데 혈압낮춤작용, 오줌내기작용, 염증을 가라앉히는 작용, 독풀이작용이 있으며 식도암, 유방암, 자궁경부암, 장암, 유행성 이하선염, 충수염, 대장염 등에 쓴다.

폐암에 좋은 약초

폐암肺癌은 악성종양 중에서 두 번째로 많다. 외원성外源性 탁기濁氣는 발암의 주요 원인이다. 최초의 전조는 폐외전조肺外前兆이다. 폐외전조는 심지어 폐의 증상이 출현하기 1~3년 전부터 이미 드러나기 시작한다. 기관지점막상피 또는 폐포상피에 생기는 암으로서 50~60살의 남자에게서 흔히 본다. 원발성폐암(原發性肺癌: Carcinoma pulmonum primarium)이란 기관지점막 및 점액선의 상피세포에서 생긴 암(기관지암)과 폐포상피에서 생긴 암(폐암)을 통틀어 말한다. 동양의학으로 폐적肺積의 범주에 속한다.

원인

원인은 아직 분명치 않으나 간접흡연이나 담배를 많이 피우는 것이 하나의 원인으로 70%가 담배를 많이 피워서 생긴다. 흡연지수(하루 흡연 대수 × 흡연 년수)가 600 이상인 경우에 폐암 발생률이 대단히 높다고 한다.

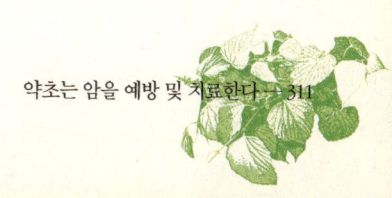

동양의학으로 외감 6음의 사기가 폐에 침습하여 오래되면 기체어혈, 습담의 정체, 폐신허 등으로 사독이 울체되어 생긴다고 본다. 초기에는 증상이 거의 없거나 적으며 말기에 가서야 여러 가지 증상들이 나타나는데 증상은 병조의 위치, 형태, 자라는 모양, 크기 등에 따라 다르다. 환자에 따라 폐증상을 기본으로 하는 경우가 65~70%, 전이증상을 기본으로 하는 경우가 25~30%가 있고 말기까지 거의 증상이 없는 경우도 3~5%가 있다.

증상

대표적인 증상은 기침, 가래, 피가래, 가슴 아픔, 숨 가쁨 등이며 때로 몸에 열이 나고 상공정맥증후군(얼굴 및 팔부종)이 있고 점차 몸무게가 준다. 폐에 생긴 암종은 흔히 목, 겨드랑이, 뱃속의 임파절로 퍼진다. 조기증상으로 중요한 것은 기침이 나고 피가래가 나오며 가슴이 아프고 숨이 가쁜 것이다. 말기에는 이상과 같은 증상이 더 심해지면서 얼굴이 붓고 목도 쉰다.

예방

폐암은 보통 진행된 형태에서 발견되는 것이 많고 그의 내과적 치료성적도 그리 좋지 못하다. 따라서 폐암은 예방에 힘쓰는 것이 일차적으로 중요하다. 폐암을 예방하는 방법은 아래와 같다.

1. 담배를 피우지 말아야 한다.

2. 오염된 공기에 노출되지 말아야 한다.

3. 오염된 물과 토양을 멀리한다.

4. 방사성물질이나 일부 유기화합물과 무기화합물(아질산염, 벤젠, 비소(As), 석면, 흡연 등)의 환경을 멀리한다.

5. 직업성 요인이 되는 6가크롬, 니켈 등의 금속, 라돈, 우라늄, 플루토늄 등의 방사선 물질, 독가스 아스페스트 등에 오래도록 노출되는 것은 폐암 발생 빈도를 높이므로 생활환경을 위생 문화적으로 힘쓰고 대기오염이 생기지 않도록 해야 한다.

6. 만성 호흡기 질병에 대한 예방 치료를 잘하여야 한다.

7. 영양 섭생을 잘 지켜야 한다. 일반적으로 암 예방을 위한 생활섭생법을 지키면서 편식하지 말고 호박, 마늘, 녹색아스파라거스, 시금치 등 녹황색채소를 매일 섭취하는 것이 중요하다. 자료에 의하면 녹황색 야채를 매일 섭취하는 사람은 섭취하지 않는 사람에 비해 폐암 사망률이 낮다. 그것은 녹황색채소 중에는 비타민C, 비타민A, 카로틴 등이 많이 포함되어 있어 이것들이 항암작용을 하는 것과 관련된다고 본다. 특히 비타민C는 니트로조아민의 형성을 억제하고 면역기능을 높이는 작용이 뚜렷하다. 또한 카로틴 섭취량과 폐암 발생률과는 역상관 관계에 있다는 자료도 있다.

약초요법 및 민간요법

1. **노봉방**(말벌집) : 말벌집은 땅속에서 캐낸 것이 가장 좋다. 한 개가

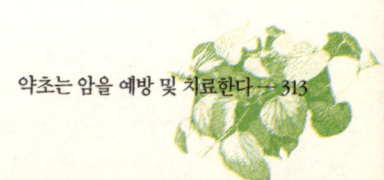

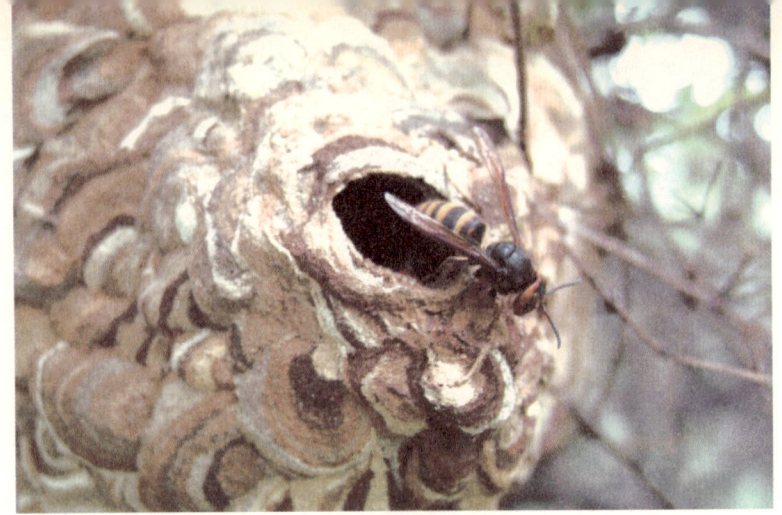

노봉방(말벌집)

10~15kg쯤 나가는 것은 보물이라 할 만하다. 땅벌집은 기침치료에 효과가 좋다. 벌이나 애벌레가 같이 있는 것 20~30g을 물에 달여서 먹거나 살짝 볶아서 가루 내어 4~5g씩 하루 3번 복용한다. 물론 땅벌집과 말벌집을 같이 폐암치료에 써도 좋다. 같은 양으로 48시간 이상 달여서 먹거나 살짝 볶아서 가루 내어 5~10g씩 하루 3번 복용한다. 폐암을 근본적으로 치유하려면 말벌집 20kg을 3~4일 동안 푹 달여서 3~4개월 동안 복용한다.

2. 소루쟁이 : 소루쟁이 뿌리는 염증을 없애고 갖가지 균을 죽이는 작용이 탁월하여 위염, 위궤양, 폐염, 인후염, 기관지염, 위암 등 모든 염증이나 암 치료에 쓸 수 있다. 최근에는 골수성 백혈병이나 임파성 백혈병에도 상당한 치료효과가 있는 것으로 밝혀졌다. 민간에서 위암, 간암, 폐암, 뇌종양 등 온갖 암에 치료약으로 더러 쓰는데 병원에서 4개월밖에 살 수 없다는 판정을 받은 말기 위암 환자가 소루쟁

소루쟁이

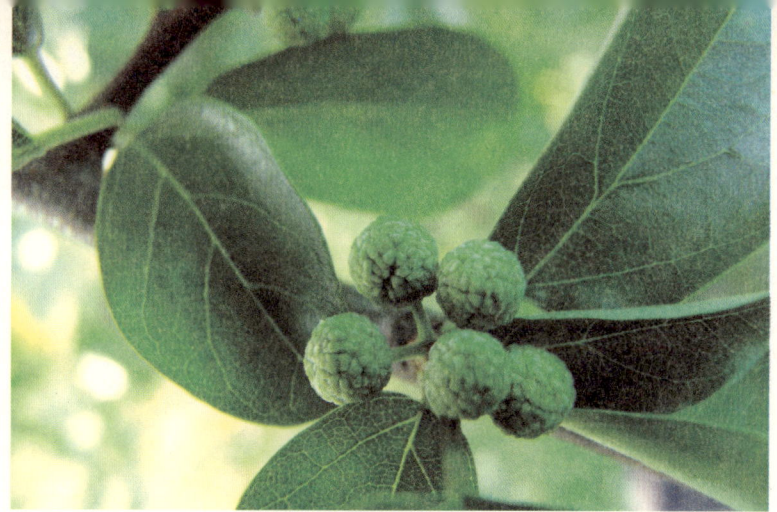

꾸지뽕나무

이 뿌리를 캐서 달여 먹고 완치된 사례가 있었다. 소루쟁이에 강력한 항암작용이 있는 것으로 생각된다. 통증을 멎게 하는 효과도 있어서 아픈 부위에 짓찧어 붙이면 곧 아픔이 멎는다. 잎과 뿌리 전체를 잘게 썰어 그늘에서 말려 12~20g을 물로 달여 먹거나 국을 끓여서 먹으면 된다.

3. 꾸지뽕나무 및 기름 : 갖가지 암에는 꾸지뽕나무줄기와 잎 60~120g에 물 1되를 붓고 반으로 줄어들 때까지 달여서 수시로 물 대신 마신다.

직장암에 좋은 약초

직장암(直腸癌: Carcinoma recti)은 직장 점막에 생기는 악성종양을 말한다. 소화기계통 암 가운데 위암, 식도암 다음의 자리를 차지한다. 40살이 넘은 남자에게서 많이 생기는데 젊은 사람에게도 드물지 않다. 대변이 자주 머물러 있는 직장팽대부에 잘 생긴다. 한의학에서는 쇄홍치鎖肛痔, 장벽腸癖의 범주에 속한다. 원인은 아직 분명하게 밝혀져 있지 않다. 직장폴리프나 만성적인 염증, 궤양 등이 암 발생에 관계되는 것으로 보고 있다. 처음에는 증상 없이 지내다가 점차 혹이 커짐에 따라 설사와 변비가 자주 엇바뀌면서 곱이 섞인 피똥이 나온다. 암이 자라면서 궤양이 생기고 붕괴되면 피고름이 섞인 역한 냄새가 나는 분비물이 나온다. 더 심해지면 대변이 가늘게 나오며 대변보기가 힘들어진다. 항문에 손가락을 넣어 보면 울퉁불퉁한 혹이 만져지는 수가 있다. 한의학에서는 음식부절, 내상 7정, 만성적인 설사와 이질로 비위가 허해져서 운화기능이 장애되는 결과로 생긴 습열이 대장에 쌓여 생긴다고 본다.

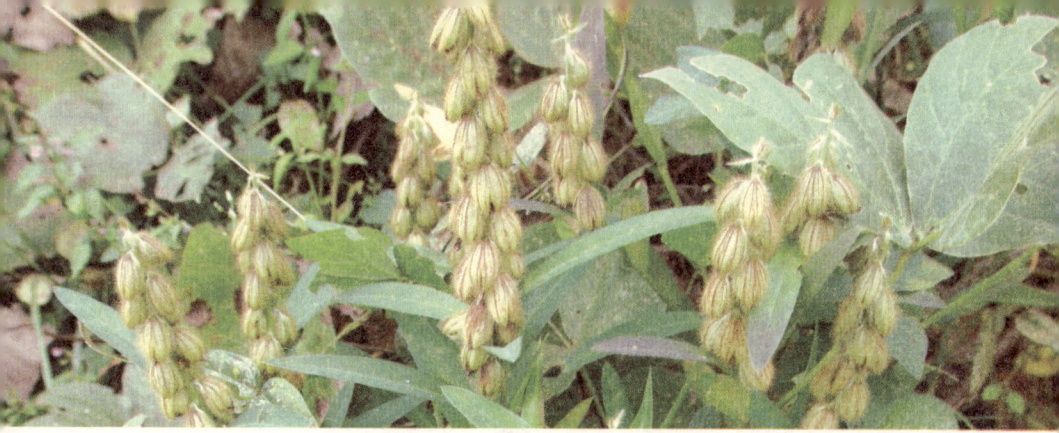

활나물

증상

초기에는 증상이 거의 없고 진행됨에 따라 뒤가 무직하게 느껴지고, 점액혈변, 하혈, 항문 아픔, 장협착(변이 가늘거나 띠 모양으로 된다) 등의 증상들이 나타난다. 이러한 증상은 암의 진행정도와 암병조의 위치에 따라 다르게 나타난다.

예방

1. 직장궤양이나 폴리프를 비롯한 직장질병에 대한 예방치료를 잘해야 한다.
2. 식생활에서 무공해 무농약으로 재배한 유기농 야채나 야생산나물 및 들나물을 비롯한 섬유질이 있는 식품을 적당히 섭취해야 한다.

약초요법 및 민간요법

1. **활나물** : 신선한 활나물 전초 20~30g을 물에 달여 하루 3번 식간에 먹는다. 그 찌꺼기를 국소에 붙인다. 전초를 짓찧어 붙여도 좋다. 모노크로탈린을 비롯한 7가지 알칼로이드가 들어 있는데 직장암,

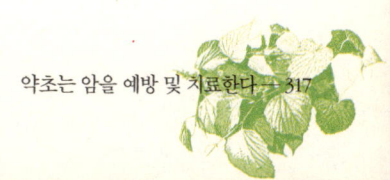

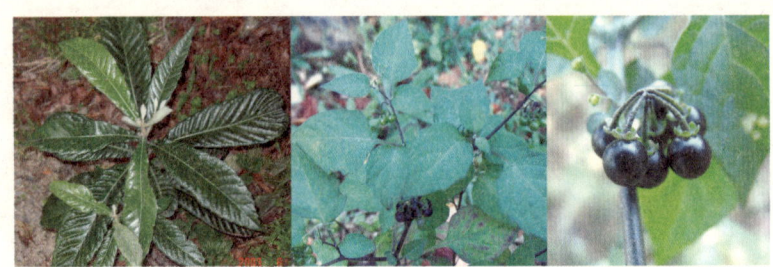

비파잎　　　　　　　까마중잎과 열매

식도암, 피부암, 자궁암 치료에 일정한 효과가 있다.

2. 비파잎 : 직장암에 쓰인다. 비파잎(신선한 것)을 잘게 썰어 가마에 넣고 그 성분을 증기화하여 이것을 송풍기로 고무관을 통해 아픈 곳에 쏘인다.

3. 까마중 : 까마중 전초를 하루 30~60g을 물에 달여 하루 3번 식간에 먹는다.

4. 지렁이(구인) : 새로 잡은 지렁이를 3번 정도 깨끗한 물에 담가 더러운 것을 게우게 하고 깨끗이 씻어 2~3마리를 짓찧은 다음 달걀이나 꿀에 개어 하루 3번에 나누어 먹는다.

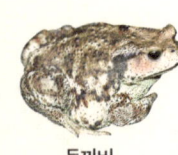

두꺼비

5. 두꺼비가죽 : 두꺼비가죽을 가루 내어 한번에 1g씩 하루 3번 식후에 먹는다. 두꺼비 한 마리분의 껍질을 물에 달여 하루 3번에 나누어 먹는다. 껍질에 들어 있는 부포톡신과 비당질 성분들은 종양세포의 발육을 억제한다. 또한 두꺼비진을 한번에 2~5mg씩 하루 3번 먹는다. 진에는 오우아빈이 들어 있는데 종양세포의 발육을 억제한다. 두꺼비진은 독성이 센 물질이므로 양에 주의하여야 한다.

약초 찾아보기 (가,나,다 순)

가시오갈피 : 29, 83, 243

감초 : 30~31, 74, 80, 102, 177, 209, 247, 270, 282

감태나무 : 30~31, 247

개다래열매 : 229~230

겨우살이 : 33, 209, 263, 283

검정콩 : 80, 163~164, 257, 277

겨자 : 151

곰보배추 : 34~35, 267, 270, 304~305

까마중 : 318

꾸지뽕 : 315

꿀 : 36

다래 : 7, 293~294

담쟁이덩굴 : 83, 263

대추 : 38, 177, 193

도라지 : 40

두릅 : 70

둥글레 : 41~42, 82

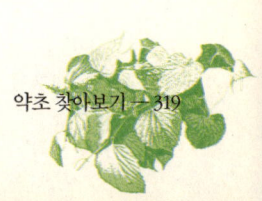

마가목 : 83

마늘 : 42, 208, 226

만삼 : 43, 74, 82

머루 : 7

민들레 : 6, 255

밤 : 44

백봉령 : 45, 72, 163

뱀 : 93

번행초 : 294

벌나무 : 214, 257, 301

부자 : 78, 89, 111, 177

부처손 : 214

뽕잎 : 47~48, 83

사마귀 : 32, 94, 138~139, 165

산마 : 49, 276~277

삼지구엽초 : 51, 83, 251, 281

삽주 : 5, 7, 52, 82, 226

생강나무 : 176, 209, 248

석창포 : 53, 68, 72, 279, 281~283, 301

소루쟁이 : 173, 314

쑥 : 69, 83, 177, 208, 276, 279, 290

야관문 : 252

연꽃 : 83, 176

영지 : 8, 301

예덕나무 : 225~226, 294~295

오두 : 78

오미자 : 55, 83

오이풀 : 188, 281

위령선 : 241~242

유근피 : 226

으름 : 5, 83

인삼 : 29, 56, 74, 82, 281, 301

잔대 : 5, 6, 57

잣 : 58, 219, 235

접골목 : 181

조릿대 : 298

줄풀 : 173~174, 309~310

지치 : 8, 82, 202~304

찔레버섯 : 287

참가시나무 : 222

천마 : 83, 190, 238

청미래덩굴 : 298

칡 : 6, 7, 83, 273~274

하수오 : 7, 62, 82, 161~166, 281

함초 : 68, 174

해바라기 : 281

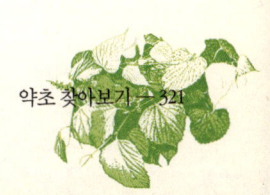

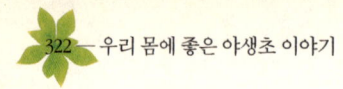

헛개나무 : 84
호두 : 32, 62~63, 132, 207, 281~282
홍화씨 : 182
황기 : 63, 82

증상 찾아보기 (가, 나, 다 순)

가래 : 34, 39~40, 45, 47~48, 56~57, 131, 133, 142, 146, 159~160, 267, 270~271, 305, 308, 312
가려움증 : 34, 55, 57, 88, 99, 152, 191, 208, 255
간경화 : 89, 214, 238, 257, 301
간암 : 43, 91, 212, 214, 257, 299~301, 314
간염 : 24, 93, 142, 146, 200, 212~215, 257, 259, 299~301
간질 : 94, 174, 214, 238, 257, 286~287
감기 : 30, 34, 42, 47, 91~93, 121, 142, 230, 266~267, 270, 273, 286, 305
갱년기 : 203, 303, 306
건망증 : 49, 51, 250, 282
고지혈증 : 42, 87, 217, 227, 233, 237, 238

고혈압 : 16, 23~24, 30, 33~34, 36, 38, 41~42, 48, 55, 57, 62, 87~88, 91, 96, 122, 132, 138, 165, 173~174, 188, 190, 227, 232~234, 236~239, 246, 254

골다공증 : 30, 41, 179, 182, 198

골절 : 90, 180~182, 198

관절염 : 29~30, 33, 41, 48, 54, 86, 88, 93~95, 104, 174, 181~181, 227~228, 230, 240, 243

구안와사 : 93

근육통 : 30, 63, 127, 243, 273

기관지천식 : 48, 96, 269, 270

기미, 주근깨 : 121, 124, 129, 140, 148

기침 : 31, 34, 38, 40, 42, 45, 47~48, 55, 58~59, 62, 64, 90~91, 105, 121~122, 131~133, 138, 142, 157, 159~160, 162, 191, 214, 266~267, 270~271, 273, 294, 302, 305, 308, 312

냉증 : 113, 252, 305

노화방지 : 87, 90

뇌종양 : 314

뇌출혈 : 94

눈병 : 48, 52

담석증 : 220

당뇨병 : 16, 23~24, 29, 33, 36, 42, 64, 89, 93, 111, 120, 128, 174, 217, 227, 233, 237~238, 246, 260, 263, 294

대머리 : 85

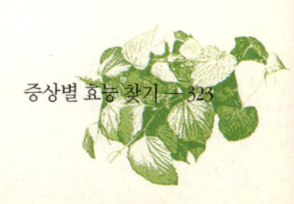

대장암 : 296~298, 308

독감 : 273

동맥경화 : 29, 33, 38, 43, 62, 64, 86~87, 92~93, 122, 138, 147, 165, 232, 234, 237, 244, 254

두드러기 : 92

두통 : 35~37, 44, 48~49, 50, 52, 54, 64, 65, 88, 111, 128, 152, 189~192, 236~238, 255, 267, 294

류머티스성 관절염 : 29, 33, 41, 48, 54, 180~181, 230, 240, 243

방광염 : 230

백일해 : 42, 93, 120, 122, 152, 157

백혈병 : 91, 93, 159, 238, 314

뱀에 물렸을 때 : 86, 93, 95

변비 : 36~37, 54, 58, 60, 62, 91, 96, 115, 127, 132, 134, 142, 157, 171, 172~174, 209, 225, 284, 297, 316

불감증 : 51, 252

불면증 : 36, 55, 60, 63, 92, 192, 237~238, 250

비만 : 16, 87, 127, 171, 181, 206, 216~217, 219, 220~221, 227, 229, 233, 237~238, 246, 260, 262, 269, 300, 308

비염 : 258, 269

빈혈 : 36, 86, 90, 95, 176, 221, 233~234, 254, 299

산후통 : 30

생리불순 : 34, 252, 267, 305

생리통 : 168~169, 252, 267

설사 : 32, 34, 36, 39, 52, 54, 58~60, 62, 73, 88, 90, 93, 98, 100~101, 106, 108, 111, 124, 127, 131, 138, 145~146, 155, 172, 177, 188, 191, 230, 247, 250, 255, 266~267, 286, 294, 316

소변이 잘 안 나올 때 : 86

소화불량 : 87, 93, 294

숙취해소 : 256

습진 : 34, 98, 106, 113, 152

식도암 : 30, 43, 91, 294, 310, 316, 318

신경쇠약 : 32, 36, 39, 46, 49, 51~52, 55, 90, 93, 96

신경통 : 29, 41, 54, 86, 88, 92~93, 95, 243

신장병 : 127

신장염 : 38, 182, 194

십이지장궤양 : 63, 96, 223~224

어린이가 경기를 할 때 : 285

어혈 : 30, 52, 73, 85, 87~89, 91, 93, 140~141, 143, 169, 182, 233, 244, 247~248, 273, 279, 312

여드름 : 113, 129, 133, 139, 148, 150~152

우울증 : 192, 238, 273

위궤양 : 55, 223~224, 226, 238, 293~294, 314

위암 : 30, 43, 56, 226, 292~296, 314, 316

위염 : 36, 42, 49, 63, 87, 125, 292~294, 314

유방암 : 43, 294, 306~307, 309, 310

음위증 : 32, 36~37, 41, 45~46, 50~52, 54~55, 62, 89, 90, 96, 246, 250~252

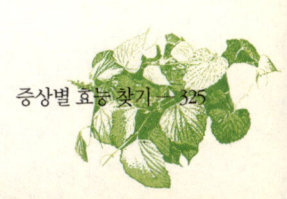

이명증 : 49, 50~51, 55, 200

인후염 : 31, 191, 314

임파선 결핵 : 88

잇몸, 입 안 염증 : 142, 243

자궁암 : 30, 87, 205, 294, 302, 305~306, 308, 318

저혈압 : 29, 113, 174, 236, 239

전립선염 : 91

정신분열증 : 214

조루증 : 249, 251

중이염 : 34, 87, 95, 266

중풍 : 23, 24, 30, 33, 87, 93, 121, 238

지방간 : 257

직장암 : 316~318

척수염 : 249

천식 : 34~35, 47~49, 62, 92, 96, 103, 111, 122, 130, 133~134, 174, 192, 267, 269~271, 294

축농증 : 91, 174, 258

충수염 : 121, 278, 310

치질 : 34, 88, 90~91, 99, 103, 107, 120, 162, 174, 305

콜레스테롤 : 40, 50, 56, 86~87, 90, 94, 147, 219, 220, 232, 245

탈항 : 34, 87, 90~91

통풍 : 89, 142, 182, 227~231

편도선염 : 34, 93, 122, 214, 243, 305

폐결핵 : 36, 39, 64, 86, 90, 93, 96, 119

폐암 : 30, 43, 311~314

피부미용 : 115, 121, 143~144, 147~148, 152

피부암 : 43, 183, 318

혈액순환 : 30, 55, 73, 93, 140, 143, 209, 244, 247~248, 267, 294

혈액순환장애 : 233

협심증 : 33, 36, 38, 87, 190, 232~234, 255

황달 : 99, 118, 124, 136, 212~214, 220, 295, 299~300

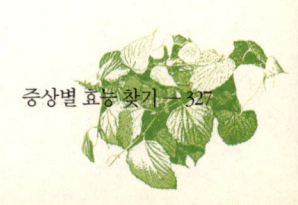

참고문헌

1. 『6000가지 처방(1~3권)』 전재우 고상권 외 8인, 외국문도서출판사, 2002년.
2. 『60청춘의 비결』 류식 민복 류림 공저, 김진수 리태형 박용천 김상걸 마화숙 심사, 과학백과사전출판사, 2002년.
3. 『가정의학상식(1~2권)』 홍창신, 류식 한홍걸 감수, 과학백과사전종합출판사, 2000년.
4. 『고려림상의전』 평양의과대학 및 고려의학 전문가 임상 경험, 과학백과사전출판사, 2002년.
5. 『고려약법제』 류경희, 과학백과사전출판사, 1994년.
6. 『고려치료경험(내과편 증보판)』 동식 김근하, 김영호, 최승문, 임영철, 의학과학출판사, 1991년, 증보판 1996년.
7. 『나는 현대의학을 믿지 않는다』 의학박사 로버트 S. 멘델존, 박문일 감수, 남정순 옮김, 문예출판사, 2000년.
8. 『기적의 향토명의』 최진규, 대산출판사, 2002년.
9. 『나무백과(1~6권)』 임경빈, 일지사, 1981~2002년.

10. 『내 몸 안의 의사, 면역력을 깨워라』 아보 도오루, 조성훈 옮김, 북21, 2004년.

11. 『노노항언老老恒言 청나라 조정동(1~5권)』, 이철완 이찬범 공역, 한성사, 2003년.

12. 『뇌내혁명腦內革命 1~3권』 하루야마 시게오, 반광식 옮김, 사람과 책, 1996~9년.

13. 『농업백과사전(1~5권)』 리범수 외 다수 참여, 농업출판사, 1999~2004년.

14. 『니시식요법(반드시 낫는 西式療法)』 서승조西勝造, 번역 편집 정산, 고문사, 1977년.

15. 『다시 찾아야 할 우리의 술』 조정형, 서해문집, 1991년.

16. 『단식의 과학(斷食에 의한 健康秘訣)』 소련 니코라에프, 조규형 번역, 서진각, 1986년.

17. 『당신의 몸 얼마나 아십니까?』 J.D. 래트클리프, 리더스 다이제스트 연재기사 1967~1975년, 두산동아, 1984년.

18. 『대한식물도감(상, 하)』 이창복, 향문사, 1979~2003년.

19. 『도설한방의학대사전』 진존인, 1982년, 도서출판 송악, 1988년 번역 발행.

20. 『독성 미네랄이 우리 몸을 공격한다』 후쿠다 카즈노리 조종관 박상용 공저, 다정북스, 2005년.

21. 『동물성동약』 고순구, 라선규 심사, 의학과학출판사, 1992년.

22. 『동약법제東藥法製』 이순동, 1979년, 평양 과학백과사전출판사, 도의학

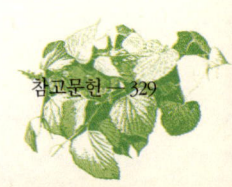

자료실 재편집, 여강, 1993년.

23. 『동약사참고집東藥師參考集』 장인순 저, 신득실 편집, "동약일군참고집 1978년" 남한 재편집, 여강출판사, 1993년.

24. 『동양의학대사전東洋醫學大辭典』 배병철, 전통의학연구소 성보사, 2000년.

25. 『동의보감東醫寶鑑(1~5권)』 허준, 1596~1610년 편찬, 1613년 출판, 최창록 옮김, 2003년.

26. 『동의처방대전東醫處方大全(1~7권)』 동의과학원, 과학백과사전종합출판사, 1986년.

27. 『동의학사전東醫學辭典』 과학백과사전종합출판사, 1988년, 남한 재편집 1990년 까지, 2001년 동방의학사.

28. 『림상의전(제3판)』 구원호 외 102명 공저, 과학백과사전종합출판사, 1996년.

29. 『림상 치료수기』 박창덕 외 15명, 개정판 편집 정순옥, 의학과학출판사, 1992년.

30. 『만병만약』 류상채, 도서출판 계백, 1998년.

31. 『먹지마, 위험해!』 일본자손기금, 이향기 옮김, 정광모 감수, 도서출판 해바라기, 2004년.

32. 『면역과 건강 21c』 아보 토오루, 정지문 번역, 원제: 미래의 면역학, 신일상사, 2004년.

33. 『면역과 기의 세계』 남상천(1~2권), 경락의학사, 1997년.

34. 『면역의학免疫醫學』 남상천, 경락의학사, 1997년.
35. 『몸의 면역력을 강화시키는 70가지 방법』 호시노 타이조 감수, 이기화 옮김, 태웅출판사, 2005년.
36. 『몸의 보호기구 - 면역』 리명식, 리보성 문성일 감수, 과학백과사전종합출판사, 2001년.
37. 『묘약기방妙藥奇方』 조규형, 범진문화사, 13차 증보 발행, 묘방 4700종, 암묘방 100종, 경험비방 묘약기방집 上下합본, 1971~1984년.
38. 『무병장수의 묘리(상, 하)』 최태섭, 세계보건기구전통의학협동연구중심, 2003년.
39. 『민간의전』 박명철, 김현옥, 박영신, 김중정, 윤경환 공저, 재판, 과학백과사전종합출판사, 1999년.
40. 『민족생활의학』 장두석, 정신세계사, 1992년.
41. 『발로 찾은 향토명의』 최진규, 청아출판사, 1995년.
42. 『밥 따로 물 따로』 이상문, 물병자리, 1999년.
43. 『방약합편方藥合編』 황도연, 고종 22년(1권 1책) 1885년, 번역 김동일, 평양과학백과사전출판사, 1986년.
44. 『백년장수에로의 길(100년 장수에로의 길)』 류석, 평양의학과학출판사, 2000년.
45. 『병의 원인, 증상, 요법(스스로 알 수 있는 病의 原因, 症狀, 療法)』 渡邊正, 김기준 번역, 형설출판사, 1979년.
46. 『본초강목本草綱目 명나라 이시진(1~52권)』, 1596년, 진귀연陳貴延 편집,

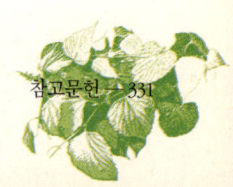

고문사 백윤기 편집, 1973년.

47. 『산나물 항암&건강법』 함승시, Human & Books, 2004년.

48. 『산림경제山林經濟(1~2권)』 홍만선, 4권 4책 16지, 1643~1715경, 민족문화추진회 번역 1983년.

49. 『산림경제(증보, 增補山林經濟)』 유중림, 16편 28항목, 1766년, 민족문화추진회 번역, 솔출판사, 1997년.

50. 『생활과 건강장수(1~6권)』 필자 다수 참여 의학과학출판사, 조선출판물교류협회, 1998~2001년.

51. 『석가가 남긴 건강법(釋迦가 남긴 健康法)』 岩淵亮順 저, 신현정 번역, 금강거사림, 1996년.

52. 『석실비록石室秘錄(1~6권)』 청나라 초기 진사탁 1687년, 닥터허준닷컴, 노영균 번역, 2001년.

53. 『성제총록聖濟總錄(1~200권)』 송나라, 1111~1117년에 간행 인민위생출판사 1949년.

54. 『세계유용식물사전』 백설희 외 23인, 과학백과사전출판사, 2003년.

55. 『식경食經』 남상해 편저, 자유문고, 2002년.

56. 『신농본초경神農本草經』 위나라 오보 저술, 약 150~250년, 청나라 손성연 손빙익 편집.

57. 『식품비방(食品秘方: 보주, 조미료편)』 한성호, 약주, 차, 식초, 소금, 설탕, 된장편, 행림출판사, 1976년.

58. 『식품비방(食品秘方: 식물편)』 한성호, 동서문화원, 1976년.

59. 『신선전神仙傳』 진나라 갈홍葛洪 찬撰, 임동석 역주, 고즈윈, 2006년.

60. 『신약神藥』 김일훈, 광제원 1989년.

61. 『신약본초神藥本草』 김일훈, 광제원, 1984년.

62. 『신원색한국패류도감』 민덕기 외 5일, 도서출판 한글, 2001년.

63. 『아까혼赤本』 일본민간요법, 1925년.

64. 『암, 당뇨, 비만을 고친 사람들』 김용태, 건강신문사, 2002년.

65. 『암의 예방과 조기치료』 리정복, 김춘원 심사, 의학과학출판사, 1993년.

66. 『암정보』 강건욱 외 101명 공동집필, 국립암센터, 2004년.

67. 『야채스프 건강법』 다페이 시가즈 지음, 임종상 옮김, 으뜸사, 1997년.

68. 『약이되는 우리풀, 꽃, 나무(1~2권)』 최진규 한문화, 2002년.

69. 『약초의 성분과 이용』 문관심, 과학백과사전종합출판사, 1984년.

70. 『여자들이 의사의 부당 의료에 속고 있다』 의학박사 로버트 S. 멘델존, 김세미 옮김, 문예출판사, 2003년.

71. 『열하일기(1~26권)』 박연암 저 1780년 이조 21대 정조 4년, 리상호 역, 국립출판사, 1955년.

72. 『왕실양명술王室養命術』 이원섭, 上中下권, 초롱, 1993년.

73. 『우해이어보牛海異魚譜』 김려 지음, 1766~1821년, 박준원 옮김, 다운샘, 2004년.

74. 『원색식물대도감原色植物大圖鑑』 村越, 三千男〈ムラコシ, ミチオ〉, 牧野, 富太郎(1862~1957)〈マキノ, トミタロウ〉, 성문당신광사, 1955~6년.

75. 『의방류취』 세종대왕때 14명 의학자, 1477년, 1~266권, 1991년 10월 25

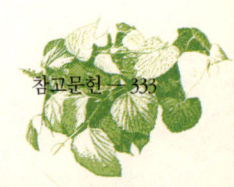

일, 평양 의학출판사 20권으로 번역 발행.

76. 『의사가 못고치는 환자는 어떻게 하나?(1~3권)』 황종국, 도서출판 우리문화, 2005년 2월 24일.

77. 『익생양술益生養術(1~4권)』 권혁세, 동의서원, 2007년.

78. 『자산어보玆山魚譜』 필사본. 3권 1책. 1814년(순조 15)간행, 정약전(丁若銓:1760~1816)저, 박천홍, 서울문화사, 2004년.

79. 『잡초雜草』 양환승 김동성 박수현, 1~3권, 이전농업자원도서, 2004년.

80. 『조선식물원색도감(1~2권)』 임록재 주일엽 김현삼 임승철 박형선 임성순 공저, 과학백과사전종합출판사, 2000년.

81. 『조선식물지(1~6권)』 임록재, 과학기술출판사, 1996~2000년.

82. 『조선의민속전통(1~7권)』 안용철 임도준 리순신 리금산, 과학백과사전종합출판사, 1994~1995년.

83. 『중약대사전中藥大辭典(上中下)』, 색인 포함 4권, 강소신의학원편, 상해인민출판사, 1975년.

84. 『중의질병예측학中醫疾病預測學』 양력, 1988년, 중의연구원, 법인문화사에서 번역 발행, 2001년.

85. 『파브르 식물기』 J.H. 파브르(1823~1915) 지음, 정석형 옮김, 이창복 감수, 두레, 1992년.

86. 『학생동물사전』 김왈홍 장룡걸 송강연 리대호, 금성청년출판사, 1994년.

87. 『학생생물도감學生生物圖鑑』 식물 870종:주태길 이현순 유영하, 동물 580종: 손영태 이상덕, 정태현 조복성 감수 문리사, 1963년.

88. 『학생식물사전』 김왈홍, 금성청년출판사, 1991년.

89. 『한국민속식물』 최영전, 아카데미서적, 1992년.

90. 『한국민족문화대백과사전(1~27권)』 한국정신문화연구원, 삼화인쇄, 1991년, 보유편 2 8권, 신흥인쇄, 1995년.

91. 『한국본초도감原色韓國本草圖鑑』 안덕균, 교학사, 1998년.

92. 『한국의 전설(1~20권)』 박영준, 한국문화도서출판사, 1972년.

93. 『한국의 야생화 이야기』 플로렌스 H. 크렌 지음, 윤수현 옮김, 민속원, 2003년.

94. 『한국항암본초』 이살애 이종일 정경진, 진솔, 2004년.

95. 『한국해산어류도감』 김용억 외 5인, 도서출판 한글, 2001년.

96. 『한방동물보감』 박영준, 푸른물결, 2000년.

97. 『한정록閒情錄(1~2권)』 허균, 1569~1618년, 민족문화추진위원회 옮김, 솔, 1997년.

98. 『항암본초抗癌本草』 상민의, 호남과학기술출판사, 1989년, 번역 주해 김수철, 바람과 물결, 1992년.

99. 『향약집성방鄕藥集成方(1~5권)』 세종조, 유효통 노중례 박윤덕 집필, 1431~1433년(1~85권) 과학백과사전출판사, 1984년.

100. 『환경의 역습』 박정훈, 김영사, 2004년.

101. 『황제내경 소문黃帝內經 素問(1~9권)』 전국시대, 송대의 임억 교정, 성보사, 배병철 번역, 1995년.

102. 『황제내경 영추黃帝內經 靈樞(1~9권)』 전국시대, 송대의 임억 교정, 성보

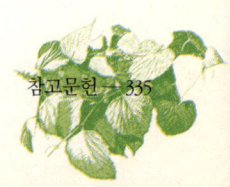

사, 배병철 번역, 1994년.

103. 『황제내경 오운, 육기黃帝內經 五運, 六氣』 전국시대 소문 중 66편~74편 해석, 국문 번역 작자 미상, 1974년.

104. 『BIBLE』 저자 40명, 66권, 기원전 1513~기원 98년.

105. 『영양조직학』 주일해 림창수, 오의식 심사, 과학백과사전 종합 출판사, 1999년.